Faszie trifft Muskel

Allgemeiner Hinweis:

Aus Gründen der besseren Lesbarkeit haben wir uns entschlossen, durchgängig die männliche (neutrale) Anredeform zu nutzen, die selbstverständlich die weibliche mit einschließt.

Das vorliegende Buch wurde sorgfältig erarbeitet. Dennoch erfolgen alle Angaben ohne Gewähr. Weder die Autoren noch der Verlag können für eventuelle Nachteile oder Schäden, die aus den im Buch vorgestellten Informationen resultieren, Haftung übernehmen.

FASZIE trifft MUSKEL

FUNKTIONELLES TRAINING

Markus Roßmann | Lamar Lowery

Astrid Buscher (Redaktion)

Meyer & Meyer Verlag

Faszie trifft Muskel

Bibliografische Information der Deutschen Bibliothek

Die Deutsche Bibliothek verzeichnet diese Publikation in der Deutschen Nationalbibliografie; detaillierte bibliografische Details sind im Internet über <http://dnb.ddb.de> abrufbar.

Auckland, Beirut, Dubai, Hägendorf, Hongkong, Indianapolis, Kairo, Kapstadt, Manila, Maidenhead, Neu-Delhi, Singapur, Sydney, Teheran, Wien

Member of the World Sport Publishers' Association (WSPA)

Gesamtherstellung: Print Consult GmbH, München

ISBN 978-3-8403-7547-7

E-Mail: verlag@m-m-sports.com

www.dersportverlag.de

INHALT

1 VORWORT

1 VORWORT

Es liegt nun circa fünf Jahre zurück, dass der sogenannte „Faszienhype" begann. Da ist etwas in unserem Körper, was bisher aus Sicht der Wissenschaft nahezu keine Funktion hatte und plötzlich, durch seriöse wissenschaftliche Studien, zum Erklärungsmodell Nummer eins aller körperlichen Probleme sowie zum besten Regenerations- und Leistungssteigerungsfaktor hochkatapultiert wurde. Was aber ist dran an diesem Hype? Wir haben führende Faszien- und Bewegungsexperten im In- und Ausland für euch befragt:

Dr. phil. Andreas Schlumberger, München
Teamleiter Rehabilitation & Prävention FC Bayern München
Eines der wesentlichen Ziele des Krafttrainings, neben der Förderung mechanischer Parameter (Maximalkraft, Rate of Force Development etc.), ist die Förderung der Muskelfunktion. Abhängig von individuellen Defiziten ist sowohl die Förderung der lokalen als auch der komplexen Muskelfunktion, und damit auch des intramuskulären Bindegewebes und der komplexen faszialen Züge, wichtig. Wissenschaftlich erwiesen scheint mir, dass vor allem exzentrisches Krafttraining und reaktivitätsfördernde Methoden die komplexe Muskelfunktion fördern (Integration kontraktiler und faszialer Stimuli) und optimal verbessern.

Sue Falsone, Arizona, USA
PT, MS, SCS, ATC, CSCS, COMT, RYT®
S&F: Dry Needling/Structure and Function, Associate Professor, Athletic Training, A.T. Still University
As our knowledge base increases, our training methods need to evolve accordingly. I can't think of a better example of this than fascial training. We now know, and continue to discover, just how important fascia is in relation to movement. It is only natural that our rehabilitative and training methods progress to reflect this relatively newfound importance of a structure that has been ever present within us.

Raimond Igel, Berlin
Sportphysiotherapeut DOSB
Aus meiner heutigen Sicht spielen die Faszien im Sport eine riesengroße Rolle. Nicht, weil sie wichtiger als andere Strukturen sind, sondern weil durch sie viele Zustände erklärbar werden.

Zudem hat die wissenschaftliche „Entdeckung" der Faszien dazu geführt, dass Trainingsformen und -inhalte überdacht werden. Diese neue Sichtweise bietet Potenzial, neue Leistungsstrukturen aufzubauen und effektiv umzusetzen. Neben Athleten, Trainern und Physiotherapeuten haben auch die Biomechaniker die Faszien für sich entdeckt, da die Faszien – insbesondere verklebte Faszien – einen enormen Einfluss auf die Technik und somit auf den komplexen biomechanischen Bewegungsablauf haben.

Heutige Trainingsinhalte sollten daher fasziale Strukturen berücksichtigen, um Verletzungen zu vermeiden, Bewegungsabläufe zu perfektionieren und zu ökonomisieren. Die tägliche Faszienpflege, durch kleine fasziale Übungseinheiten, sollte von Athleten in den Trainingsablauf fest integriert werden.

Robert Lardner, Chicago, USA
PT, Certified DNS (Kolar) Instructor
Fascia is an integral part of movement. It not only binds and unifies the body in its endless web but it supports movement by creating relative fixed points, which allow for leveraging of forces throughout the segmented movement chains. These support points are secondary loci; the significance of which is only just beginning to be revealed to us who are fascinated by the human body and its potential.

Klaus Eder, EDEN REHA Donaustauf
Physiotherapeut des DFB

Faszien sind für den Ablauf gesunder Bewegungen enorm wichtig und man weiß heute, dass sie deutlich auf Therapie und Training reagieren. Das beobachte ich täglich bei meinen Leistungssportlern, aber auch in meinem Behandlungszentrum in Donaustauf. Gezieltes Faszientraining hat aus meiner Sicht ein sehr großes Potenzial und ich freue mich über jeden, der sich mit diesem Thema beschäftigt, um langfristig mehr Spaß und Erfolg in Sport und Alltag zu haben.

Julian Baker, Bath, UK
PT, Functional Fascia

Muscle is the power house for movement. With no muscle, the ability to lift an arm or a leg would be limited. Without fascia it would be impossible. Because the fascial system is continuous, it doesn't stop at the bone when the muscle does, but carries on across planes and in different directions, allowing what some people feel is a communicating tensional network throughout the body. Movement, pressure, loading and friction are all elements that will maintain the environment of the extra cellular matrix. Without movement, the chances are that stiffness and thereby lack of fluid flow will result. The outcome is the stiffness that most of us will have experienced at some stage or the other but which if left to continue will get worse.

The science of fascia is still new and there is much more work to be done before we can establish behaviours or patterns of fascial change beyond doubt. What fascia does need is maintenance. Daily regular movement through a wide range without extensive stretching is likely to maintain the health and flexibility of fascia well into old age. The enemy of fascia is extended bouts of stillness. What is conclusive is that the watery extra cellular matrix, surrounding and hydrating all our tissues, needs circulation that can only come from movement. Whatever movement means to you, keep doing it.

Beatrix Baumgartner, Wien, Österreich
MSPht, Osteopathin mit Schwerpunkt FDM und Facial Manipulation (Stecco)

In den letzten Jahren ist es den Faszienforschern gelungen, die immense Bedeutung der Faszien für die körperliche Fitness nicht zuletzt mithilfe der modernen Medien ins Bewusstsein der Allgemeinheit zu rücken (Faszienhype).

Therapeuten und Trainer sind nun mit entsprechenden Nachfragen von Patienten nach faszialen Behandlungen und Faszientraining konfrontiert, doch die Trainierbarkeit der Faszie an sich spielt im Gegensatz zu der der Muskeln immer noch eine untergeordnete Rolle. Sowohl bei der Trainierbarkeit als auch bei der Beeinflussbarkeit des Faszienzustandes über die Ernährung fehlen zum Teil weiterhin die wissenschaftlichen Studien und das Wissen bzw. die Ausbildung bei Trainern und Therapeuten.

Somit ist aus meiner Sicht die theoretische und praktische Auseinandersetzung mit dem Thema für „moderne" Therapeuten und Trainer unerlässlich.

Dr. Wilbour Kelsick, Port Moody, Kanada
BSc(kin), DC, FRCCSS(C), FRCCRS(C) Sports Chiropractor and member of the official staff for the Canadian National and Olympic teams
You cannot train connective with low loads and slow movements patterns if you expect to move fast and exerting heavy loads on the tissue. Simple: "Don't train slow to go fast". Specific training in reference to load application and movement patterns is one of the most important principles in designing training programs for human activity.

Faszientraining scheint ein wichtiger, nicht mehr wegzudenkender Bestandteil der Therapie und des sportlichen Trainings geworden zu sein. Das zeigen die Aussagen der Experten. Aus wissenschaftlicher Sicht ist noch viel Luft nach oben. Das heißt: Bei vielen Studien konnte eine positive Wirkung des Faszientrainings auf den Körper festgestellt werden. Um diese positiven Wirkungen auch wirklich zu beweisen, braucht man noch mehr Studien und vor allem Langzeitstudien. Hier bleibe ich dann doch lieber der „Praktiker". Auch wenn noch wenig wirklich wissenschaftlich bewiesen ist, ich wende es an und ich habe Erfolg bei meinen Kunden und mir selbst.

Markus Roßmann, im November 2016

2 EINLEITUNG

2 EINLEITUNG

Bezugnehmend auf die Stimmen der Experten und meine eigenen Erfahrungen, ist ein Hype eben nur ein Hype und somit mit Verstand zu betrachten. Die Faszie bzw. das Faszientraining kann nicht die Lösung aller Probleme sein. Wie bei jedem Hype wird aktuell die Wichtigkeit dieses Organs überspitzt dargestellt.

Wer bei einem meiner Faszientrainingsworkshops teilgenommen hat, der weiß, dass ich am Anfang immer darauf hinweise, dass die Faszien für die Gesundheit und Leistungsfähigkeit nicht wichtiger sind als alle anderen Strukturen in unserem Körper. Sie sind ein Teil des Ganzen. Dennoch ist manchmal eben ein Hype notwendig, um ein vergessenes Organ in das richtige Licht zu rücken.

Um die Faszien hat sich bisher im Sport und in vielen anderen Bereichen kaum jemand „bewusst" gekümmert. Heute weiß man aber, dass sie Einfluss auf die Funktionalität des Körpers und damit auf Gesundheit und Leistungsfähigkeit haben und dass man sie nicht nur behandeln, sondern auch gezielt trainieren kann.

In diesem Zusammenhang wurde in den Medien immer wieder erwähnt, dass man Faszien nicht isoliert trainieren kann. Das wurde und wird von Faszienfachleuten auch nicht behauptet. Faszien kann man nicht isoliert trainieren, Muskeln aber auch nicht! Muskeln und Faszien sind nicht zu trennen, denn bei jeder Bewegung sind Muskeln und Faszien beteiligt. So, wie es kein isoliertes Faszientraining gibt, so gibt es auch kein isoliertes Muskeltraining.

Neu dabei ist, dass man mit den jetzt vorhandenen Kenntnissen von einem mehr muskulär und einem mehr faszial ausgerichteten Training sprechen kann. Beides ist für das Erreichen der maximalen Leistungsfähigkeit wichtig, aber die Faszien hat bisher niemand hauptsächlich und „bewusst" trainiert.

Beim muskulären Krafttraining trainiere ich natürlich auch die Faszien und das Herz-Kreislauf-System mit, aber der Schwerpunkt liegt im muskulären Bereich. Mache ich fasziales Training, dann trainiere ich auch die Muskeln und das Herz-Kreislauf-System mit, aber der Schwerpunkt liegt im faszialen Bereich.

Wenn ich das Maximum aus meinem Körper herausholen, den besten Schutz vor Verletzungen haben und mich ganz allgemein in meinem Körper wohler fühlen möchte, dann muss ich Muskeln und Faszien optimal trainieren und das Zusammenspiel zwischen diesen Systemen optimieren.

Funktionelles Training ist für mich der beste allgemeine Bewegungsansatz, um den Körper fit und gesund zu halten. Es geht dabei darum, alltagsnahe Muskelfunktionsketten zu trainieren, denn jede Bewegung, die wir machen, besteht aus dem optimalen Zusammenspiel vieler Muskeln. Und wer verbindet diese Muskeln? ... die Faszien!

Nun kommt es darauf an, dass wir bei den Übungen immer wieder Reize setzen, die zur Verbesserung des „in unserem Körper allgegenwärtigen Bindegewebsnetzwerks" beitragen. Funktionelles Training beinhaltet in der Regel schon sehr viele fasziale Aspekte und dennoch kann man durch kleine Bewegungsveränderungen den Trainingsreiz und damit den Trainingseffekt für die Faszien um einiges erhöhen.

Ich bin sehr froh und glücklich, dass ich mit meinem Freund und funktionellen Trainingsexperten Lamar Lowery dieses Projekt umsetzen darf. Lamar ist ein sehr erfahrener und erfolgreicher Personal Trainer, dessen Kreativität im Übungsbereich keine Grenzen hat. Lamar lebt Bewegung, Leistungsfähigkeit und Gesundheit und er verfügt über ein feines Gespür, was für den menschlichen Körper gut ist oder nicht.

Er hat sofort erkannt, wie positiv sich die Integration von faszialen Aspekten in das funktionelle Training auswirken kann. Ohne Lamars Ideen, seine positive Ausstrahlung und Hartnäckigkeit wäre die Umsetzung dieses Buches nicht zustande gekommen.

Eine weitere wichtige Person, die zur Realisierung dieses Projekts immens beigetragen hat, ist Astrid Buscher von der Firma Ludwig Artzt. Sie war die berühmte Schnittstelle zwischen Lamar und mir sowie eine kritische Beobachterin und Ideengeberin, wenn wir mal nicht weitergekommen sind.

Und zu guter Letzt gilt mein Dank auch der gesamten Firma Ludwig Artzt und dem Meyer & Meyer Verlag, die mich in jeglicher Art und Weise unterstützt haben, dieses Buch erfolgreich umzusetzen.

WAS ERWARTET EUCH IN DIESEM BUCH?

Nach einer kurzen theoretischen Einführung werden im Hauptteil viele praktische Übungen ohne und mit Kleingeräten vorgestellt. Auf die faszialen Grundübungen folgt eine Sammlung klassischer und faszial-funktioneller Übungen.

Dabei haben wir uns die Frage gestellt: „Wie mache ich aus einer klassischen funktionellen Übung eine faszial-funktionelle Übung?"

Lamar stellt euch die klassischen Übungen vor und ich verwandele sie in faszial-funktionelle Übungen. Dabei haben wir darauf geachtet, dass die zum Teil kleinen, aber wichtigen Unterschiede, in Wort und Bild klar hervorgehoben werden. Ergänzt und abgerundet wird das Buch durch zwei komplette Trainingseinheiten.

1. Wie kann ich fasziale Elemente in einzelne funktionelle Trainingsübungen einfließen lassen?

2. Wie kann eine komplette faszial-funktionelle Trainingseinheit aussehen?

Dieses Buch ist konzipiert für Fitnesstrainer, Personal Trainer, Therapeuten und andere Bewegungsfachleute, die einen Einblick in die Welt der faszialen Grundübungen erhalten und darüber hinaus auf eine umfangreiche Sammlung von funktionellen und faszial-funktionellen Übungen mit und ohne Kleingeräte zurückgreifen möchten.

Dieses Buch soll nicht nur zur Reproduktion der Übungen dienen, sondern auch die Kreativität jedes einzelnen Lesers anregen. Die Kreativität, mit Bewegung zu spielen und zu experimentieren und somit neue, interessante Bewegungsreize für den Körper zu setzen. Bewegungsreize, die dazu beitragen, unsere Klienten fitter und gesünder zu machen, die Sportler befähigen, Höchstleistungen abzurufen und den Patienten helfen, schneller wieder auf die Beine zu kommen.

Wir wünschen euch mit diesem Buch viele neue Anregungen und jede Menge Spaß in der praktischen Umsetzung.

3 FASZIEN

3 FASZIEN

Bevor ich im Folgenden die theoretischen Grundlagen für das Faszientraining darlege, möchte ich vorab auf drei mir besonders wichtige Punkte hinweisen:

1. Wie schon in der Einleitung erwähnt, kann man Muskeln und Faszien nicht trennen. Das heißt, dass bei jeder Bewegung Muskeln und Faszien beteiligt sind. Wenn wir in diesem Buch von Faszientraining sprechen, dann liegt das Hauptaugenmerk des Trainings auf den Faszien und nicht auf den Muskeln.

2. Ich bzw. wir haben die Bewegung nicht neu erfunden. Es wird in diesem Buch immer wieder vorkommen, dass ihr Übungen oder Bewegungen wiedererkennt, die ihr schon seit Jahren so macht. Dessen sind wir uns bewusst. Die Vorteile beziehungsweise neuen Erkenntnisse für euch sind aber jetzt, dass ihr diese Übungen ...

   - unter einem anderen Kontext betrachtet und bewusster, in Bezug auf Faszien, benutzen könnt;
   - wissenschaftlich begründen könnt, was in vielen Fällen bisher nicht möglich war.

3. Ich bin nicht der Meinung, dass Faszientraining das beste und alles bestimmende Training ist und dass ihr ab jetzt nur noch Faszienübungen bzw. Faszientraining machen sollt. Ich bin mir sicher, dass alles oder zumindest das meiste, was ihr bisher gelernt und umgesetzt habt, Sinn macht und wichtig ist. Um gesund und leistungsfähig zu bleiben, geht es immer darum, eine Balance zwischen Stabilität und Flexibilität aufrechtzuerhalten. Ein guter Trainer oder Therapeut ist sich dessen bewusst und betont daher im Training mal mehr die Muskeln, die Faszien oder auch mal ganz andere Dinge oder Strukturen. Sind wir mal ehrlich. Jeder Trainer und Therapeut entwickelt im Laufe der Zeit sein eigenes Trainings- oder Therapiekonzept. So soll es sein und so ist es aufgrund individueller Wünsche und Gegebenheiten auch sinnvoll und wichtig. Faszientraining ist dabei ein weiteres Werkzeug in unserem Werkzeugkasten. Wendet man es zur rechten Zeit in der richtigen Situation an, dann wird man Erfolg haben. Nicht mehr, aber auch nicht weniger! Und genau das ist die optimale Anleitung zu diesem Buch. Lest es, nehmt euch das heraus, was zu euch und euren Kunden passt und integriert es in Training oder Therapie. So werdet ihr, da bin ich mir aufgrund der vielen positiven Rückmeldungen sicher, auf diese Impulse nicht mehr verzichten wollen.

3.1 WAS SIND FASZIEN?

Unter **Faszien** versteht man das Gewebe, welches alles im Körper mit allem verbindet.

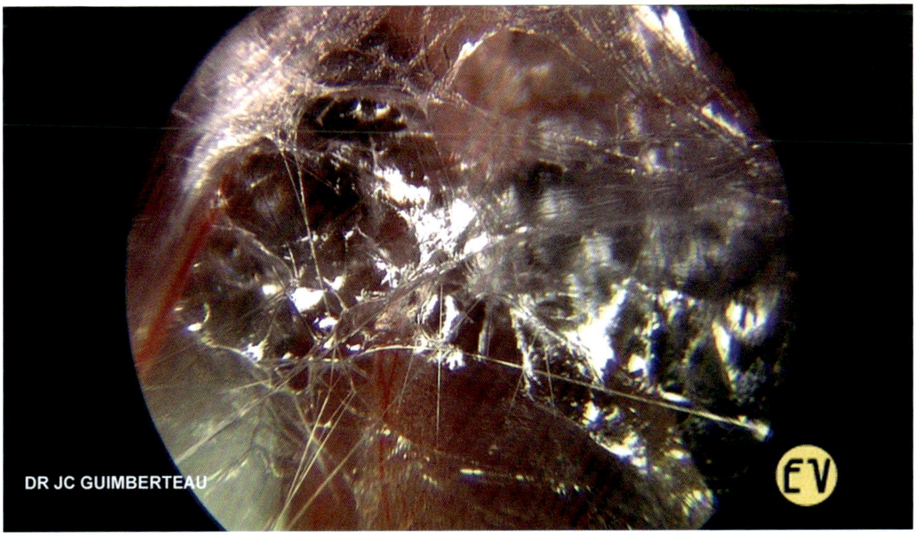

© Abdruck genehmigt durch EndovivoProductions und J. C. GUIMBERTEAU M.D / Spinnennetzähnliche kollagene Strukturen verbinden alles mit allem!

Es scheint für uns zunächst völlig unvorstellbar, aber in unserem Körper gibt es so gut wie keine Stelle, die leer, also ohne irgendeine Struktur, ist. Man kann sich unser fasziales System in unserem Körper wie ein dreidimensionales, bewässertes Spinnennetz vorstellen, wobei die Fäden manchmal hauchdünn und manchmal fingerdick sein können.

Eigentlich existiert nur **EINE** Faszie in unserem Körper, da das Fasziennetz **eine durchgängige Struktur** ist, die nie unterbrochen wird. Dennoch spricht man in der Praxis von den Faszien, da es für die Praktiker einfacher ist, zu beschreiben, um welche lokale Faszienstruktur es sich gerade handelt beziehungsweise welche faszialen Strukturen man gerade trainiert bzw. behandelt.

Je nach ihrer Funktion sind Faszien mal eher elastisch, um Bewegungen zu unterstützen und dann mal wieder hart und fest, um Stabilität im Körper zu erzeugen.

Laut FCAT (Federative Committee on Anatomical Terminology) sind die Faszien aus anatomischer Sicht nur derbe Membranen.

Die Faszienforscher betrachten diese allerdings aus einer funktionellen Sichtweise. Demnach sind Faszien alle dehnbaren Strukturen, d. h. alle faserigen und kollagenhaltigen Bindegewebsstrukturen wie Muskelbindegewebe, aber auch die Bänder, Sehnen, Gelenk- und Organkapseln.

Gerade die letztgenannten Strukturen sind für die Energie- und Bewegungsübertragung im Körper von großer Bedeutung.

Faszien passen sich der Belastung an. Einseitige Belastungen bzw. Bewegungsmangel führen dazu, dass fasziale Strukturen im wahrsten Sinne des Wortes austrocknen, verfilzen, verhärten und damit an Funktionalität verlieren. Die richtigen Bewegungsreize bewirken, dass die faszialen Strukturen reißfester werden, aber dennoch elastisch bleiben und so unter anderem dazu beitragen, dass andere Strukturen (wie z. B. Muskeln) besser „funktionieren" können.

Die Hauptbestandteile dieses Gewebes sind Wasser (plus Zuckermoleküle = Grundsubstanz) und Fasern (hauptsächlich Kollagen und Elastin) sowie verschiedene Zellen (hauptsächlich Fibroblasten). **Fibroblasten** sind Zellen, die für den Ab- und Aufbau aller festen Bestandteile der Faszien und somit auch des Kollagens verantwortlich sind.

Es gibt viele unterschiedliche fasziale Strukturen in unserem Körper. Die für das Training interessantesten Strukturen sind die folgenden:

a) Die intramuskulären faszialen Strukturen (= u.a. die Muskelhaut)

Sie haben eine scherengitterförmige Anordnung, die zudem gewellt ist, um möglichst großen Zugbelastungen standzuhalten. Diese kollagenhaltige Haut, die man um jede Muskelfaser, um jedes Muskelfaserbündel und um jeden Muskel findet, ist u. a. dafür verantwortlich, dass alle Strukturen, wenn sie denn gut bewässert sind, gut gleiten können. Weiterhin hat man festgestellt, dass sie bei Bewegungen, auch bei der Muskelenergieübertragung, eine wichtige Rolle spielen.

Bewegt man sich zu wenig oder einseitig, dann trocknen sie aus und es kann zu Verklebungen oder Verfilzungen kommen, wodurch die Gleitfähigkeit der einzelnen Strukturen eingeschränkt wird und die Übertragung von kinetischer Energie abnimmt.

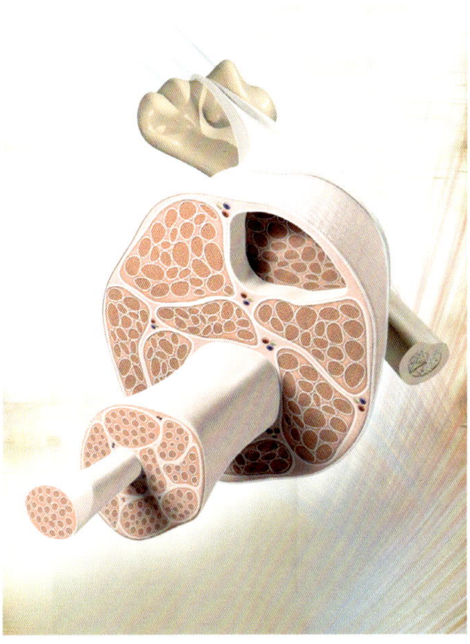

© fascialnet.com /
Von der einzelnen Muskelfaser bis zum kompletten Muskel – alles ist mit einer Faszienhaut umhüllt!

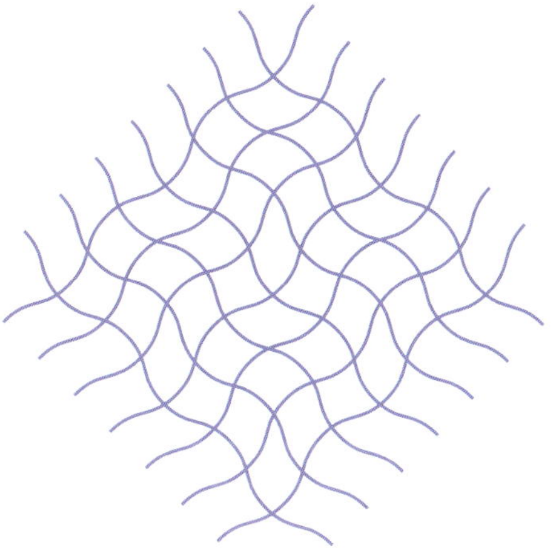

Entnommen aus Slomka, G. (4. Aufl. 2015). Faszien in Bewegung, S. 48.
Gitternetzartig verlaufende Kollagenfasern

b) Die faszialen Strukturen: Bänder, Sehnen und Gelenkkapseln

Bei diesen Strukturen sind die kollagenen Fasern eher parallel angeordnet bzw. der Belastung angepasst. Auch sie haben die Aufgabe, neben der Stabilisation von Gelenken, kinetische Energie von einem Körperteil zum anderen zu übertragen.

Ziel eines effektiven sportlichen Trainings sollte es somit sein, Reize zu setzen, die dazu beitragen, dass diese Strukturen mehr kinetische Energie speichern können und reißfester werden. Bänder, Sehnen und Gelenkkapseln, die die o. g. Eigenschaften aufweisen, tragen dazu bei, dass sportliche Bewegungen ökonomischer durchgeführt und dadurch Kraft und Energie gespart werden kann.

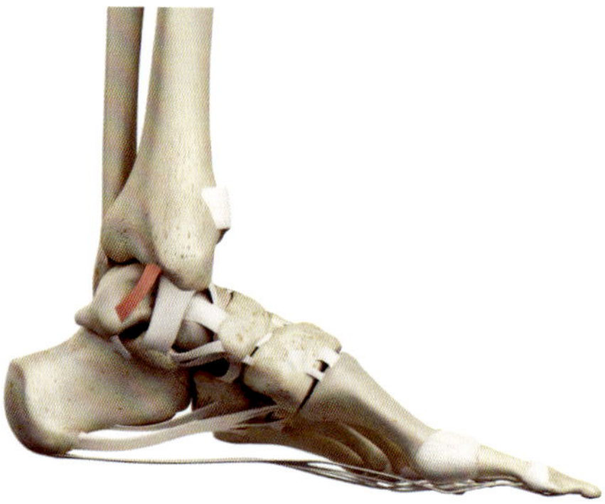

© Adobe Stock /
Bänder- und Kapselstrukturen des Fußgelenks

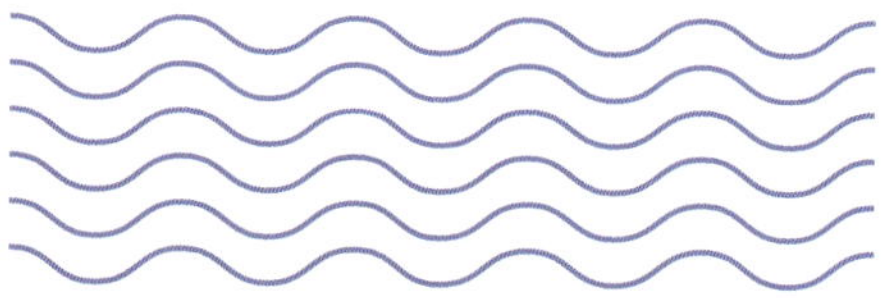

Entnommen aus Slomka, G. (4. Aufl. 2015). Faszien in Bewegung, S. 48.
Parallel verlaufende Kollagenfasern

3.2 DIE FUNKTIONEN DER FASZIEN

Faszien übernehmen in unserem Körper unterschiedliche Funktionen:

- **Faszien dienen als Platzhalter für Muskeln und Organe und stabilisieren somit den Körper**
- **Faszien sind an jeder Bewegung beteiligt**
  Diese Tatsache alleine sollte Anlass genug sein, dass man das Organ bewusst wahrnimmt und ihm ausreichend Aufmerksamkeit und Trainingsimpulse zukommen lässt. Die Leistung einer Bewegung ist abhängig von der Beschaffenheit der Muskeln und der Beschaffenheit der Faszien sowie von der koordinativen Abstimmung zwischen Muskeln und Faszien.
- **Faszien beeinflussen die Beweglichkeit**
  Das Bindegewebenetzwerk ist das System, welches alles mit allem verbindet. Sind diese Strukturen elastisch und gut bewässert, dann können alle nah aneinanderliegenden Strukturen gut aneinander gleiten. Trocknen sie jedoch aus und werden hart und fest, dann beeinflusst das die Gleitfähigkeit der einzelnen Strukturen im negativen Sinne, d. h., die Beweglichkeit und die Leistungsfähigkeit nehmen ab und die Verletzungsgefahr steigt.
- **Faszien übertragen die kinetische Energie der Muskeln**
  Es wurde festgestellt, dass die Übertragung der durch Muskeln erzeugten Energie auf andere Körperteile bei einer sportlichen Bewegung nicht nur über den Band-, Sehnen- und Gelenkkapselapparat stattfindet, sondern auch über die Muskelhaut. Sind die Übertragungseigenschaften der Faszien gut, dann kann der Sportler seine maximale Leistungsfähigkeit abrufen. Sind diese Eigenschaften durch unzureichende „Pflege" der Faszien gestört, dann ist es nachvollziehbar, dass die Leistungsfähigkeit abnimmt und die Verletzungsgefahr steigt.
- **Das Immunsystem unseres Körpers ist abhängig von der Beschaffenheit der Faszien**
  In „gesunden" Faszien werden Abfallstoffe abtransportiert. In der Grundsubstanz, einem wichtigen Bestandteil der Faszien, schwimmen sogenannte *Fresszellen* des Immunsystems und fressen Zelltrümmer und Bakterien. Trocknen die Faszien aufgrund von Bewegungsmangel oder einseitiger Bewegung aus, so liegen die Fresszellen im wahrsten Sinne des Wortes auf dem Trockenen. Ich glaube, dass sich jeder vorstellen kann, dass die Fresszellen dann nicht mehr richtig funktionieren.

- **Faszien sind für viele Arten von Schmerz verantwortlich**
  In den faszialen Strukturen befinden sich viele Schmerzrezeptoren. Wissenschaftler stellen aktuell die These auf, dass etwa zwei Drittel aller Schmerzen in Zusammenhang mit den Faszien stehen. Eine interessante Studie von Leinonen (2003) zeigt, dass es eine direkte Verbindung zwischen myofaszialen Schmerzen und der Körperwahrnehmung gibt. Bei vorhandenen myofaszialen Schmerzen ist die Körpereigenwahrnehmung im Schmerzbereich deutlich vermindert. Verbessert man jedoch die Körperwahrnehmung in diesem Bereich, so nehmen auch die myofaszialen Schmerzen ab oder verschwinden sogar komplett. Die Erkenntnisse aus dieser Studie von Leinonen sind übrigens ein Grund dafür, warum so viele Personen nach vollzogenem Rollentraining über eine Abnahme ihrer Schmerzen berichten.

- **Körperwahrnehmung**
  Die Körperwahrnehmung läuft mehr über die faszialen Strukturen ab und nicht, wie früher angenommen, über muskuläre, gelenknahe Strukturen. Die Rezeptoren, die für unsere Körperwahrnehmung verantwortlich sind, liegen in einer sechsmal so großen Häufigkeit in den Faszien vor wie in der Muskulatur. Die Körperwahrnehmung ist für mich immer noch eine der am meisten unterschätzten Fähigkeiten des Körpers. Sie hat eine immense Bedeutung für die Beschleunigung von Heilungsprozessen und für die Leistungssteigerung.

- **Faszientraining fördert die Psychohygiene**
  Einige Studien, u. a. von Christopher Gordon (2015), weisen darauf hin, dass Personen, die Faszientraining machen, meistens besser gelaunt sind. Bestätigt wird diese Annahme durch die vielen subjektiven Rückmeldungen meiner Klienten, die regelmäßig Faszientraining durchführen und erzählen, dass es ihnen viel besser geht. Sie fühlen sich beweglicher und leistungsfähiger und sind einfach besser drauf und können das Leben mehr genießen. Meine Interpretation zu diesem Phänomen: Die Personen, die regelmäßig Faszientraining machen, erfahren eine größere Bewegungsvielfalt und fangen an, ihren eigenen Körper wieder bewusster wahrzunehmen, mehr zu spüren. Dies führt dann langfristig dazu, dass der ganze Körper wieder eine funktionierende Einheit wird, was sich natürlich auch in der Psyche widerspiegelt.

4 FASZIENTRAINING

4 FASZIEN-TRAINING

Wenn man in der Öffentlichkeit von Faszientraining spricht, dann wird das meistens nur auf das Rollentraining bezogen. Faszientraining umfasst aber viel mehr. Und darauf möchte ich im nächsten Kapitel kurz eingehen.

4.1 WAS IST FASZIENTRAINING?

Wie schon zu Beginn des Buches hervorgehoben, kann man Muskeln und Faszien nicht trennen. Bei jedem Training werden diese Strukturen mehr oder weniger trainiert. Bei einem Faszientraining versuche ich, Trainingsreize zu setzen, die eine optimale Aktivierung der faszialen Strukturen bewirken und dazu beitragen, die vorher aufgezählten Funktionen zu optimieren.

Dazu findet man mittlerweile eine Vielzahl von Angeboten am Markt. Nahezu jede Trainingsform hat in den letzten Jahren eine Faszienvariante (Faszien-Yoga, Fazien-Pilates, Fascial Run etc.) im Angebot. Federführend und in den meisten Programmen grundlegend sind dabei die Ergebnisse von Dr. biol. hum. Robert Schleip, einem der Pioniere der Faszienforschung und des Faszientrainings, und einem mit ihm vernetzten Expertenteam, dem auch ich angehöre!

4.2 DIE VIER PRINZIPIEN DES FASZIENTRAININGS

Wir entwickelten ein Bewegungstraining, das die Funktionalität der Faszien optimal fördert und welches aus vier Grundprinzipien besteht.

4.2.1 ROLLENTRAINING

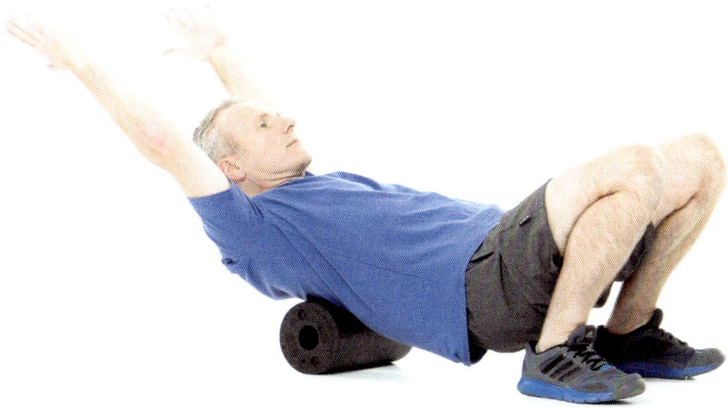

Regelmäßiges Abrollen des Körpers hat positive Wirkung auf die Faszien. Je nach Rollgeschwindigkeit kann man eher lösenden oder straffenden Einfluss auf das Gewebe haben. Regelmäßiges Rollen verbessert die Beweglichkeit, lindert in vielen Fällen Schmerzen und beeinflusst die Psyche im positiven Sinne, sprich, man ist „besser drauf". Für uns Sportler ist noch wichtig zu wissen: Rollentraining beeinflusst die Leistungsfähigkeit der Muskulatur nicht negativ. Es konnte aber auch noch nicht nachgewiesen werden, dass das Foamrolling die Leistungsfähigkeit steigert. Spricht man mit Leistungssportlern, so ist das subjektive Empfinden durchaus so, dass das Rollen zur Leistungssteigerung beiträgt.

4.2.2 FASZIALES DEHNEN

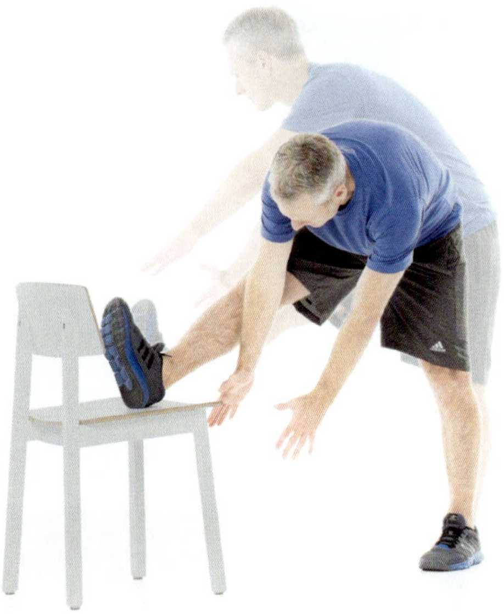

Lange Zeit war das wippende und federnde Dehnen verboten, weil man annahm, dass die Verletzungsgefahr zu groß war. Jetzt konnte man feststellen, dass gerade diese Bewegungen von großer Bedeutung für die Funktionalität und Förderung der Faszien sind. Hier zeigt sich mal wieder: „Es gibt keine Bewegung, die **keinen** Sinn macht."

Jede gezielt dosiert eingesetzte Bewegungsart, zur richtigen Zeit angewendet, trägt zum allgemeinen Wohlbefinden und zur Leistungssteigerung bei.

Fasziales Dehnen bedeutet, dass man wippende, federnde Bewegungen in (möglichst) endgradig vorgedehnte Positionen durchführt. Zusätzlich nimmt man idealerweise während der Übung kleine Bewegungsänderungen vor, um die individuell optimale Position zu finden und möglichst viele fasziale „Stränge" zu erreichen.

Hier sind wir bei einer sehr wichtigen, aber in Vergessenheit geratenen Erkenntnis angelangt, die durch den Faszienhype wieder ihre wahre Bedeutung zurückerhält.

Jeder Mensch ist ein Individuum!

Jeder Mensch hat einen anderen Knochenbau, hat andere Muskeln und andere Faszien. Und jeder Mensch hat einen anderen Tagesablauf, der seinen Körper formt.

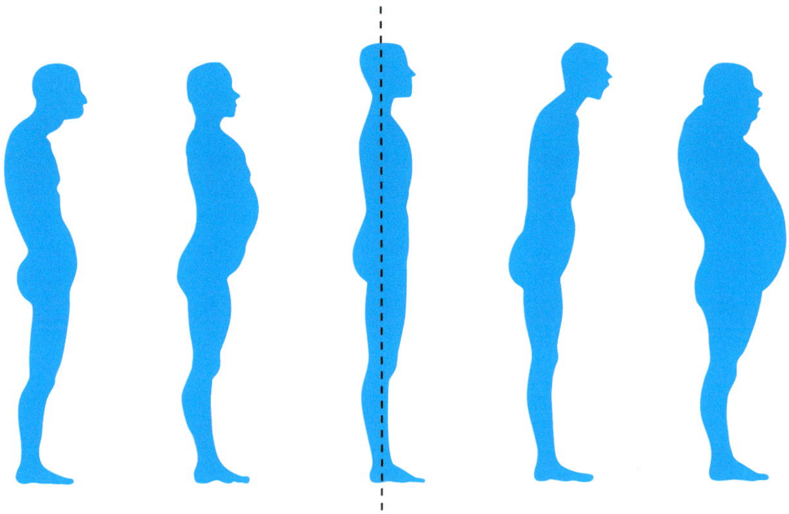

Die Verkäuferin sitzt den ganzen Tag an der Kasse und schiebt die Waren von der einen Seite, über das Registrierfeld, zur anderen. Der Fließbandarbeiter muss den ganzen Tag gleiche Armbewegungen und Bewegungsabläufe im Stehen durchführen. Am Abend treffen sich dann beide Personen im Fitnessstudio und machen die gleiche Dehnübung? Das macht in Hinblick auf die individuelle Effektivität dieser Trainingseinheit wenig bis keinen Sinn.

Das Gleiche finden wir im Leistungssport vor, zum Beispiel beim Fußball. Bei einem Kopfballduell wird man durch Gegnerkontakt in zum Teil ungünstig-verwrungene Positionen manövriert. Oft landet man dann in einer nicht physiologischen Gelenkstellung, bei der nun auf Muskeln und Faszien große Scherkräfte wirken.

In der Vorbereitung (Aufwärmphase vor dem Training oder Wettkampf) wird aber vorbereitend auf solche extremen Gelenkstellungen nicht eingegangen. Bis jetzt wird bei Dehnungsübungen nur eindimensional gearbeitet. Wer dies einmal bis zum Ende denkt, kommt schnell zu dem Ergebnis, dass, auch in der Vorbereitung auf Spiel- und Wettkampfsituationen oder auch auf alltägliche Belastungen im Beruf, ein spezielles Training der Strukturen sinnvoll ist.

Wollen wir bei jedem Individuum das Optimale aus einer Dehnübung herausholen, dann müssen wir diese bei jedem Individuum anpassen und verändern. Aus einer Grundübung heraus müssen ständig kleinste Winkelveränderungen vorgenommen werden, um die Position zu finden, bei der er am meisten spürt und damit den größten Effekt hat.

Fügt man bei den ständigen Bewegungsveränderungen noch wippende und federnde Impulse hinzu, dann hat man auch die Faszien bestens bedient. Ein Nebeneffekt dieser Dehnungsart ist es, dass man die Körperwahrnehmung damit schult. Man verändert ständig seine Dehnposition und spürt den kleinen Veränderungen so lange nach, bis man die für sich optimale Position gefunden hat.

4.2.3 KATAPULTTRAINING

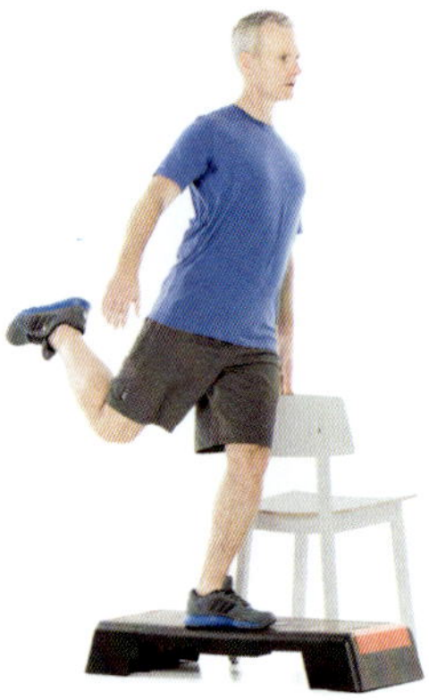

a

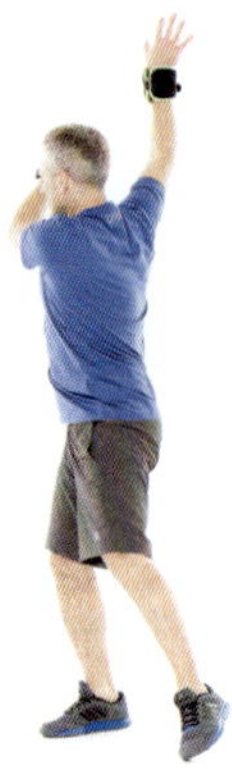

b

Das ist sicherlich der aktivste Teil des Faszientrainings. Hier findet man durchaus Parallelen zum funktionellen Training. Aber gerade hier kann man durch relativ kleine Veränderungen einen sehr intensiven Impuls für die Faszien entwickeln.

Warum können Kängurus so weit und so ausdauernd springen? Weil sie in der Lage sind, ihre Achillessehnen wie Gummibänder zu benutzen und damit sehr wenig Muskelenergie benötigen. Somit bewegen sie sich im wahrsten Sinne des Wortes „katapultartig und energieeffizient" fort.

Die Wissenschaft konnte feststellen, dass auch wir Menschen in der Lage sind, unsere Bänder, Sehnen und Gelenkkapseln ähnlich wie Gummibänder zu benutzen, und dass man diese Fähigkeit trainieren kann. Dies bezieht sich sowohl auf die Bein- als auch auf die Rumpfstrukturen. Schauen wir uns an, welche Trainingsimpulse dafür notwendig sind:

- **Für Bewegungslaien**
  Schwingende Bewegungen und sanfte, federnde Sprünge ohne und mit leichten Gewichten (300 g-maximal 1,5 kg).

- **Für den Bewegungsprofi**
  Schwingende Bewegungen ohne und mit leichten bis mittelschweren Gewichten (1-3 kg) mit maximalen Bewegungsamplituden, welche bei der Bewegungsumkehr beschleunigt werden sowie (explosive) Sprünge.

Auch hier spielt die Bewegungsvielfalt und die Kreativität eine große Rolle. Im Praxisteil werden wir diese kleinen, aber sehr wichtigen Bewegungsunterschiede detailliert beschreiben und vor allem darstellen.

Abschließend bleibt noch die Frage zu klären, warum wir trotz effektivem Faszientraining auch weiterhin nicht so weite Sätze wie die Kängurus machen können. Die Antwort ist wie so häufig simpel und hat rein anatomische Gründe.

Wir, der Homo sapiens, haben im Vergleich zum Känguru kürzere Achillessehnen und ungünstigere Hebelverhältnisse. Die moderne Biomechanik macht es aber heute schon möglich, känguruähnliche Sprünge auszuführen, man schaue sich nur die Weit- und Dreispringer bei den Paralympics an, die mit modernen Beinprothesen springen.

4.2.4 KÖRPERWAHRNEHMUNGSTRAINING

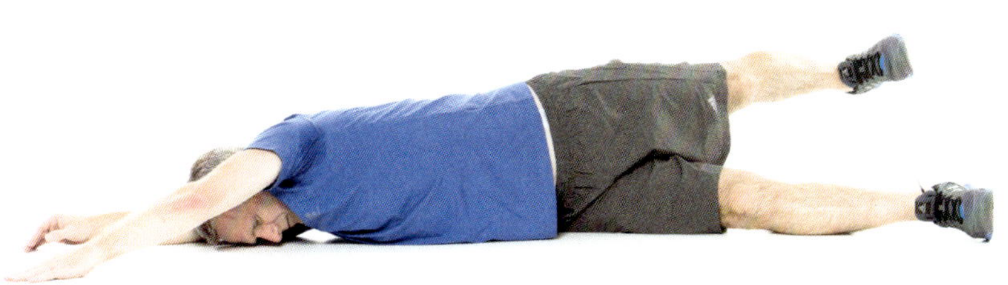

Wir leben in einer Zeit, die deutlich durch Stress in Alltag und Beruf geprägt ist. Dabei sind unsere Gedanken primär nach außen gerichtet (*extrinsisch*), also auf Probleme bei der Arbeit, in der Familie oder Probleme, die mit unserer Vergangenheit oder Zukunft zu tun haben. Wir verlernen immer mehr, im „Hier und Jetzt" zu sein. Wir verlernen, unseren eigenen Körper zu spüren und die Signale unseres Körpers wahrzunehmen (*intrinsisch*).

Auch die Qualität unseres Trainings ist davon abhängig, ob wir „bei der Sache" sind oder eine Bewegung mechanisch durchführen und mit den Gedanken ganz woanders sind. Ich bin sicherlich kein Hardliner, der die i-Pods® und TV-Screens aus dem Trainingsbereich verbannen möchte, aber ich bin der Meinung, dass man in jede Trainingseinheit mindestens eine Übung integrieren sollte, bei der man komplett bei sich ist und der Bewegung intensiv nachspürt.

Körperwahrnehmungsübungen verbessern die koordinativen Aspekte von Bewegungen, was letztendlich zu einer größeren Kraftentwicklung führen kann. Alle bekannten asiatischen Kampfsportarten arbeiten intensiv mit unterschiedlichen Meditationstechniken, die alle das gleiche Ziel haben, sich selbst zu spüren und wahrzunehmen, um die eigene innere Mitte zu finden, um mehr Schlagkraft und schnellere Reaktionen entwickeln zu können.

Wir müssen aber nicht gleich Meditationsprofis, wie beispielsweise die buddhistischen Mönche, werden, um unsere eigene Körperwahrnehmung zu verbessern. Es gibt dafür viel einfachere Übungen und Methoden, um einen Einstieg zu finden und langfristig Fortschritte zu erzielen. So kann man z. B. eine funktionelle Krafttrainingsübung dreimal durchführen und bei jedem Mal unterschiedliche Bereiche des Körpers fühlend beobachten oder auch in jedes Training eine spezielle Körperwahrnehmungsübung integrieren (siehe Kap. 7.1.4).

Wer wirklich ganzheitlich trainieren und dabei seinen eigenen Körper und seine eigenen Reaktionen besser kennenlernen möchte, der kommt an einem gezielten Körperwahrnehmungstraining nicht vorbei. Das Gute dran ist, ganz nebenbei, dass dieses Training dazu beiträgt, gesünder, leistungsfähiger und schmerzfreier zu sein.

4.3 DIE BEIDEN ZENTRALEN ZIELE DES FASZIENTRAININGS

Das spezielle Faszientraining hat nun zwei Ziele:

4.3.1 WASSER BEWEGEN UND AUSTAUSCHEN

Der menschliche Körper besteht zu circa 70 % aus Wasser. Bewegen wir uns zu wenig oder zu einseitig, so kann es zu erhöhten Ansammlungen von Stoffwechselabfallprodukten, wie z. B. freien Radikalen, in der Grundsubstanz (= Wasser plus Zuckermoleküle) kommen. Dies führt dazu, dass die spinnennetzartigen Fasern an Elastizität verlieren und damit die Gleitfähigkeit der einzelnen Strukturen abnimmt. Dadurch sinkt die Leistungsfähigkeit der Muskulatur und gleichzeitig steigt die Verletzungsgefahr.

Ziel des Faszientrainings ist es, durch vielfältige Bewegungen und regelmäßige „Eigenmassage" (Rollentraining) das Wasser im Körper in Bewegung zu halten und somit einen ständigen Austausch zu bewirken, welcher den permanenten Abtransport von Abfallprodukten aufrechterhält.

4.3.2 DIE FIBROBLASTEN IM POSITIVEN SINNE AKTIVIEREN

Bildlich gesehen, sind die Fibroblasten „Bewegungsgourmets". Sie mögen Bewegung, nicht zu viel, aber auch nicht zu wenig. Sie lieben Bewegungsvielfalt und hassen den immer gleichen Bewegungsablauf. Im Gegensatz zu den Muskelzellen reagieren sie hauptsächlich auf Druck- und Zugbelastungen. Sie mögen wippende, federnde Bewegungen in maximaler Vordehnung und vielen unterschiedlichen Varianten. Also gerade solche Bewegungen, die in den letzten 20 Jahre größtenteils verpönt waren, da die Verletzungsgefahr zu groß schien. Deswegen wurden diese auch aus den meisten Sportprogrammen (Rehabilitation, Prävention, Gesundheits-, Breiten- und zum Teil auch im Leistungssport) verbannt. Mit dem neuen Wissen ist klar, dass diese Verbannung ein Fehler war.

Wie oben schon erwähnt, unterscheidet man zwischen dem Muskelbindegewebe und den Bändern, Sehnen und Gelenkkapseln. In beiden Strukturen findet man Fibroblasten, die aber auf unterschiedliche Reize reagieren.

Ziel des Faszientrainings ist es, die Fibroblasten durch Bewegungsreize so zu aktivieren, dass sie altes Kollagen abbauen und gleichzeitig neues, gesünderes und damit leistungsfähigeres Kollagen aufbauen.

4.4 WIE AKTIVIERT MAN FIBROBLASTEN?

4.4.1 BEWEGUNGSREIZE ZUR AKTIVIERUNG DER FIBROBLASTEN IM MUSKELBINDEGEWEBE

Man hat festgestellt, dass die Fibroblasten in den faszialen Hüllen der einzelnen Muskelfasern, schon bei ganz leichtem Krafttraining, ab 20-30 % der Maximalkraft aktiviert werden. Dies macht auch Sinn, da es eine Hauptfunktion des Muskelbindegewebes ist, den Muskel an seinem Platz zu halten und diesen zu stabilisieren. Würde sich die fasziale Muskelhaut nicht parallel zum Muskelzuwachs anpassen, dann würde der Muskel bald wie ein wassergefüllter Kamelbuckel nach unten hängen. Moderates Krafttraining hat somit auch aus faszialer Sicht seinen Sinn.

Was allerdings beim klassischen Krafttraining nicht trainiert wird, ist der Erhalt der scherengitterförmigen Anordnung des Muskelbindegewebes sowie die Gleitfähigkeit der einzelnen Strukturen zueinander. Hierfür benötigt man „Bewegungsvielfalt" sowie wippende und federnde Bewegungen in endgradig vorgedehnten Muskelpositionen. Monotone, langsam ausgeführte Muskelkontraktionen haben auf das Bindegewebe wenig positive Effekte.

Der Mangel an diesen „faszialen" Bewegungen ist u. a. mit ein Grund dafür, dass Kraftsportler sehr oft eher unbeweglich sind und dass viele Menschen, obwohl sie regelmäßig klassisches Krafttraining zur Erhaltung der Gesundheit durchführen, dennoch Probleme mit ihrem Körper bekommen.

Haben Sie sich schon einmal gefragt, warum Leistungsturner einen solch exzellent definierten Körper haben und so beweglich und kräftig wie wenige andere Sportler sind? In ihrem Training und in Wettkämpfen wechseln sich ständig geführte, langsame Bewegungen, die viel Kraft benötigen, mit schnellen, wippenden Bewegungen in endgradig vorgedehnten Positionen ab. Mal langsam, muskulär geführt, mal schnell, schwingend faszial. Turner stehen für Kraft, Dynamik und Flexibilität.

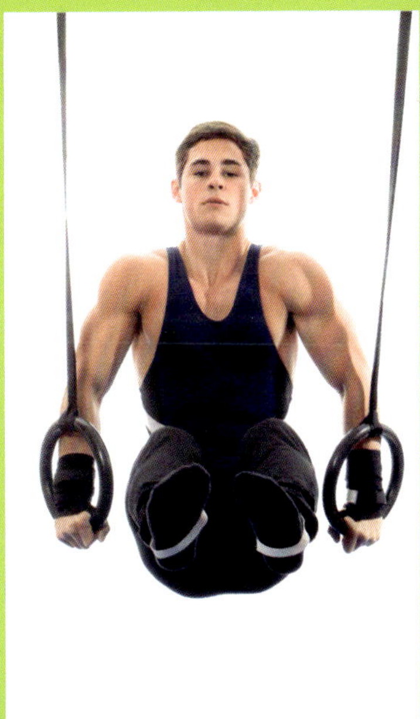

4.4.2 BEWEGUNGSREIZE ZUR AKTIVIERUNG DER FIBROBLASTEN IN DEN BÄNDERN, SEHNEN UND GELENKKAPSELN

Diese faszialen Strukturen brauchen andere, aber dennoch ähnliche Impulse wie Muskeln, um aktiviert zu werden. Auch sie brauchen endgradig vorgedehnte, wippende Bewegungen, aber zusätzlich eine peitschenartige Beschleunigung beim Umkehrpunkt der Bewegung. Dabei trennt sich bei diesen Bewegungen ganz klar die „Spreu vom Weizen". Das i-Tüpfelchen des Faszientrainings ist koordinativ sehr anspruchsvoll.

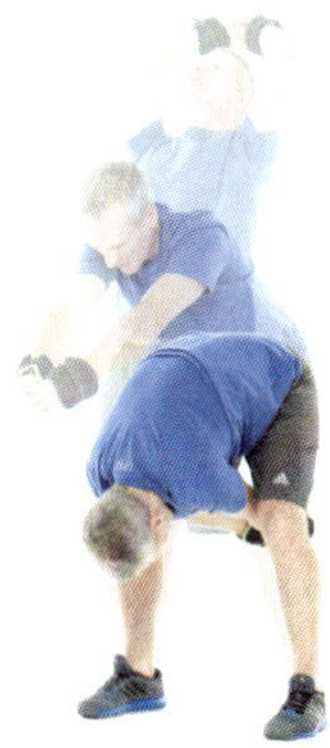

a

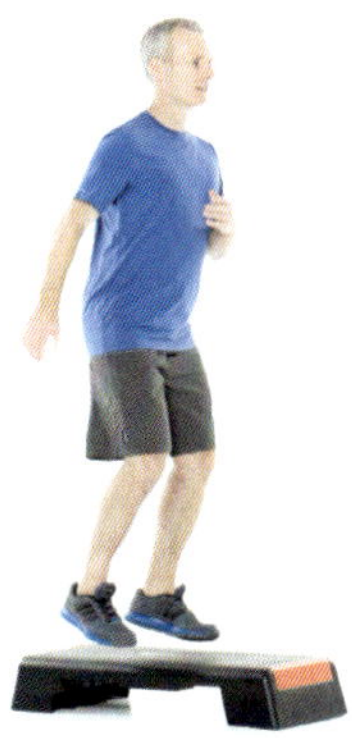

b

Allein mit „gemütlichem" Rollen vollzieht man kein effektives Fazientraining. Faszientraining ist für einen Bewegungslaien ohne vorangestelltes Grundlagentraining und fachliche Anleitung kaum durchzuführen und selbst für einen Bewegungsprofi, der mit Faszientraining anfängt, mit Vorsicht zu genießen. Ziel dieser „im Umkehrpunkt beschleunigenden" Bewegungsreize ist es, die Band-, Sehnen- und Kapselstrukturen reißfester zu machen und damit die Fähigkeit zu erhöhen, kinetische Energie zu speichern.

Wichtigster Grundsatz ist ein kontrolliertes und langsam aufbauendes Training, um insbesondere Verletzungen, die durch die schwungvollen, impulsiven Bewegungen entstehen können, zu vermeiden. Ganz allgemein kommt es bei der Aktivierung der Fibroblasten daher weniger auf die Quantität als auf die Qualität des Reizes an.

Kurze Reize mit relativ hoher Intensität reichen aus, um die Fibroblasten zum Arbeiten zu bringen. Somit kann man folgende, interessante Schlussfolgerung ziehen: Der Zeitaufwand für ein erfolgreiches Faszientraining ist relativ gering.

4.5 FASZIALE TRAININGSREIZE FÜR BEWEGUNGSEINSTEIGER UND BEWEGUNGSPROFIS

Zusammengefasst benötigen Bewegungseinsteiger und -profis, wie bei allen Trainingsformen, unterschiedliche Bewegungsreize, Intensitäten und Zusatzgeräte.

Dabei empfehle ich für den **Bewegungseinsteiger** eine geringere Belastung, vor allem koordinativ, mit:

- wippenden, federnden Bewegungen,
- Bewegungsvielfalt,
- geringen Umfängen,
- relativ hohen Intensitäten,
- vielen Pausen,
- schwingenden Bewegungen mit leichten Gewichten, wenn möglich endgradig,
- leichten Sprüngen im Stand (z. B. Seilspringen),
- aktiven Dehnübungen = leichte, federnde Bewegungen im endgradig vorgedehnten Zustand und
- Rollentraining.

Für den Bewegungsprofi empfehle ich höhere Belastungen, die auch koordinativ sehr anspruchsvoll sein können, mit:

- wippenden, federnden Bewegungen,
- Bewegungen im endgradig vorgedehnten Bereich,
- Beschleunigung im Umkehrpunkt der Bewegung,
- Bewegungsvielfalt,
- geringen Umfängen,
- hoher Intensität,
- vielen Pausen,
- schwingenden, endgradigen Bewegungen mit leichten bis mittelschweren Gewichten,
- Sprüngen auf und von Erhöhungen mit kurzer Bodenkontaktzeit und relativ steifem Körper,
- aktiven Dehnübungen = federnde Bewegungen im endgradig vorgedehnten Zustand und
- Rollentraining.

Auf der ganzen Welt beneidet man die deutsche Fußballnationalmannschaft um ihre medizinische und sporttherapeutische Betreuung. Die größte Veränderung bezüglich der Trainingseinheiten in einer Vorbereitung auf ein Großereignis hat 2006 Jürgen Klinsmann mit seinem Trainerteam vollzogen.

Er hat u. a. den amerikanischen Athletiktrainer Marc Verstegen engagiert, der als Erster die folgenden beiden neuen Trainingselemente einführte, die wesentlich dazu beigetragen haben, dass die Spieler seitdem weniger Muskelprobleme haben und mehr Leistung erbringen können:

1. Bewegungsvielfalt: Er holte sich aus den bekanntesten und beliebtesten Bewegungskulturen, wie z. B. Yoga, Pilates und funktionelles Training, die besten Übungen heraus und entwickelte Trainingsprogramme, die diese Elemente enthielten.
2. Er führte das Foamrolltraining ein.

Heute sind, dieses bestätigt auch Klaus Eder, Physiotherapeut des DFB, Bewegungsvielfalt, ganzheitliche Betrachtung unter Einbezug der Faszien und somit auch des Foamrollings feste Bestandteile von Therapie und Training. Die einfachsten Dinge sind sehr oft die Besten!

5

WAS IST FASZIAL-FUNKTIONELLES TRAINING?

5 WAS IST FASZIAL-FUNKTIONELLES TRAINING?

Ein faszial-funktionelles Training sollte auf jeden Fall die in Kap. 4.2 beschriebenen Prinzipien des Faszientrainings beinhalten. So sollte man vor dem Training eine Kombination aus einem aktivierenden, kurzen „Anrollprogramm" und faszialen, also wippend-federnden Dehnübungen durchführen.

Das Ende einer Trainingseinheit sollte immer mit einer Körperwahrnehmungsübung eingeläutet und mit einem langsamen Roll-out oder statischen Dehnübungen, mit kleinen Winkelveränderungen, abgeschlossen werden. Bei statischen Dehnungsübungen konnte man feststellen, dass die Muskulatur entzündungshemmende Enzyme ausschüttet, die die Entstehung von Entzündungen verhindern und die Regeneration beschleunigen.

Und noch ein praktischer Tipp, der sich aus den vielen positiven Rückmeldungen von Sportlern ergibt, der aber noch keine wissenschaftliche Evidenz aufweist: „Rollt während eures Trainings stark beanspruchte Muskelpartien sofort nach der jeweiligen Übungseinheit kurz aus. Dadurch fühlt man sich nach belastenden Übungen nicht so aufgepumpt und hat kürzere Regenerationszeiten, kann also die gleichen Strukturen schneller wieder belasten und trainieren."

Den Hauptschwerpunkt des faszial-funktionellen Trainings und die größten Veränderungen in der Bewegungsausführung findet man bei den Übungen mit Gewichten und elastischen Widerständen und bei Sprüngen. Geht es beim klassischen funktionellen Training mehr darum, Widerstände zu überwinden, zu halten und/oder zu stabilisieren, so geht es beim faszial-funktionellen Training mehr darum, die Flieh-, Zug- und Schwungkräfte von Gewichten und Bändern auszunutzen, um die Faszien in maximaler Vordehnung optimal zu aktivieren.

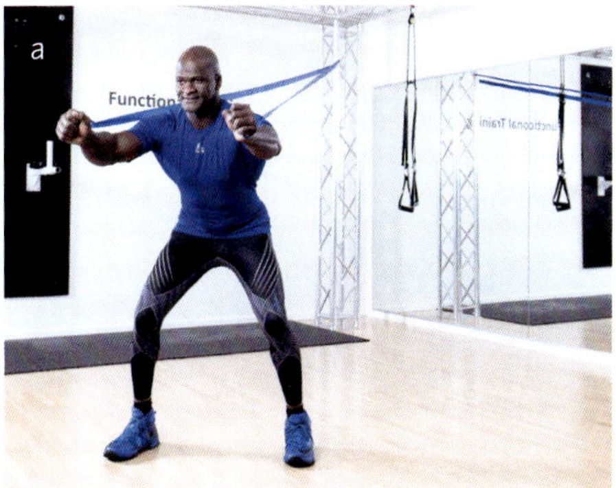

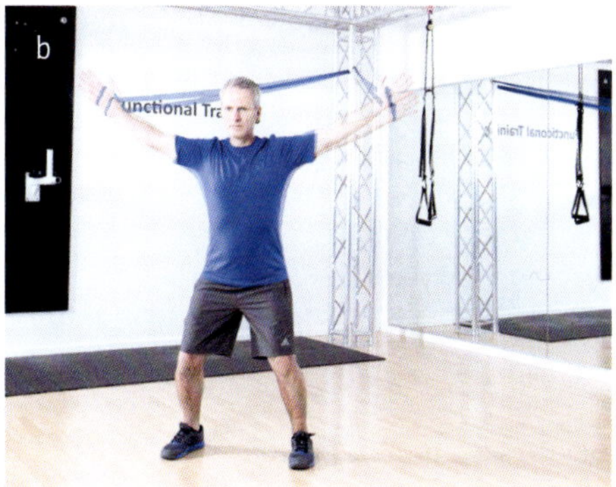

a) Widerstand überwinden

b) Widerstand wippend nachgeben

Weiterhin weiß man, dass Sprünge beziehungsweise plyometrische Trainingseinheiten schon lange als *fasziale Elemente* bezeichnet wurden. Untersuchungen konnten aber auch hier Unterschiede in der Ausführung und Wertigkeit für die Faszien feststellen. Sprünge mit großen Kniebewegungsamplituden und langen Kontaktzeiten am Boden sind weniger faszial als Sprünge mit kleinen Kniebewegungsamplituden und kurzen Kontaktzeiten am Boden. Kurz gesagt: „Je steifer man springt, desto besser ist die Wirkung auf die Faszien!"

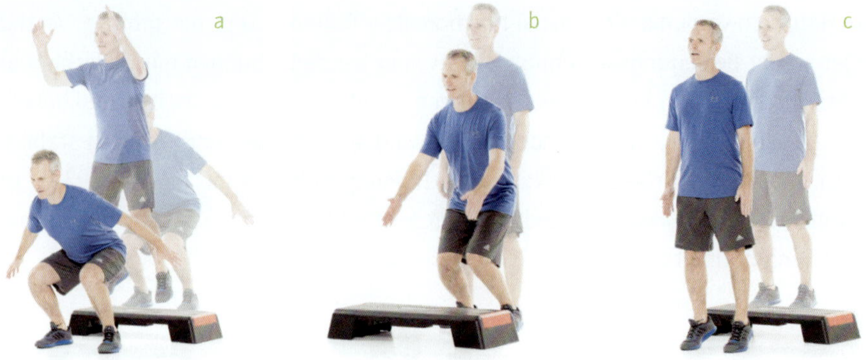

a) weicher Sprung

b, c) steifer Sprung

Ein weiteres Kriterium für ein faszial-funktionelles Training ist der Grundsatz: „Weniger ist mehr!"

Bei diesem Training kommt es auf die Qualität der Reize und weniger auf die Quantität an. Unser Körper kennt widerstandsüberwindende (konzentrische) und nachgebende (exzentrische) Bewegungen (= In Kombination das beste Training für die Muskeln), aber er hat selten endgradig schwingende Bewegungen kennengelernt (= das beste Training für die Faszien).

Wir alle haben gelernt, dass sich unser Körper an Belastungen, die er nicht kennt, zunächst anpassen muss. Schon allein deshalb, und weil die Fibroblasten eher auf Reizqualität als auf Quantität reagieren, ist der Trainingsumfang im Vergleich zu einem klassischen Training eher gering. Dieses Training muss man nicht bis zur völligen Erschöpfung durchführen, im Gegenteil. Ihr werdet wahrscheinlich oft den Hauptteil beenden und das Gefühl haben, zu wenig geleistet zu haben.

Daher noch einmal für euch zur Wiederholung und „Beruhigung", dass ihr alles richtig gemacht habt. Die wichtigen Fibroblasten werden nicht durch die Masse an Wiederholungen trainiert, sondern durch die Qualität der Bewegungsreize. Die Qualität eines Bewegungsreizes setzt sich aus mehreren faszialen Komponenten zusammen (siehe nächsten Abschnitt). Je mehr Komponenten in einer Bewegung bzw. Übung umgesetzt werden, desto größer ist der Effekt auf die faszialen Strukturen.

FASZIALE KOMPONENTE SCHWINGEN

a) Schwingen

b) Schwingen in endgradigen Positionen

c) Schwingen in endgradigen Positionen mit ständigen Winkelveränderungen

d) Schwingen in endgradigen Positionen mit Beschleunigung in der Bewegungsumkehr (auch mit Gewichten)/explosives Schwingen

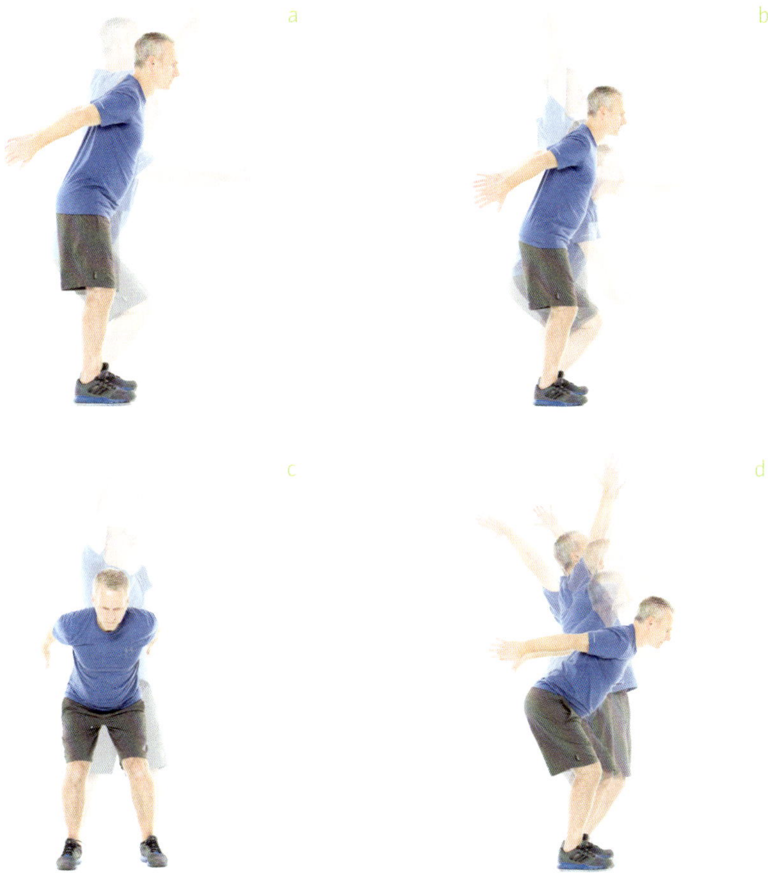

KOMPONENTE HÜPFEN/SPRINGEN

a) Gleichmäßiges Hüpfen und Springen

b) Leises, gleichmäßiges Hüpfen und Springen mit großen Kniewinkelveränderungen

c) Steifes, gleichmäßiges Hüpfen und Springen mit geringen Kniewinkelveränderungen

d) Wie b), aber mit Erhöhung

e) Wie c), aber mit Erhöhung

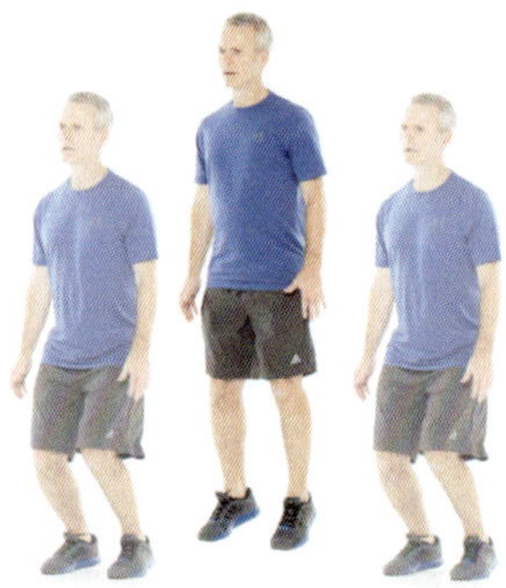

a

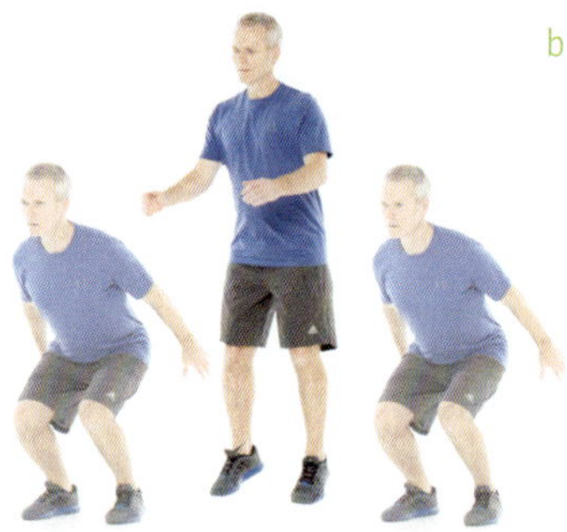

b

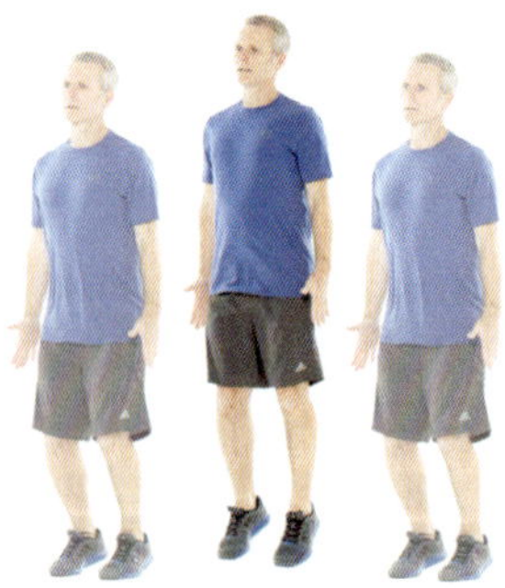

c

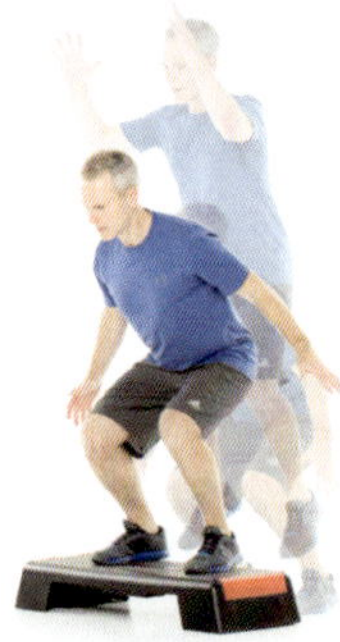

d

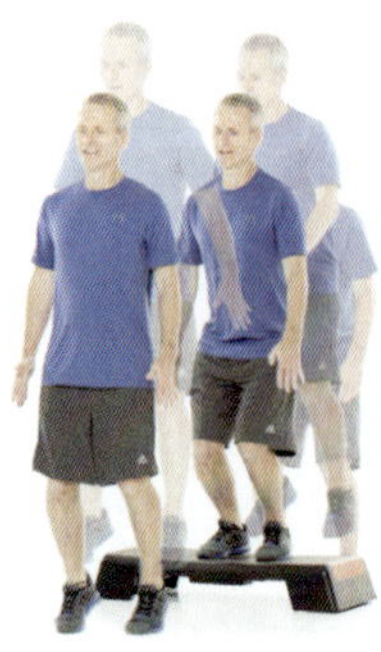

e

KOMPONENTE FEDERN (ENDGRADIG)

a) Gleichmäßiges Federn

b) Gleichmäßiges Federn mit Winkelveränderung

Variationen: Gleichmäßiges Federn mit Gewichten/elastischen Widerständen sowie gleichmäßiges Federn mit Winkelveränderungen sowie Gewichten/elastischen Widerständen

a

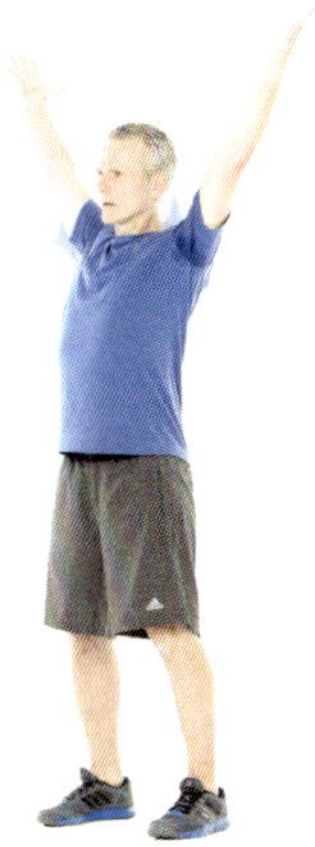

b

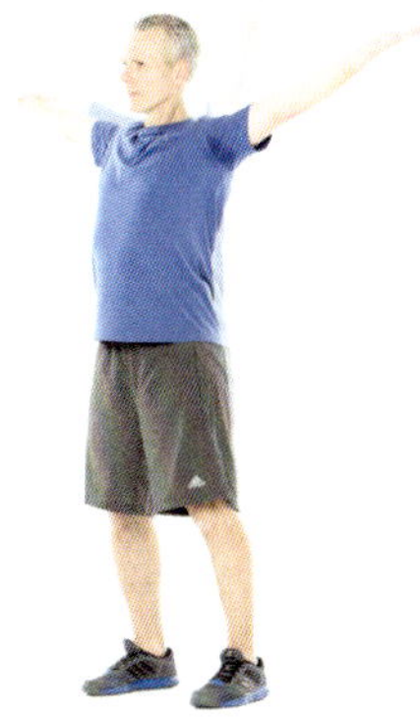

6 DOSIERUNGS-EMPFEHLUNG

6

DOSIERUNGS-EMPFEHLUNG

Es liegt in der Natur der Sache, dass die dynamische Praxis mit ihren täglichen Erfahrungen der langfristig und nachhaltig ausgelegten Wissenschaft vorausjagt und standardisierte Belastungskomponenten bezüglich dieses Trainings noch auf sich warten lassen. Auf der anderen Seite kann man diese Tatsache auch als Chance sehen und sich einmal ganz bewusst vornehmen, diese Art des Trainings auszuprobieren und beobachtend in sich hineinspüren, um dann seine eigenen individuellen Belastungskomponenten festzulegen. Natürlich gibt es Anhaltspunkte und Vorschläge, die ich euch vorstellen und mit an die Hand geben möchte.

Letztendlich ist es immer das Sinnvollste, sich auf die Reaktionen seines Körpers zu verlassen, in sich reinzuhören, was ein Training bewirkt, zu spüren und entsprechend zu reagieren. Dies ist insbesondere für alle Sportler und Freizeitbeweger wichtig, die sich nicht nur auf die permanente Hightechkontrolle und die Begleitung von Sportärzten, Physiotherapeuten und/oder Sportwissenschaftlern verlassen und die Eigenempfindung und Eigenbeobachtung mit einbeziehen wollen. Das ist sicherlich das gesündeste Training, denn kein Arzt und kein Trainer kann in euch hineinschauen. Eigenverantwortung ist eine wichtige Komponente des Erfolgs beim faszial-funktionellen Training (und nicht nur dort).

6.1 TRAININGSREGEL NUMMER EINS – IMMER SCHMERZFREI TRAINIEREN

Alle Bewegungen sollten immer im schmerzfreien Bereich durchgeführt werden. Die Größe der Bewegungsamplituden bei schwingenden Bewegungen ist auf jeden Fall limitiert durch auftretende und konstant vorhandene Schmerzen. Schwingende Bewegungen werden immer nur bis zu dem Punkt durchgeführt, wo ein Schmerzempfinden beginnt! Kommt man in einen Bewegungsbereich, bei dem ein Schmerz auftritt/ beginnt, dann beobachtet man diesen einige Wiederholungen lang.

Wird der Schmerz weniger oder verschwindet komplett, dann darf die Übung fortgesetzt werden. Bleibt der Schmerz gleich, dann muss die Bewegungsamplitude so verändert werden, dass die Bewegung schmerzfrei durchgeführt werden kann. Außerdem sollte der Sportler auch nach dem Training und an den Tagen danach die Struktur beobachten, ob sich das Schmerzempfinden verbessert oder verschlechtert.

6.2 TRAININGSREGEL NUMMER ZWEI – BEWEGUNGSVIELFALT

Das Schöne am Faszientraining ist, dass man bei dieser Trainingsmethode sich davon entfernt, dass jede Bewegung perfekt ausgeführt werden muss. Es geht nicht darum, in ein- und derselben Position mit dem genau vorgeschriebenen Winkel und Position die gleiche Bewegung mehrmals durchzuführen, sondern im Gegenteil. Es soll jede Bewegung etwas anders durchgeführt werden. Bewegungsvielfalt ist eines der Schlagwörter beim Faszientraining. Warum?

1. Es gibt keine menschliche Bewegung, die komplett gleich ist. Jeder Schritt, jede Bewegung ist einzigartig. Diese Tatsache sollte man im Training berücksichtigen.
2. Es ist wichtig, im Training regelmäßig alle möglichen Gelenkbewegungen zu bedienen. Tut man das nicht, dann kann es mittelfristig zu Mobilitätseinschränkungen und körperlichen Problemen kommen.
3. Im Alltag und vor allem auch im Sport entstehen ständig Situationen, in welchen unser Körper in ungewohnte, extreme Positionen gelangt. Man stolpert über einen Bordstein, man ist im Fußball in ein Kopfballduell verwickelt und kommt schief auf dem Boden auf. Man kann den Körper darauf vorbereiten, indem man im Training eben nicht immer die gleiche Position anbietet, sondern viele Varianten einbaut.

4. Professor Schöllhorn hat mit seinem Konzept des *differenziellen Lernens* aufgezeigt, dass man durch Bewegungsvielfalt im Training seine Leistung steigern kann. Wer mehr darüber wissen möchte, einfach mal googeln!

Zusammengefasst kann man sagen: Seid kreativ und spielt mit allen **Bewegungen eures Körpers!**

6.3 BELASTUNGSKOMPONENTEN

Bei den Belastungskomponenten unterscheide ich zwischen Einsteigern, Freizeitsportlern und Leistungssportlern. Die Werte entsprechen nicht ausschließlich dem wissenschaftlichen Stand, sondern wurden durch langjährige Erfahrung von Lamar und mir verifiziert!

6.3.1 BELASTUNGSKOMPONENTEN FÜR KLASSISCHES FUNKTIONELLES TRAINING

Lamar schlägt folgende Belastungskomponenten vor.

FÜR EINSTEIGER:

Trainingseinheiten pro Woche:	2
Sätze pro Übung:	3
Wiederholungen pro Übung:	8-10
Gewichte der Kleingeräte:	1-2 kg oder leichter bis mittlerer elastischer Widerstand

FÜR FREIZEITSPORTLER:

Trainingseinheiten pro Woche:	2-3
Sätze pro Übung:	3-4
Wiederholungen pro Übung:	10-15
Gewichte der Kleingeräte:	1-5 kg oder mittlerer bis schwerer elastischer Widerstand

FÜR LEISTUNGSSPORTLER:

Trainingseinheiten pro Woche:	mindestens 4
Sätze pro Übung:	3-5
Wiederholungen pro Übung:	15-20
Gewichte der Kleingeräte:	3-7 kg oder schwerer elastischer Widerstand

6.3.2 BELASTUNGSKOMPONENTEN FÜR FASZIAL-FUNKTIONELLES TRAINING

Beim Faszientraining gilt, wie schon erwähnt, der Grundsatz: Weniger ist mehr! Daher erhöht sich vom Einsteiger bis zum Leistungssportler die Anzahl der Wiederholungen nur geringfügig. Eine Steigerung der Belastung erfolgt überwiegend durch die Erhöhung des (koordinativen) Anspruchs der Übung.

Ich schlage folgende Belastungskomponenten vor:

FÜR EINSTEIGER:

Trainingseinheiten pro Woche:	1
Sätze pro faszialer Übung:	1
Wiederholungen pro Übung:	10-12 (ca. 30 Sekunden)
Gewichte der Kleingeräte:	300 g-1,5 kg oder leichter bis mittelschwerer elastischer Widerstand

FÜR FREIZEITSPORTLER:

Trainingseinheiten pro Woche:	1-2
Sätze pro fasziale Übung:	1-2 (als Zirkeltraining)
Wiederholungen pro Übung:	10-12 (ca. 30 Sekunden)
Gewichte der Kleingeräte:	300 g-2,5 kg oder mittlerer bis schwerer elastischer Widerstand

FÜR LEISTUNGSSPORTLER:

Trainingseinheiten pro Woche:	2
Sätze pro faszialer Übung:	maximal 3 (als Zirkeltraining)
Wiederholungen pro Übung:	12-14 (ca. 40 Sekunden)
Gewichte der Kleingeräte:	1-3,5 kg oder schwerer elastischer Widerstand

6.3.3 INTEGRATION VON FASZIAL-FUNKTIONELLEN ÜBUNGEN IN JEDE TRAININGSEINHEIT

In der Praxis haben sich bei Freizeit- und Gesundheitssportlern auch folgende Trainingspläne als sinnvoll beziehungsweise effektiv erwiesen. Wir gehen von einem klassischen Funktionellen Training aus, welches durch fasziale Übungen ergänzt werden soll.

6.3.3.1 BLOCKINTEGRATION – EIN KOMPLETTER SATZ WIRD FASZIAL GESTALTET

FÜR EINSTEIGER:

Trainingseinheiten pro Woche:	2
Sätze pro Übung:	3, davon ein Satz immer faszial (schwingende Übung)
Wiederholungen pro Übung:	10-12 (ca. 30 Sekunden)
Gewichte der Kleingeräte:	300 g-1,5 kg
Abschließendes Rollentraining	

FÜR FREIZEITSPORTLER:

Trainingseinheiten pro Woche:	2-3
Sätze pro Übung:	3-4, davon ein Satz immer faszial (schwingende Übung)
Wiederholungen pro Übung:	10-12 (ca. 30 Sekunden)
Gewichte der Kleingeräte:	300 g-1,5 kg
Abschließendes Rollentraining	

FÜR LEISTUNGSSPORTLER:

Trainingseinheiten pro Woche:	mindestens 4
Sätze pro Übung:	3-5, davon 1-2 Sätze immer faszial
Wiederholungen pro Übung:	12-14 (ca. 40 Sekunden)
Gewichte der Kleingeräte:	500 g-3 kg
Abschließendes Rollentraining	

6.3.3.2 EINZELINTEGRATION – NACH JEDER ÜBUNG ERFOLGT EIN FASZIALES ELEMENT

FÜR EINSTEIGER:

Trainingseinheiten pro Woche: 2

Sätze pro Übung: 3

Nach jeder Übung wird entweder die belastete Region kurz ausgerollt oder es wird eine leichte Schwungübung mit Gewichten durchgeführt.

Wiederholungen pro Übung: 10-12 (ca. 30 Sekunden)

Gewichte der Kleingeräte: 300 g-1,5 kg

FÜR FREIZEITSPORTLER:

Trainingseinheiten pro Woche: 2-3

Sätze pro Übung: 3-4

Nach jeder Übung wird entweder die belastete Region kurz ausgerollt oder es wird eine leichte Schwungübung mit Gewichten durchgeführt.

Wiederholungen pro Übung: 10-15 (bis 45 Sekunden)

Gewichte der Kleingeräte: 300 g-1,5 kg

FÜR LEISTUNGSSPORTLER:

Trainingseinheiten pro Woche: mindestens 4

Sätze pro Übung: 3-5, davon 1-2 Sätze

Nach jeder Übung wird entweder die belastete Region kurz ausgerollt oder es wird eine leichte Schwungübung mit Gewichten durchgeführt.

Wiederholungen pro Übung: 15-20 (bis 60 Sekunden)

Gewichte der Kleingeräte: 500 g-3 kg

7 ÜBUNGEN/PRAXIS

7 ÜBUNGEN/ PRAXIS

Im folgenden Praxisteil möchte ich euch zunächst die faszialen Grundübungen vorstellen. Im zweiten Teil wandeln wir eine klassische funktionelle Übung, die Lamar zeigt, in eine faszial-funktionelle Übung, die ich demonstriere, um.

Im letzten Teil gebe ich euch je einen kompletten Trainingsvorschlag für eine funktionelle Trainingseinheit mit integrierten faszialen Übungen und einen Vorschlag für eine komplette faszial-funktionelle Trainingseinheit.

Bei den dargestellten Übungen möchte ich noch einmal ausdrücklich darauf hinweisen, dass ich nicht den Anspruch erhebe, diese alle selbst erfunden zu haben. Viele Übungen gab es schon immer und viele Übungen sind während der Entstehung von Fascial Fitness von Kollegen modifiziert worden. Ein großer Teil der Übungen ist aber auch während meiner Workshops von Teilnehmern ins Leben gerufen worden. Bis heute bekomme ich immer wieder kreative Ideen von meinen Teilnehmern. Auch hierfür ein großes Dankeschön!

Für Einsteiger, aber auch für viele Sportler sind wippende, federnde und springende Bewegungen ungewohnt. Deswegen möchte ich euch an dieser Stelle noch einmal darauf hinweisen, dass ihr euch unbedingt an die oben genannten Empfehlungen und Vorgaben haltet, da ansonsten die Gefahr einer Überbelastung sehr hoch ist.

Auch ist es ratsam, sich von leichten zu schweren Übungen vorzuarbeiten!

Wir haben alle Übungen diesbezüglich gekennzeichnet:

Leicht =

Mittel =

Schwer =

Als besonderen Service möchten wir hier auf unsere buchbegleitende Videoplattform hinweisen: https://www.artzt.eu/fortbildungen/artzt-institut-e-learning.html Die Videos zum Buch sind verfügbar ab dem 15. Februar 2017 und können kostenpflichtig runtergeladen werden.

7.1 FASZIALE GRUNDÜBUNGEN

7.1.1 ROLLEN

Die bekannteste Übungsform des Faszientrainings ist das Training mit der Schaumstoffrolle. Diese gibt es in unterschiedlichen Härtegraden. Je nachdem, wie druck- und schmerzempfindlich du bist, kannst du zwischen weichen, mittleren und harten Rollen wählen. Die beste Methode, um herauszubekommen, welche Rolle für dich am besten ist: Ausprobieren!

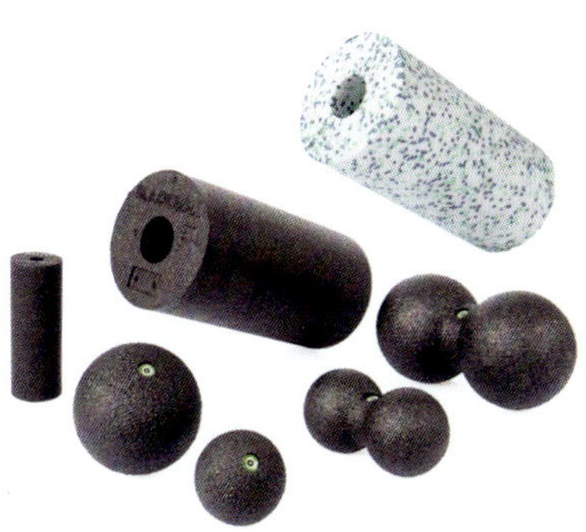

© Ludwig Artzt GmbH/
Übersicht Faszienrollen und -bälle

Alle folgenden Übungen sollten wie folgt ausgeführt werden:

- Großflächig relativ langsam rollen mit punktuellem „Ausharren" an empfindlichen Druckpunkten.
- Es darf in alle Richtungen gerollt werden!
- Alle Bewegungsmöglichkeiten des Körperteils während des Rollens bedienen, um alle Strukturen zu erreichen.
- Mindestens 60 Sekunden bis maximal drei Minuten über eine Region rollen.

In den folgenden Übungsdarstellungen verzichten wir auf ausführliche Übungsbeschreibungen, da die Fotos mit oben genannten Übungsanweisungen selbsterklärend sind. Für eine detailliertere Beschreibung des Foamrolltrainings empfehle ich meine DVD: Blackroll – Faszientraining mit Markus Roßmann.

7.1.1.1 WADEN

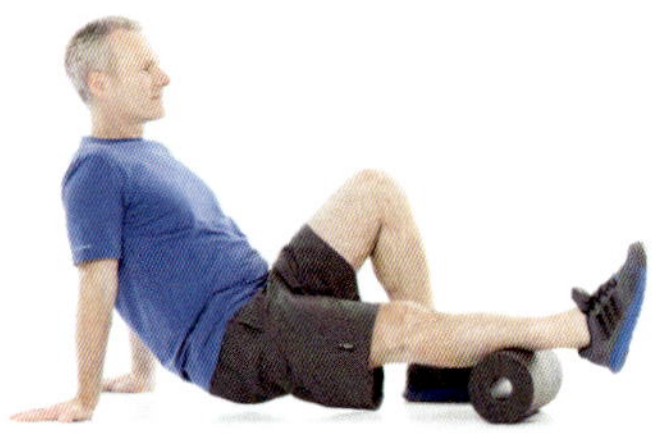

a

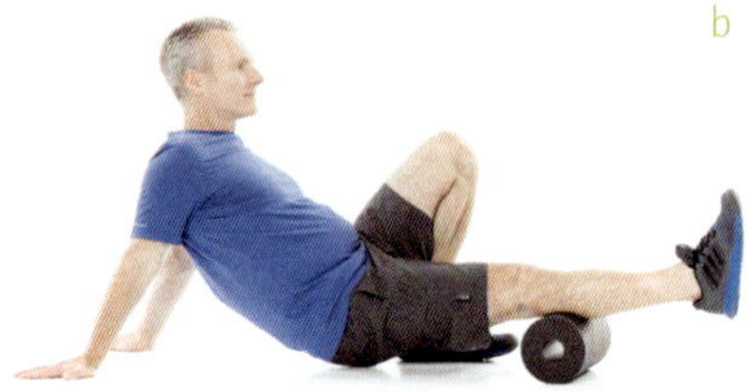

b

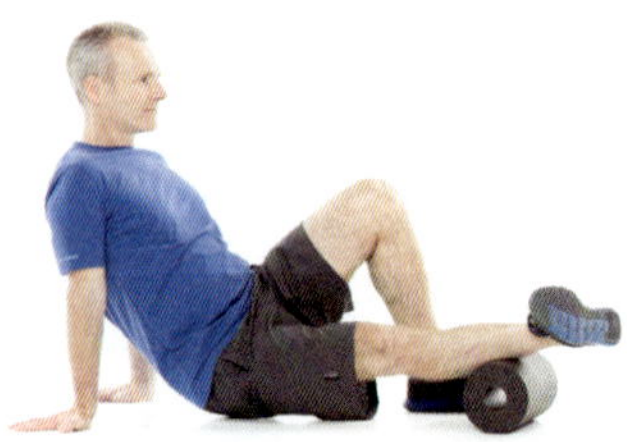

c

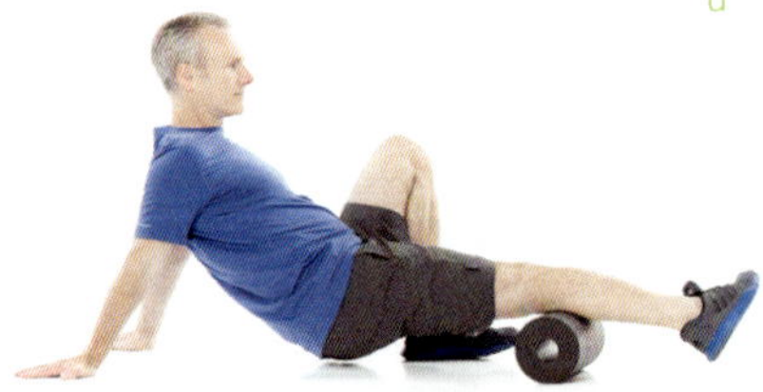

d

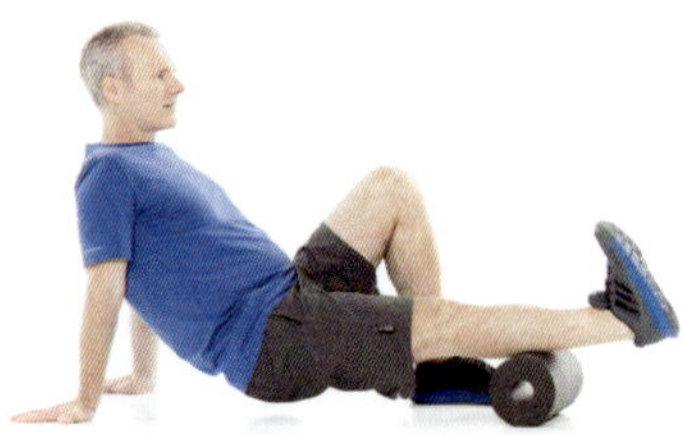

e

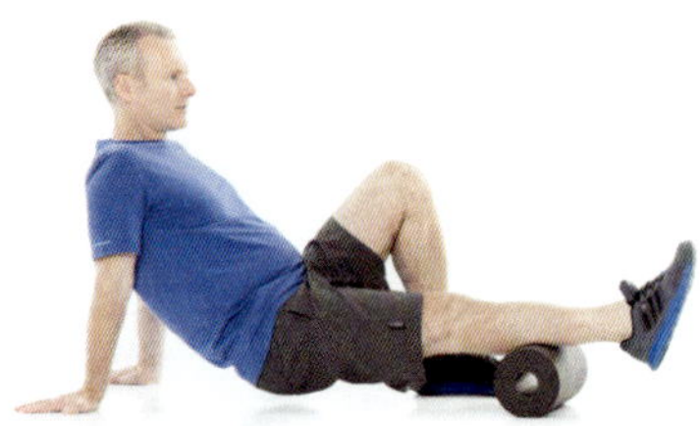

f

7.1.1.2 OBERSCHENKELRÜCKSEITE

a

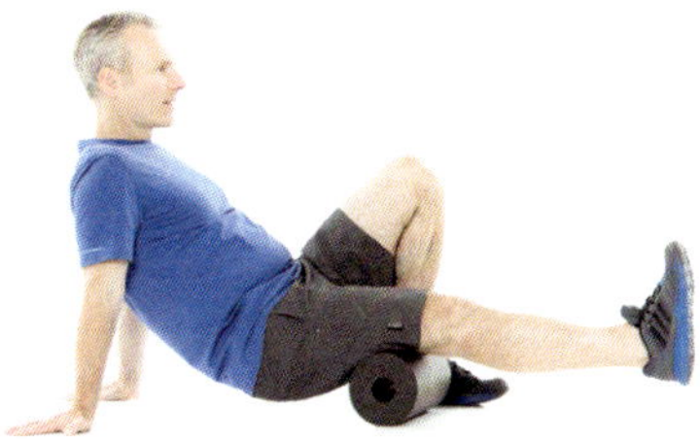

b

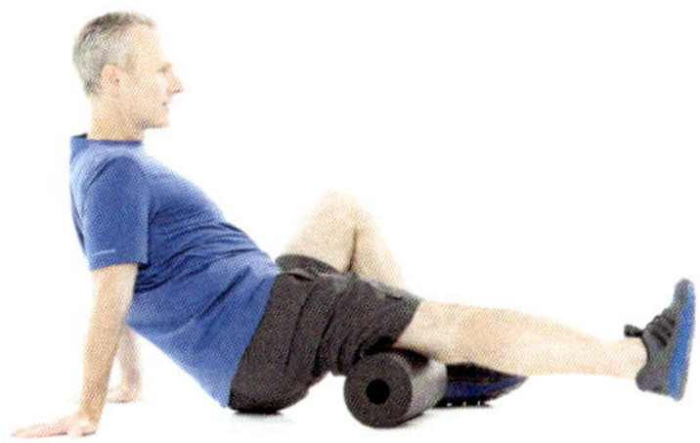

c

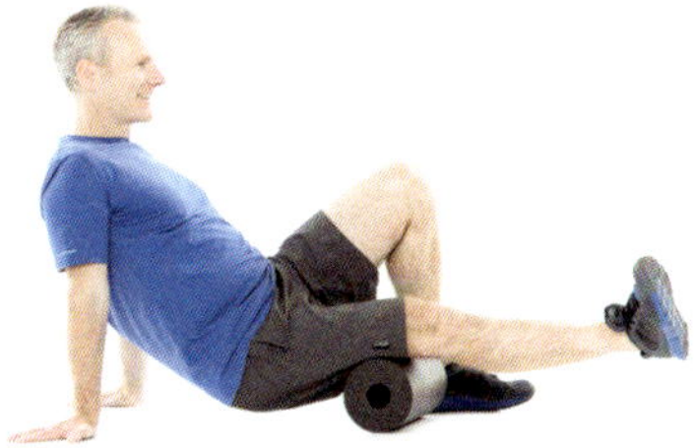

7.1.1.3 OBERSCHENKELAUSSENSEITE

a

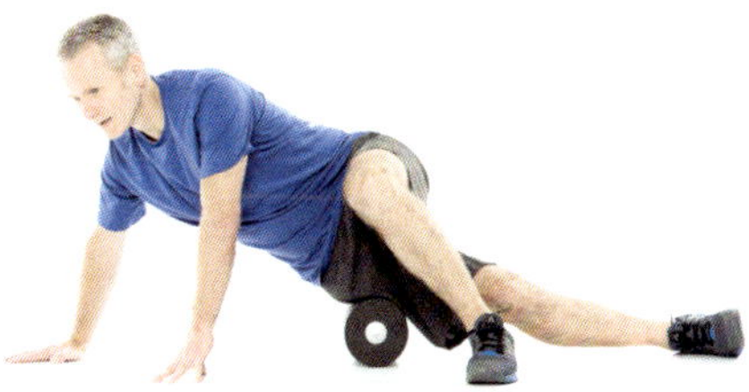

b

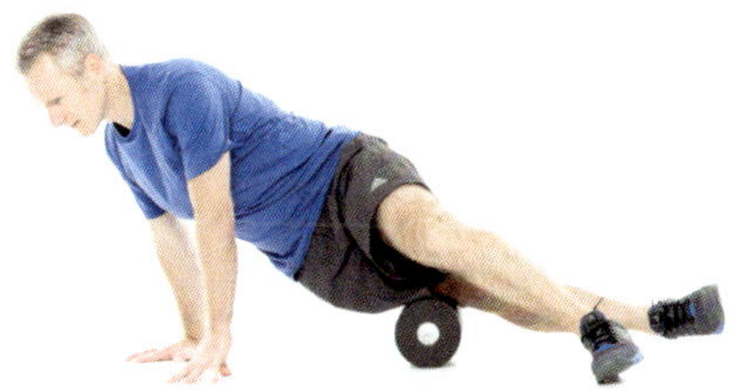

7.1.1.4 OBERSCHENKELINNENSEITE

a

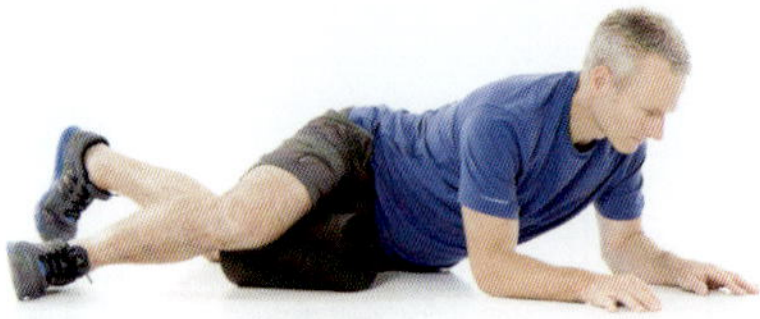

b

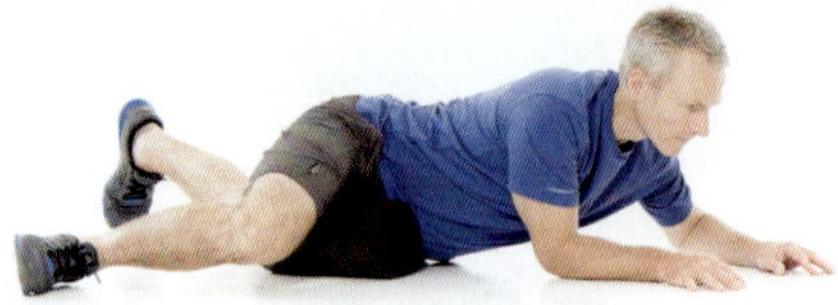

7.1.1.5 SCHIENBEIN

a

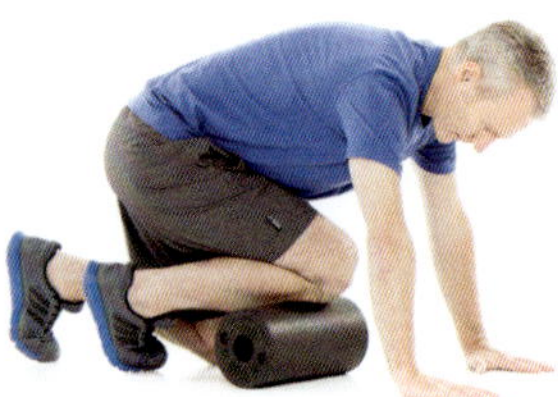

b

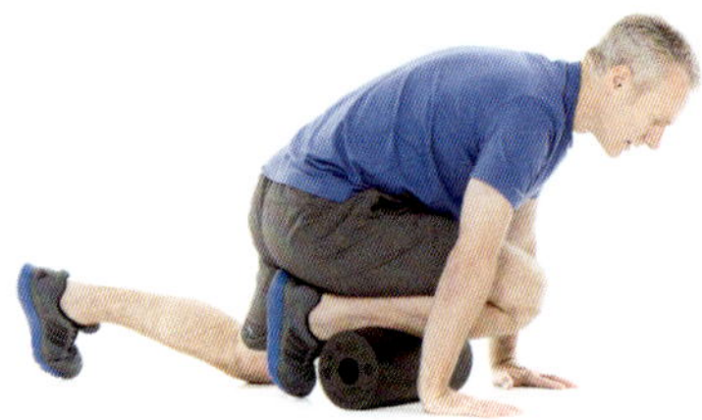

7.1.1.6 OBERSCHENKEL VORNE

a

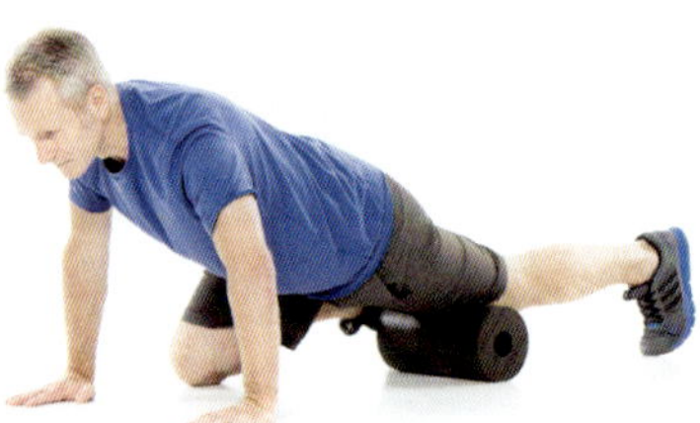

b

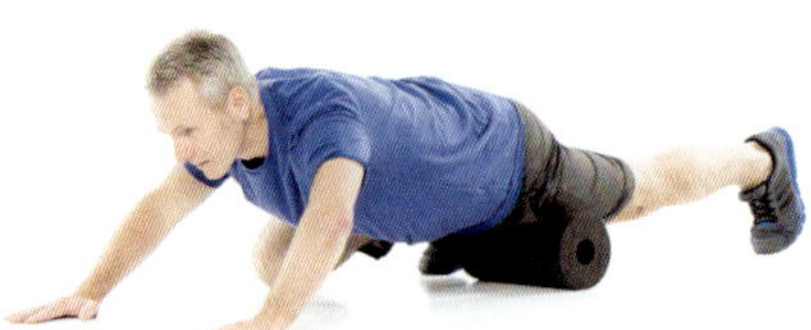

7.1.1.7 GESÄSS

a

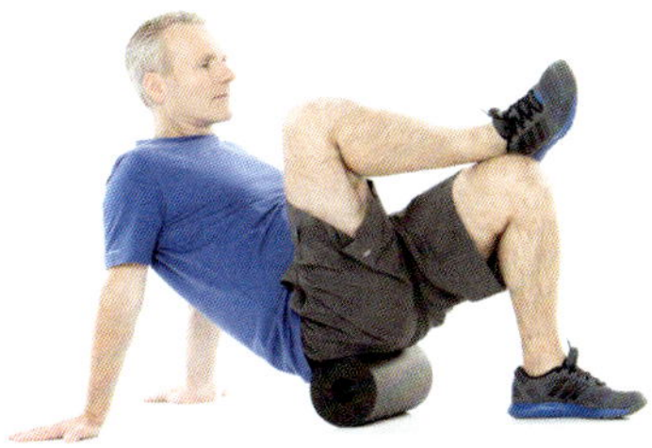

b

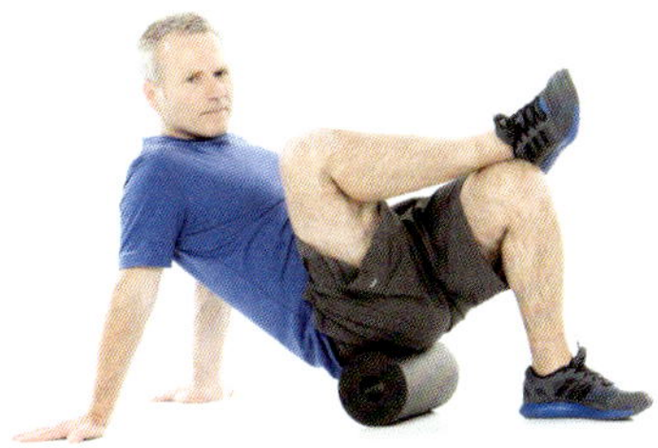

c

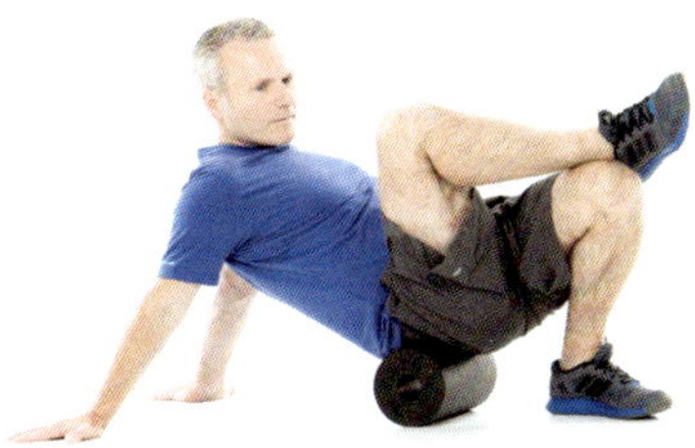

7.1.1.8 UNTERER RÜCKEN (LWS) IM ARMSTÜTZ

a

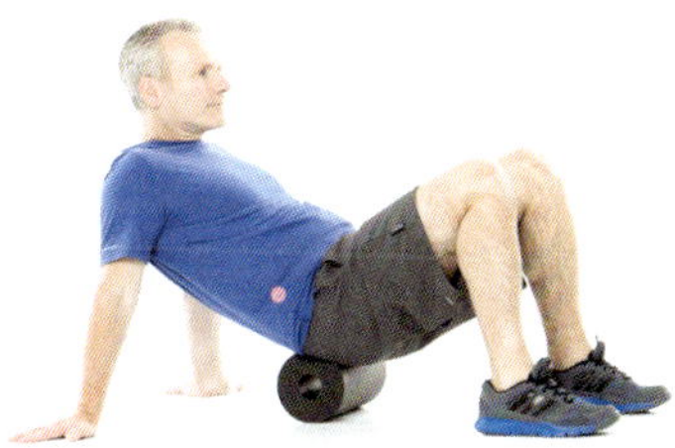

b

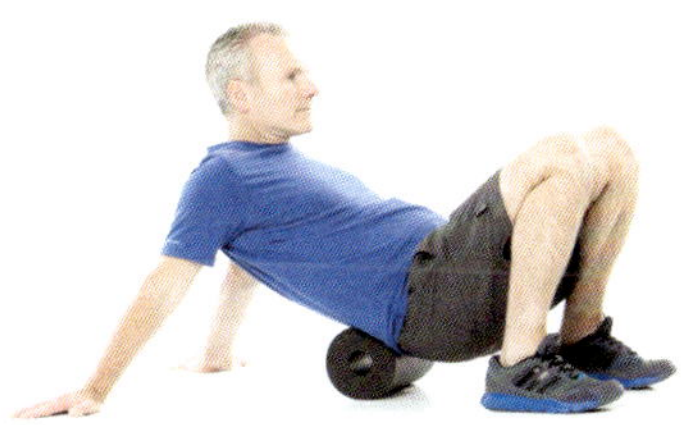

c

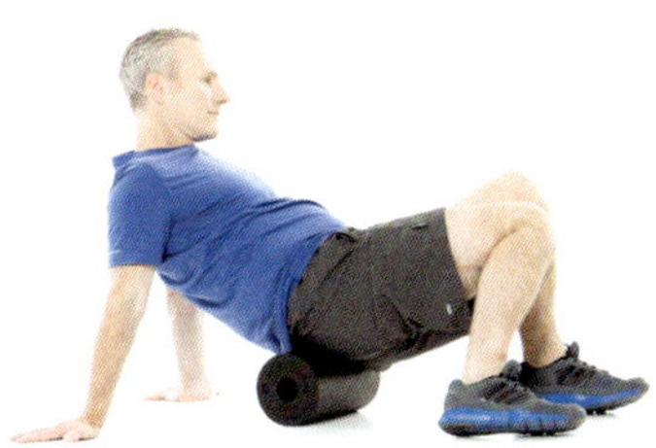

d

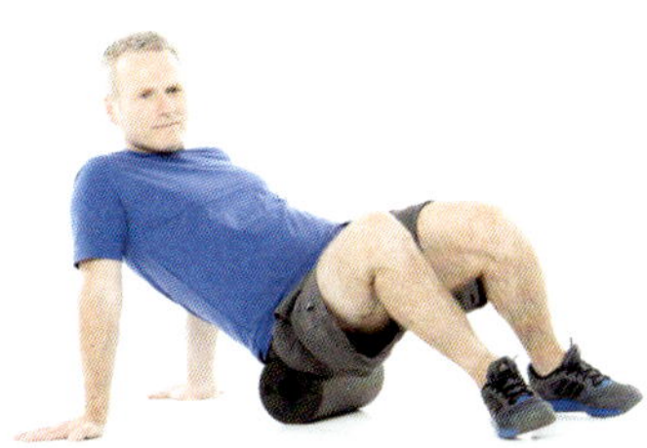

7.1.1.9 UNTERER RÜCKEN (LWS) IN RÜCKENLAGE

a

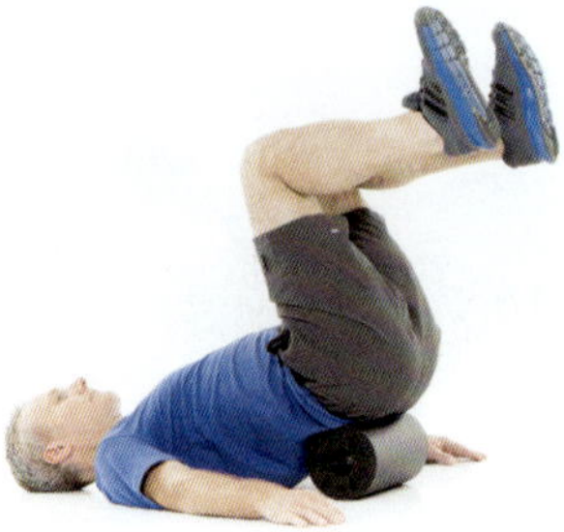

b

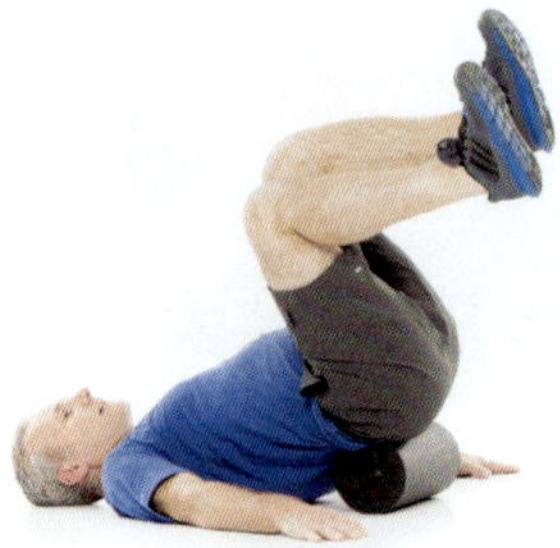

c

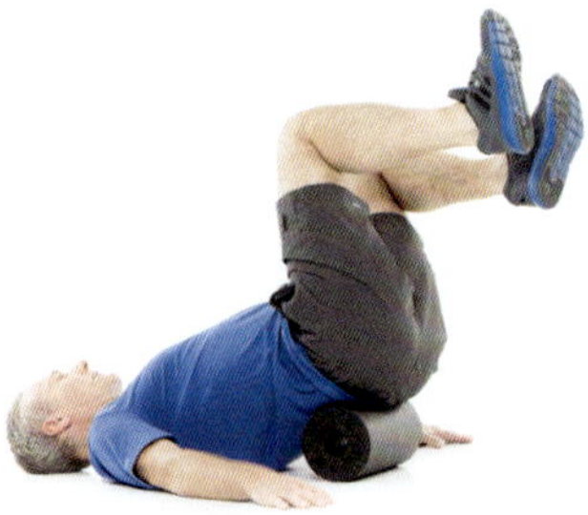

7.1.1.10 RÜCKEN (BWS)

a

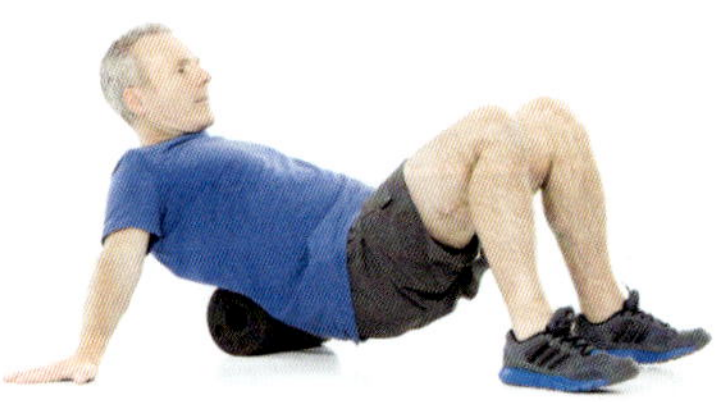

b

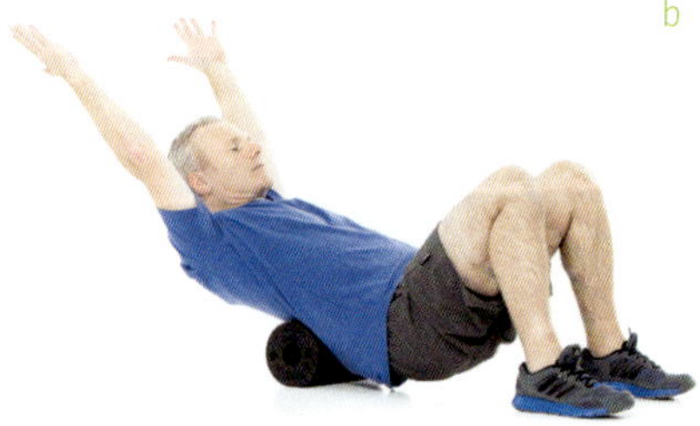

c

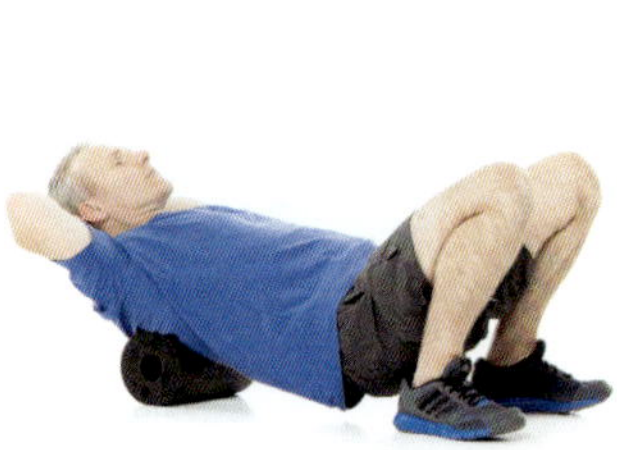

d

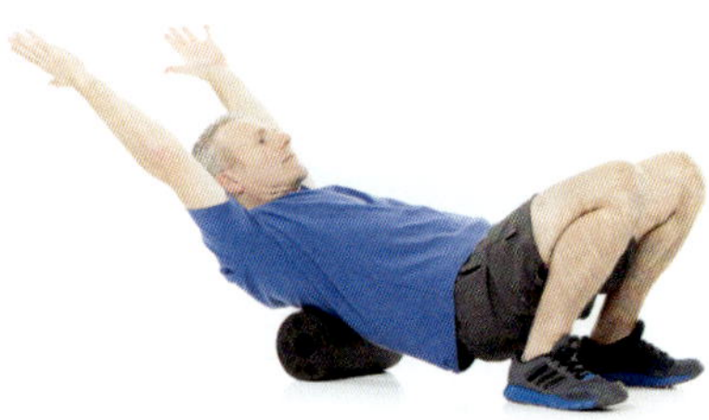

7.1.1.11 KOPF/NACKEN

a

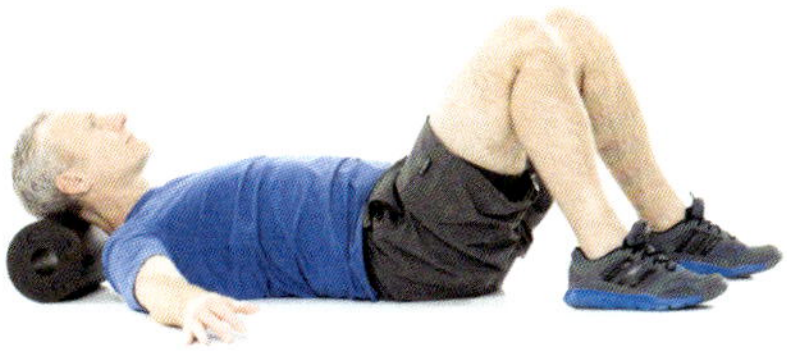

b

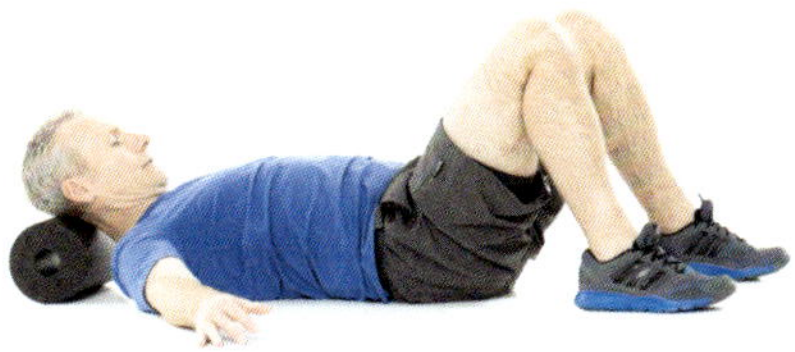

c

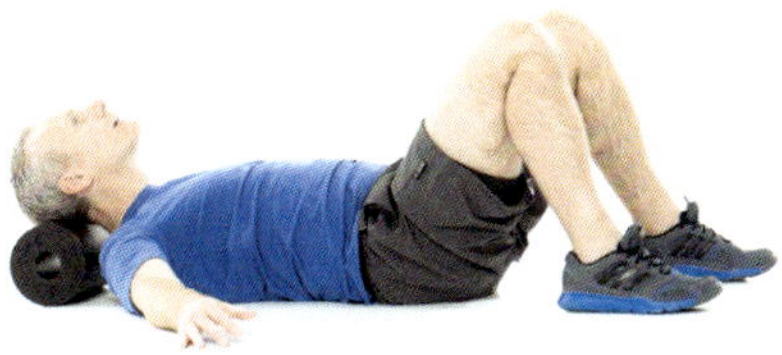

d

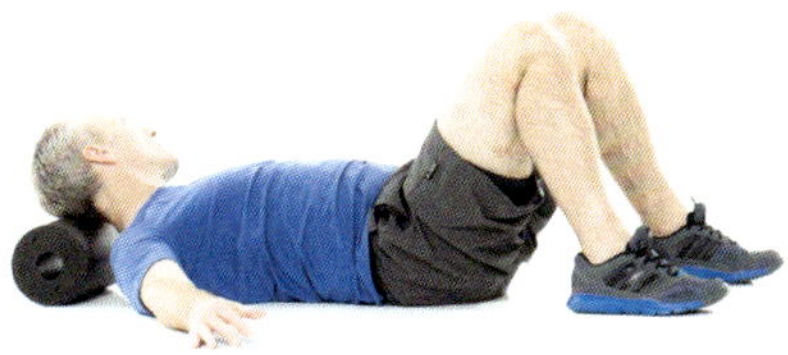

e

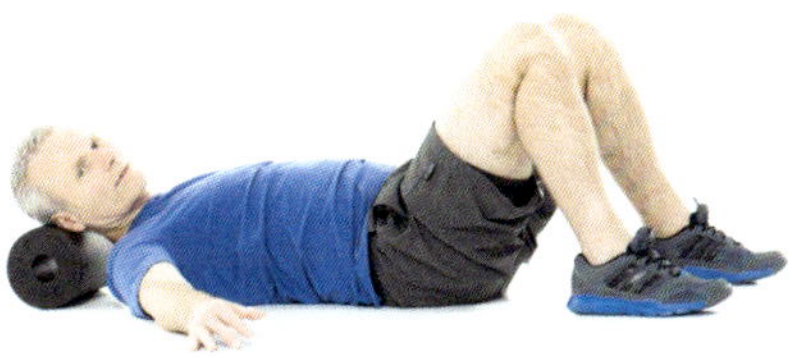

7.1.1.12 BRUST

a

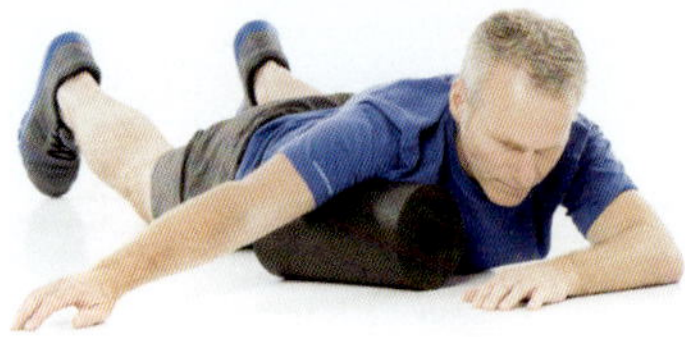

b

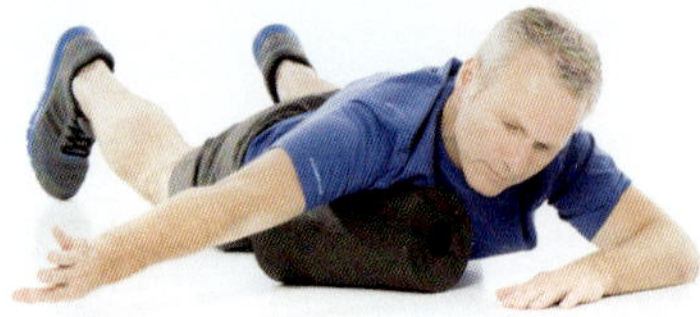

c

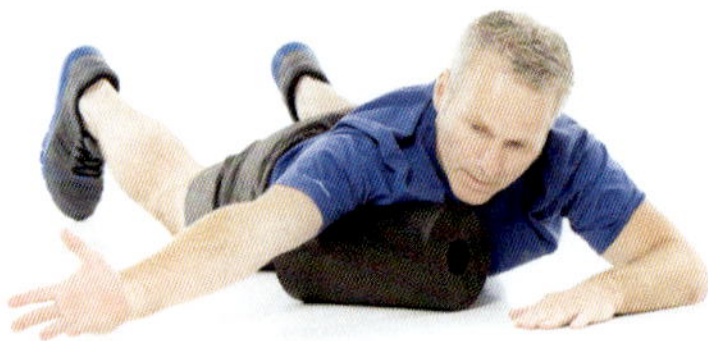

7.1.1.13 SEITLICHER ÜBERGANG ARM/SCHULTER

a

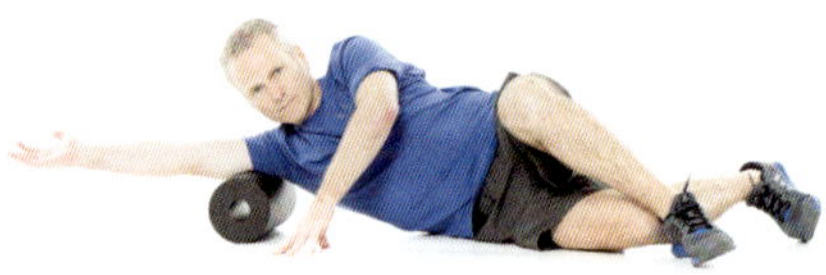

b

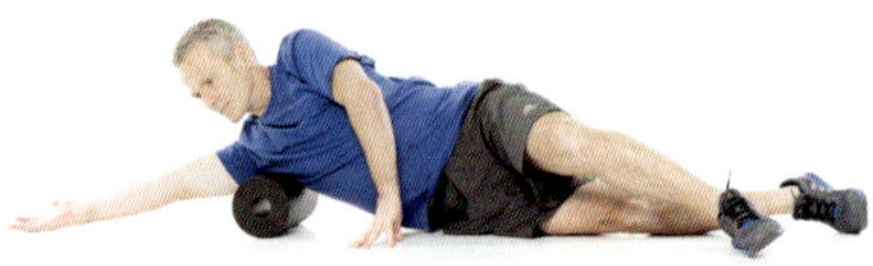

7.1.1.14 FUSSSOHLE

a

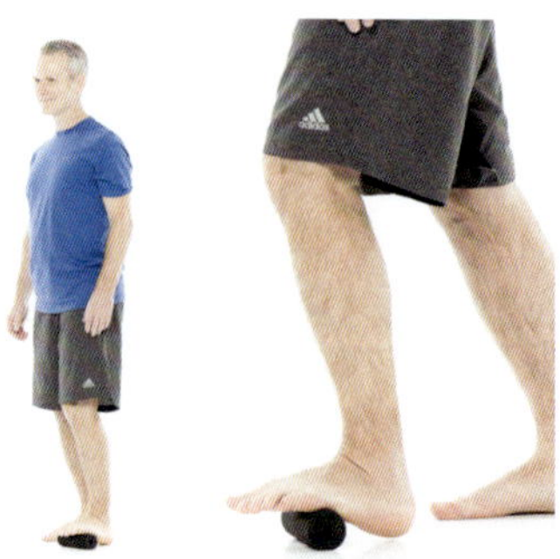

b

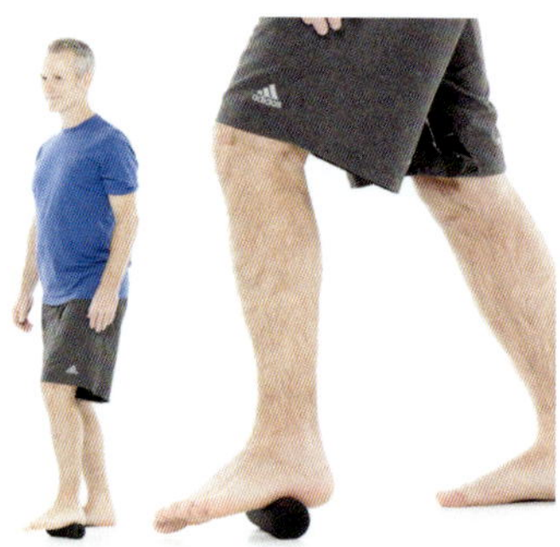

7.1.2 FASZIALES DEHNEN

7.1.2.1 THAILAND-SITZ

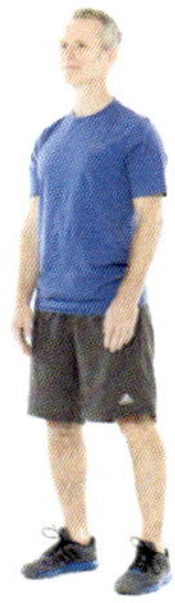

a

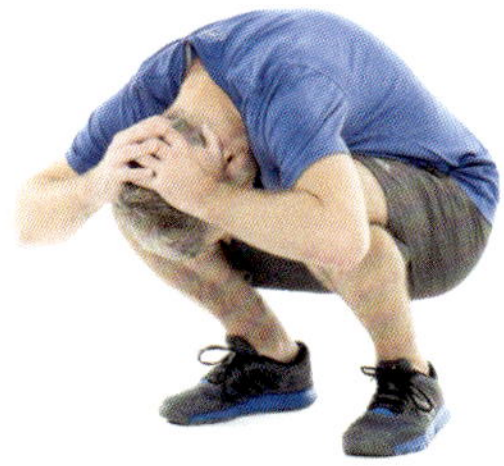

b

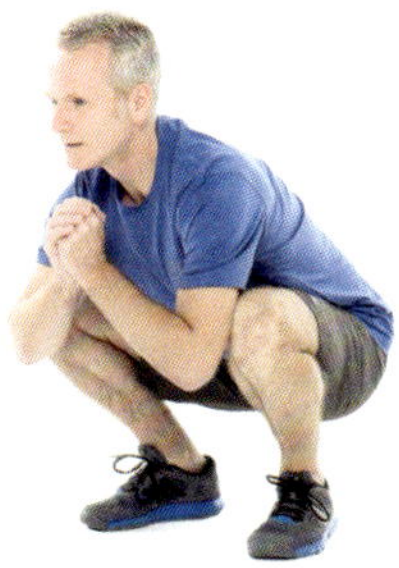

c

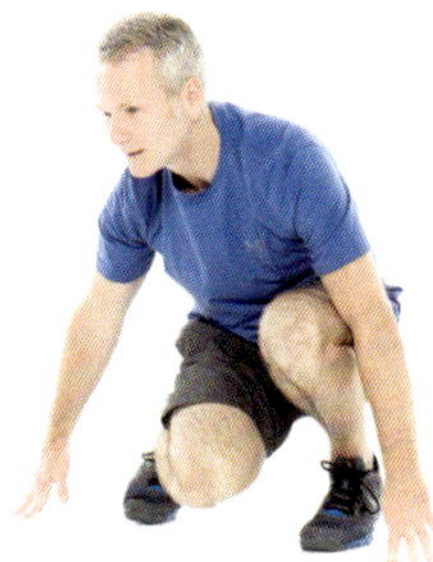

d

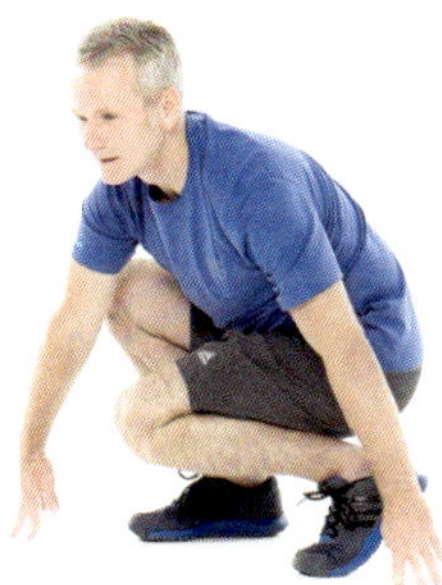

e

Ausgangs- und Endstellung:

a) Stand.

Bewegung:

b) Tiefe Hocke mit den Händen auf dem Hinterkopf (Oberkörperdehnung nach unten).

c) Den Oberkörper in Hockstellung aufrichten und die Ellbogen zwischen die Knie „klemmen" und die Knie nach außen drücken.

d, e) Die Fingerspitzen stabilisieren leicht rechts und links am Boden, während die Knie abwechselnd in Richtung Boden bewegt werden.

7.1.2.2 HÜFT-BEIN-STRETCH (SEITLICHER AUSFALLSCHRITT)

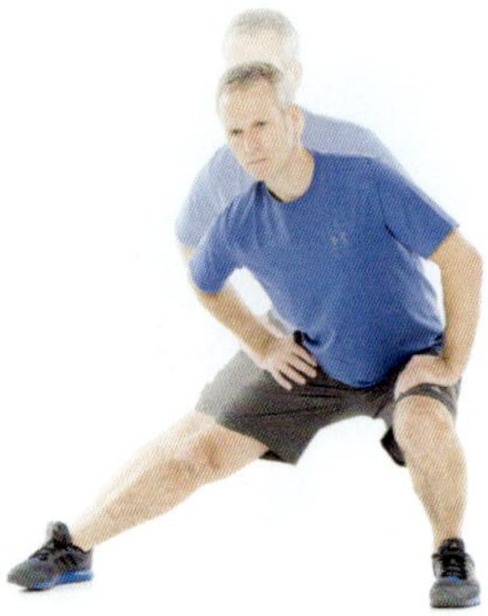

a

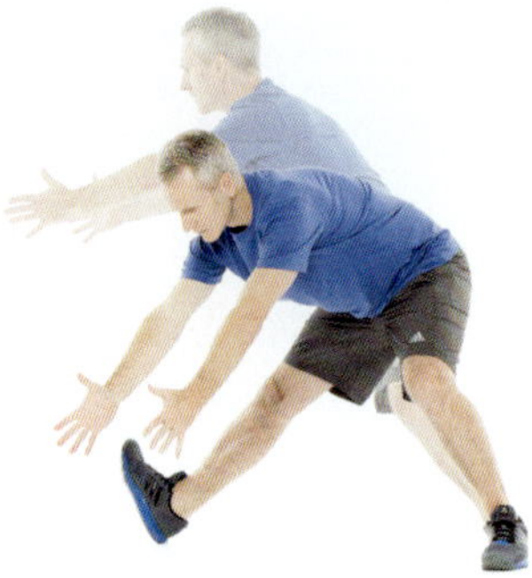

b

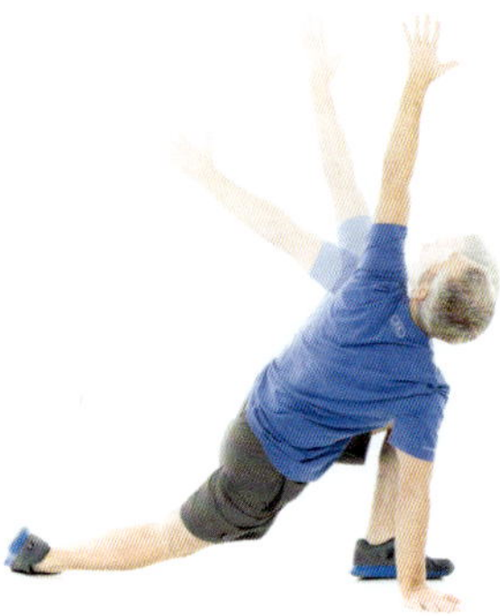

c

Ausgangs- und Endstellung: Seitlicher Ausfallschritt rechts.

Bewegung:

a) Wippen in das ausgestreckte Bein.

b) Das ausgestreckte Bein nach außen drehen und auf die Ferse stellen.

In verschiedene Positionen wippen.

c) Das ausgestreckte Bein komplett nach innen drehen – den Oberkörper aufdrehen – den Arm strecken – wippen, in verschiedenen Armpositionen.

7.1.2.3 FLAMINGO 1

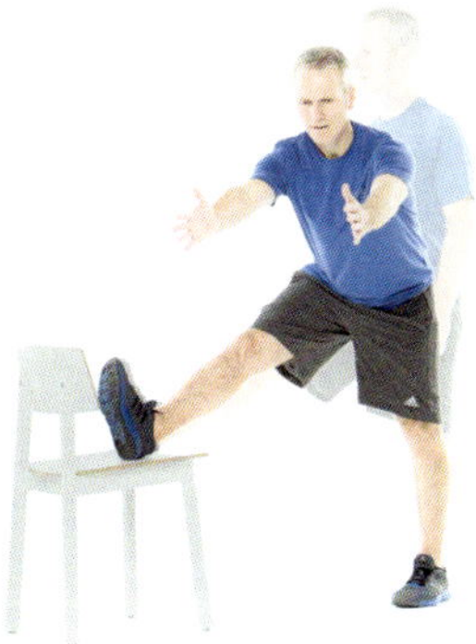

a

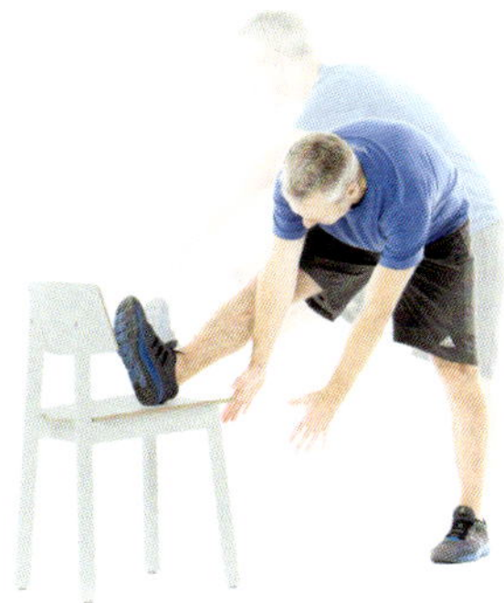

b

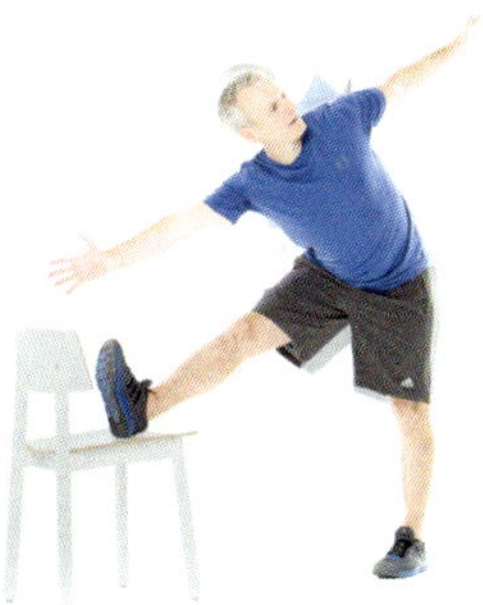

c

Ausgangs- und Endstellung: Gestrecktes Bein auf einen Stuhl oder eine andere Erhöhung legen.

Bewegung:

a) Der Oberkörper soll in alle Richtungen bewegt werden – das Bein darf in alle Richtungen gedreht werden.

b, c) Findet man eine Position, in der man viel Zug im faszialen und muskulären System verspürt, dann in den Positionen, in denen man am meisten spürt – 3-4 x leicht wippen.

7.1.2.4 FLAMINGO 2

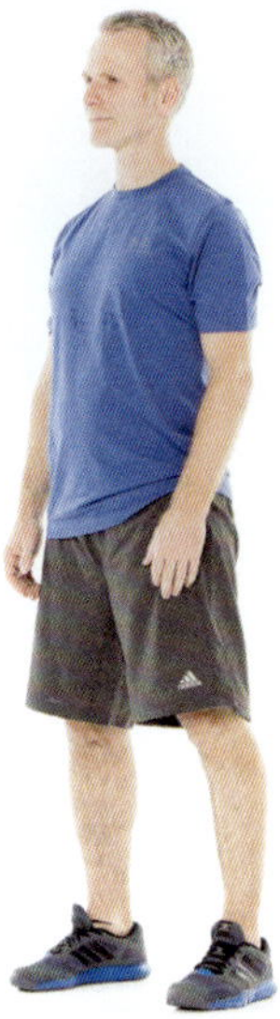

a

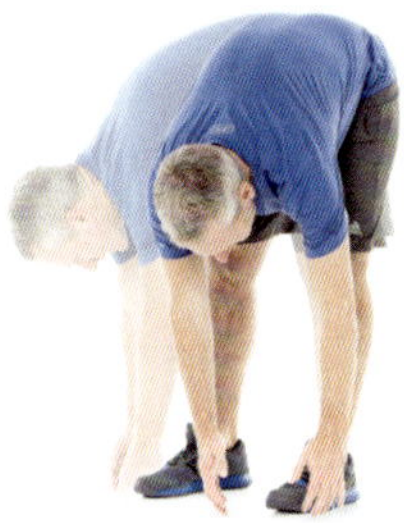

b

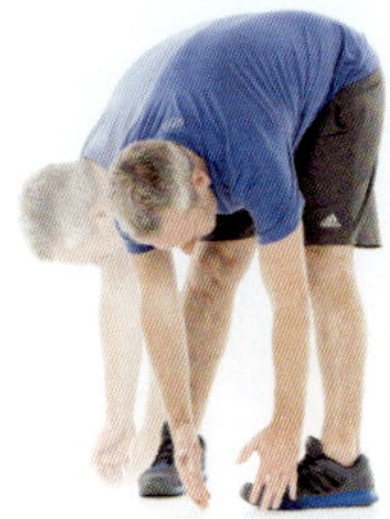

c

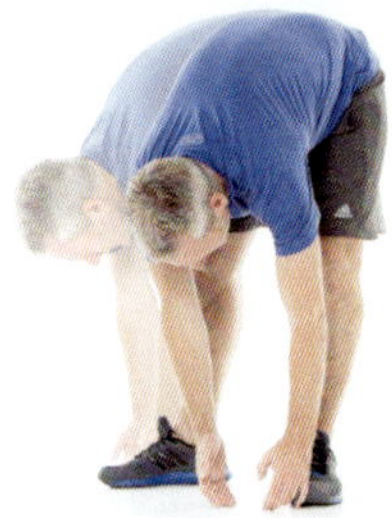

d

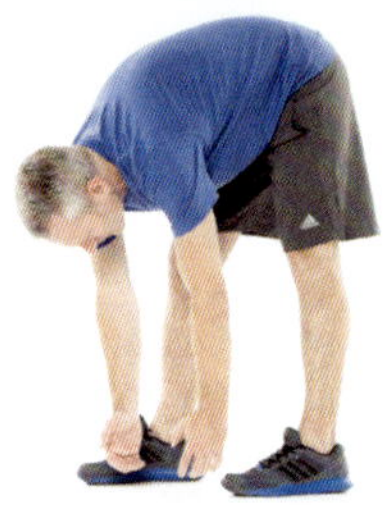

e

Ausgangs- und Endstellung:

a) Aufrechter Stand.

Bewegung:

b) Den Oberkörper wippend nach vorne beugen – wenn möglich, mit den Fingern den Boden berühren.

In verschiedenen Positionen wippen (vorne – hinten – Seite).

c) Die Füße nach innen drehen und in verschiedenen Positionen wippen.

d) Die Füße nach außen drehen und in verschiedenen Positionen wippen.

e) Einen Fuß nach innen und einen Fuß nach außen drehen und in verschiedenen Positionen wippen.

7.1.2.5 FLAMINGO 3 (AKTIVER QUADRIZEPSSTRETCH)

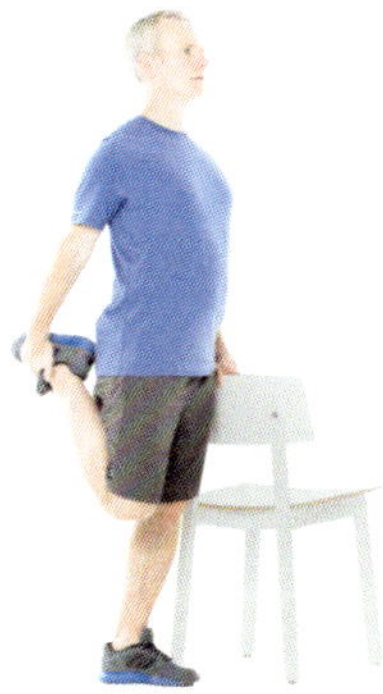

a

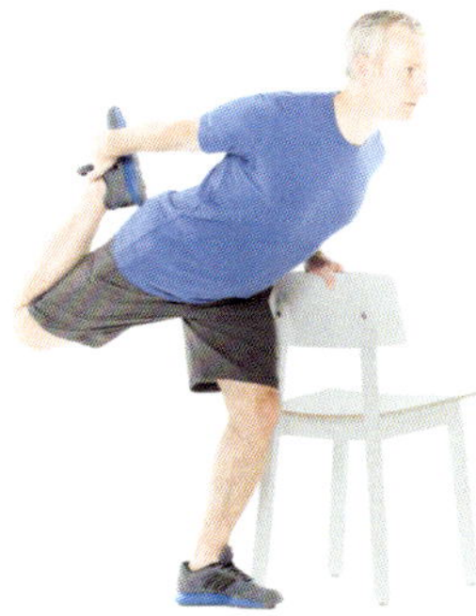

b

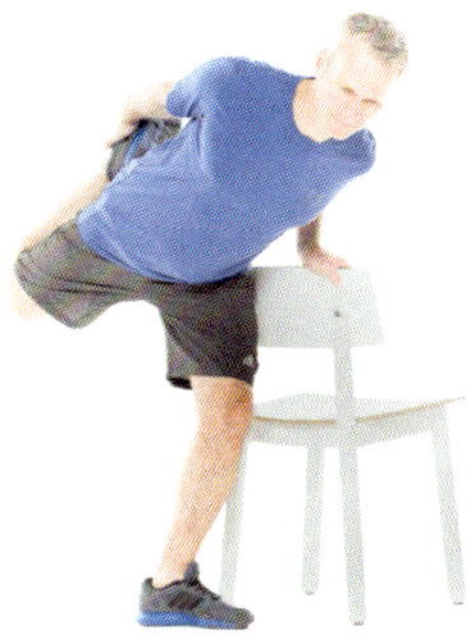

c

Ausgangs- und Endstellung: Eine Hand abstützend auf einen Stuhl oder an eine Wand legen – gerader, aufrechter Einbeinstand. Der Fuß des anderen Beins wird an das Gesäß und das Knie aktiv in den Boden gezogen.

Bewegung:

a) Den Fuß wippend-federnd an das Gesäß ziehen – den Fuß dabei nach innen und außen ziehen.

b) Den Oberkörper nach vorne legen – das Brustbein aufrichten – das Knie aktiv nach hinten strecken – den Fuß wippend-federnd an das Gesäß ziehen.

c) Gleiche Position wie b) und das gedehnte Bein diagonal über das Standbein ziehen.

7.1.2.6 ACHILLESSEHNENSTRETCH

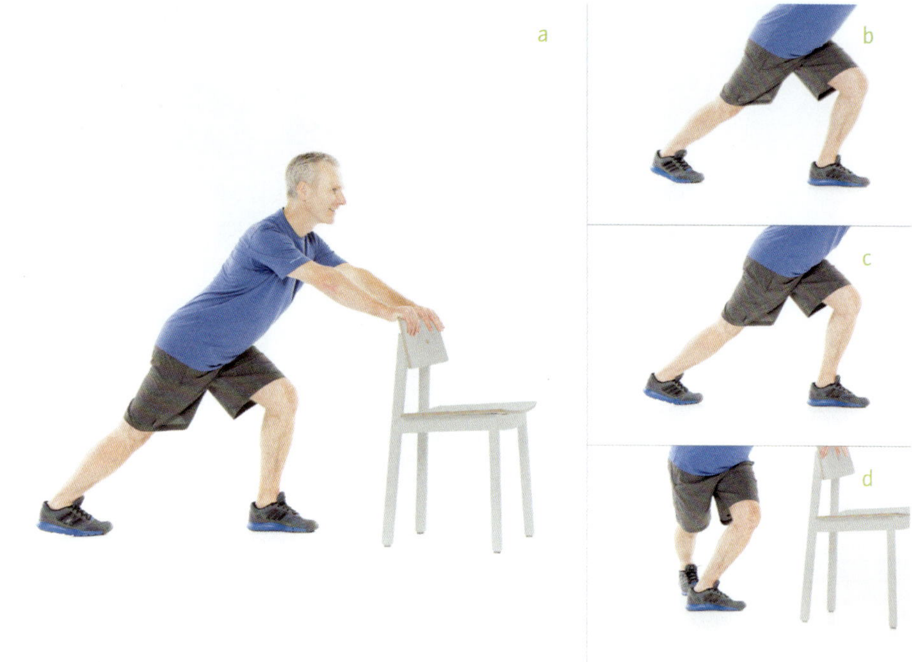

Ausgangs- und Endstellung: Ausfallschritt nach hinten – sich mit den Händen auf einem Stuhl (oder an der Wand) abstützen – die Ferse in der Luft halten.

Bewegung:

a) Das Gewicht auf die lange Ferse verlagern – wippen.

b) Die Ferse nach innen drehen – wippen.

c) Die Ferse nach außen drehen – wippen.

d) Das Bein über das Standbein diagonal drehen – wippen.

7.1.2.7 PSOASSTRETCH (KANUTENSTAND)

a b

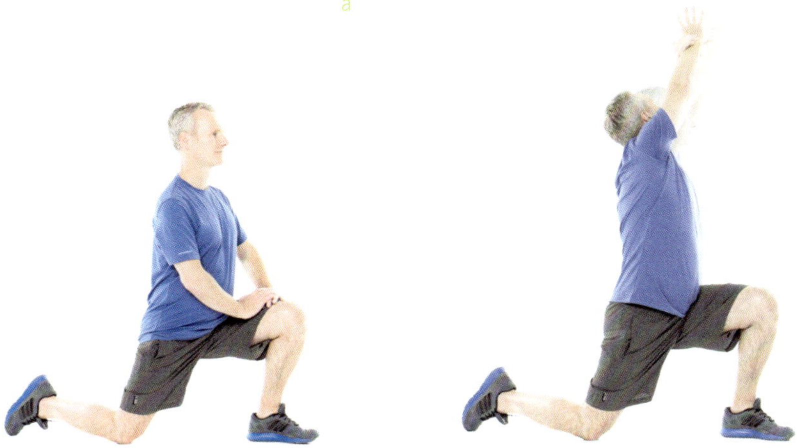

Ausgangs- und Endstellung:

a) Ausfallschritt – hinteres Bein, das Knie ist am Boden – der Oberkörper ist aufrecht.

Bewegung:

b) Den Arm der langen Seite nach oben strecken.

Mit der anderen Hand das Handgelenk des langen Arms umfassen und über dem Kopf in die maximale Seitneigung ziehen (nicht knicken, sondern biegen).

Wippend-federnde Rumpfbewegungen nach hinten – die Augen schauen den Händen nach.

7.1.2.8 FAHNE

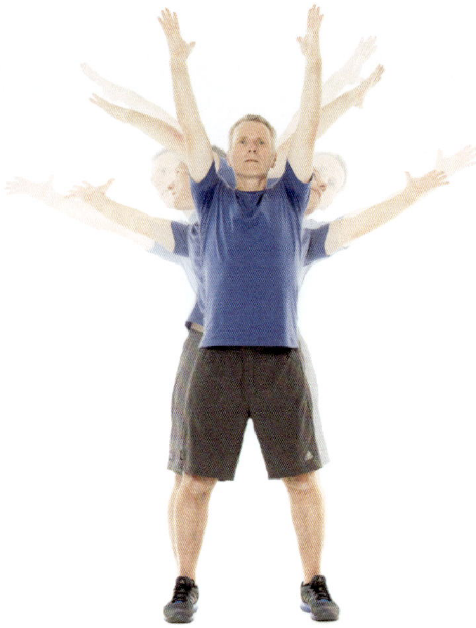

Ausgangs- und Endstellung: Gerader, aufrechter Stand mit hüftbreiter Beinstellung – die Arme sind gestreckt über dem Kopf – maximale Körperspannung.

Bewegung:

a) Den Rumpf zur Seite neigen (biegen, nicht knicken).

b) Kleine, wippende, federnde Bewegungen in unterschiedlichen Positionen nach hinten durchführen.

c) Sich wieder aufrichten – Seitenwechsel.

7.1.2.9 SCHULTER-ARM-STRETCH

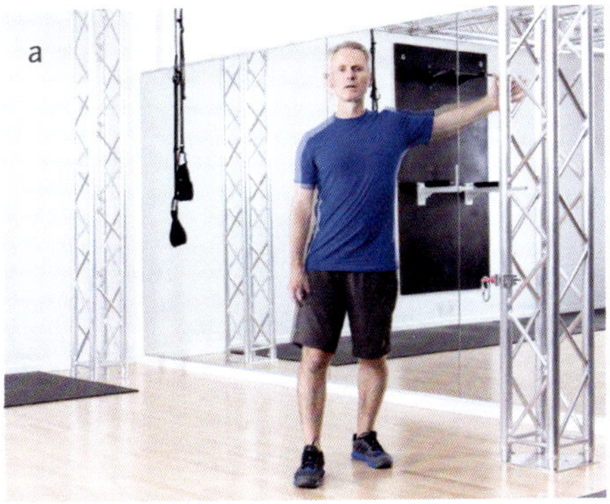

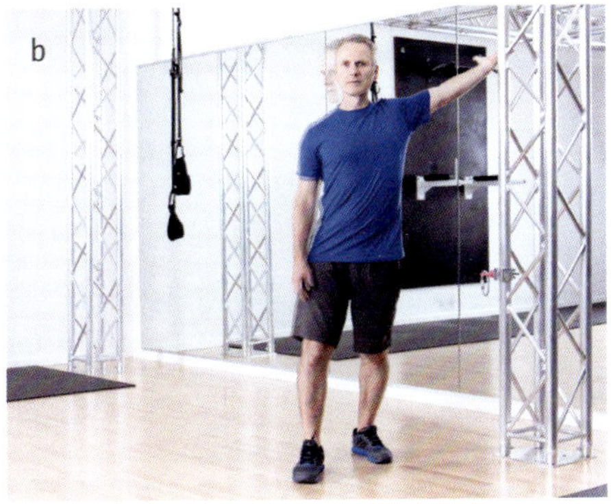

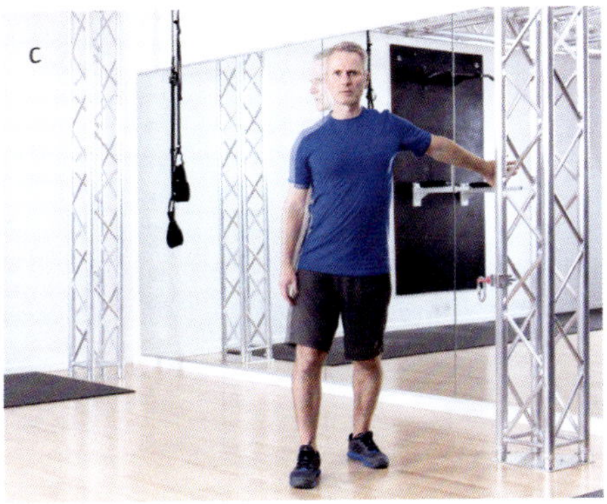

Ausgangs- und Endstellung: Aufrechte, gerade Stellung – ein Arm ist ausgestreckt – die Hand an eine Wand oder einen Pfosten legen.

Bewegung:

a) Den Oberkörper auf Spannung bringen, indem man das Gewicht nach vorne verlagert – wippen.

b) Den Arm nach außen drehen – wippen und den Arm nach oben oder unten versetzen.

c) Den Arm nach innen drehen – wippen und den Arm nach oben oder unten versetzen.

7.1.2.10 SIDE-STRETCH (MIT AEROSLING® ODER AN DER TÜR)

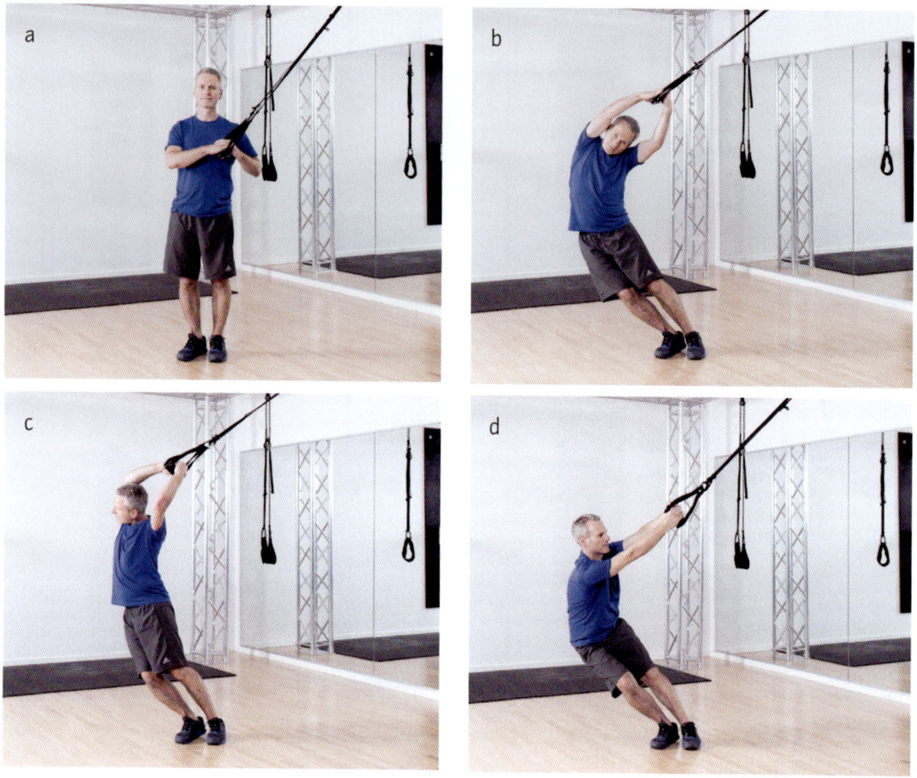

Ausgangs- und Endstellung:

a) Gerader, aufrechter Stand – die sind Füße zusammengestellt – der aeroSling® kommt von der Seite.

Bewegung:

b) Sich in die Seite fallen lassen (Körper biegen, nicht knicken) – leichte Wippbewegungen durchführen.

c) Nach außen drehen – leichte Wippbewegungen durchführen.

d) Nach innen drehen – leichte Wippbewegungen durchführen.

7.1.2.11 BOGEN

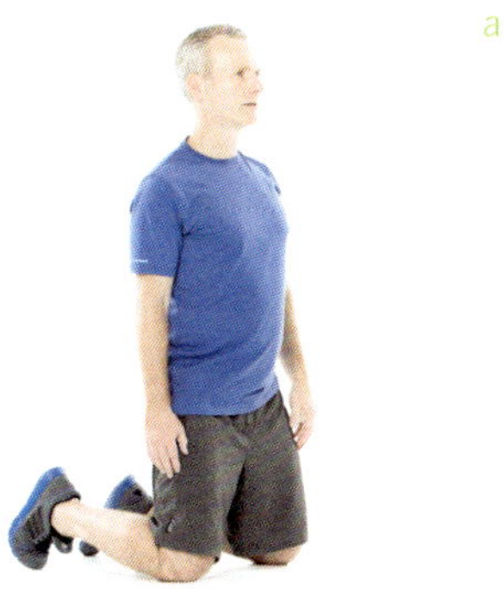

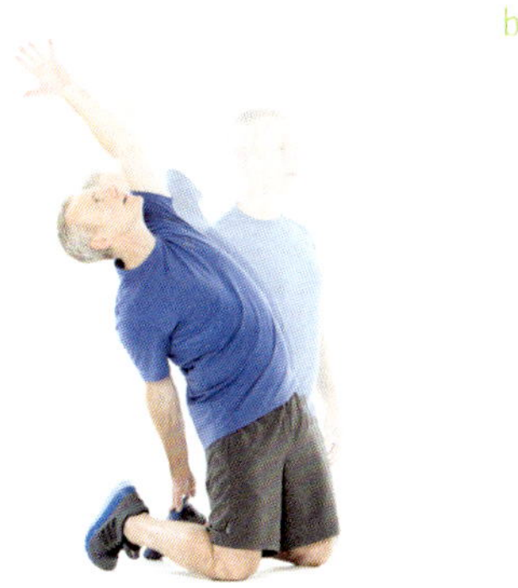

Ausgangs- und Endstellung:

a) Kniestand.

Bewegung:

b) Führe die rechte Hand zum linken Fuß und strecke gleichzeitig den linken Arm.

Schiebe das Becken nach vorne und gehe in die maximale Extension.

Führe kleine, wippende Bewegungen und kleine Winkelveränderungen durch.

Seitenwechsel.

7.1.2.12 RÜCKENEXTENSION (MIT AEROSLING®)

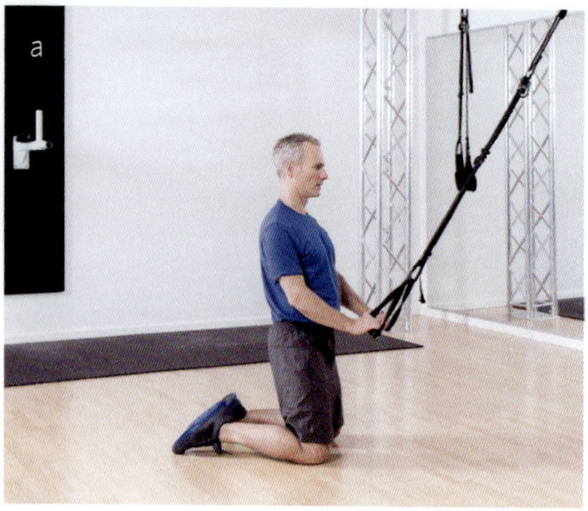

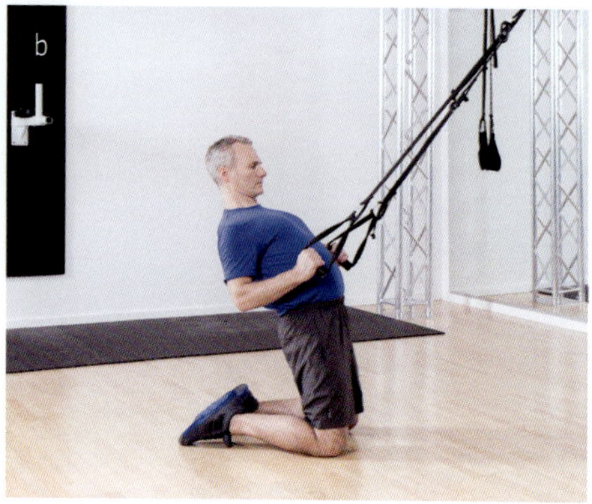

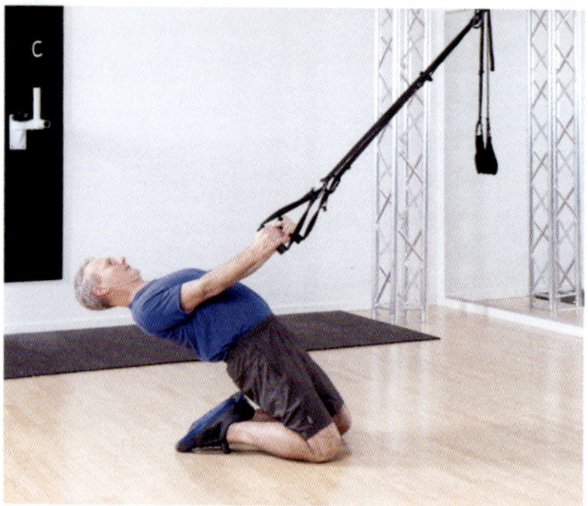

Ausgangs- und Endstellung: Kniestand – aeroSling® vor dem Körper.

Bewegung:

b) Das Becken nach vorne schieben – den Oberkörper in Extension bringen – das Kinn zur Brust nehmen.

c) Den Oberkörper nach hinten - unten führen, in maximale Extension bringen – dabei immer das Becken nach vorne schieben.

7.1.2.13 BACKSTRETCH VIERFÜSSLER

a

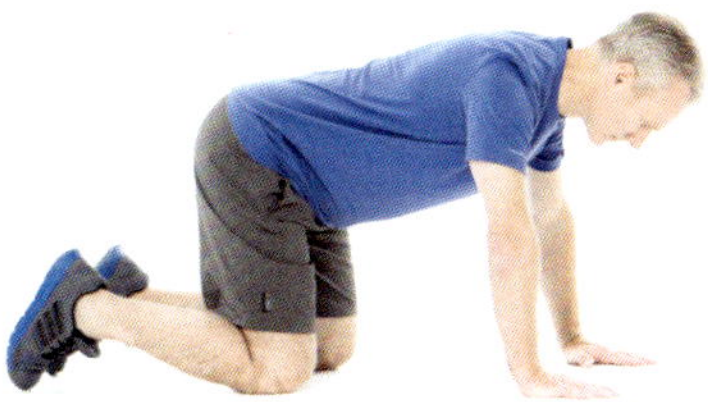

b

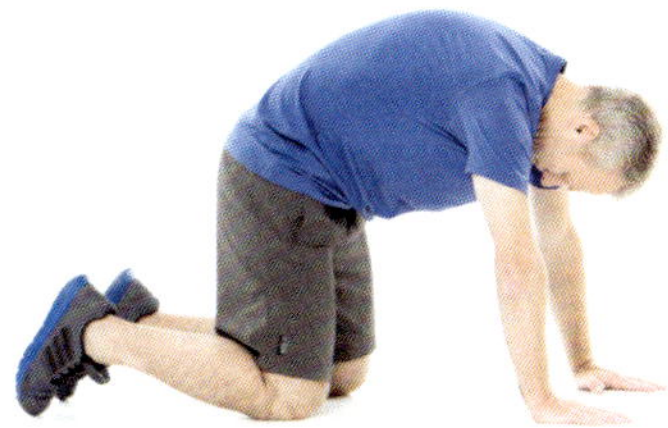

c

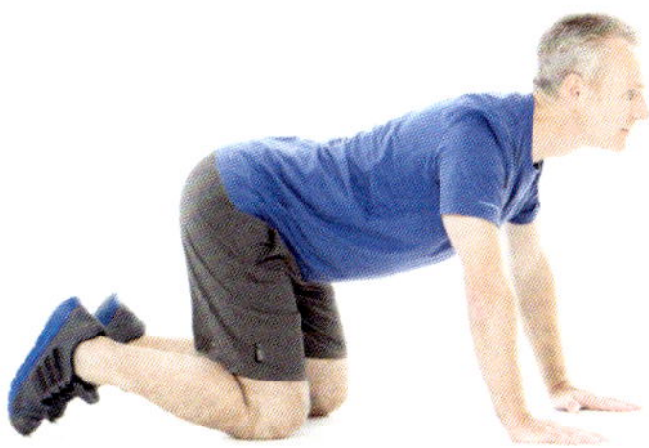

d

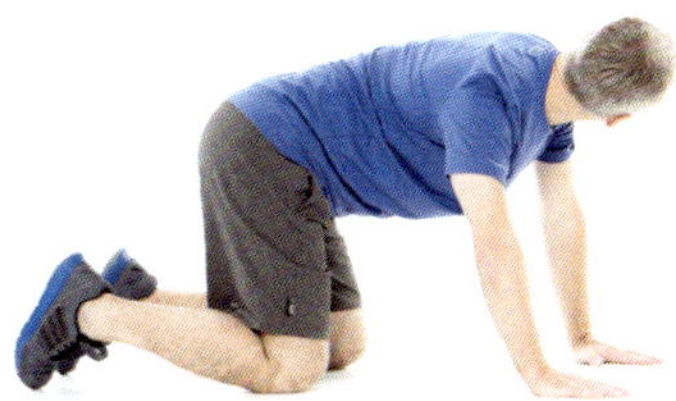

e

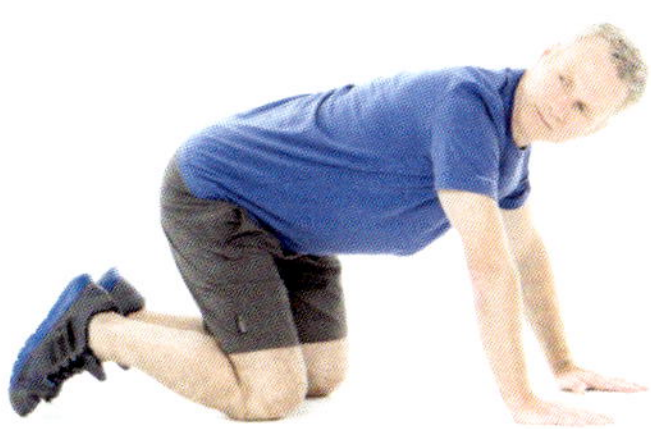

Ausgangs- und Endstellung: Vierfüßlerstand.

Bewegung:

b, c) Katzenbuckel – Pferderücken – mehrmals wiederholen.

d) Kombiniere Katzenbuckel und Pferderücken mit seitlichen Bewegungen.

e) Bewege die Wirbelsäule wie eine Schlange – spiele mit allen Bewegungen, die in der Wirbelsäule möglich sind.

7.1.2.14 HÜFTPENDEL 1 (RÜCKENFASZIE ÄUSSERE SCHICHT)

a

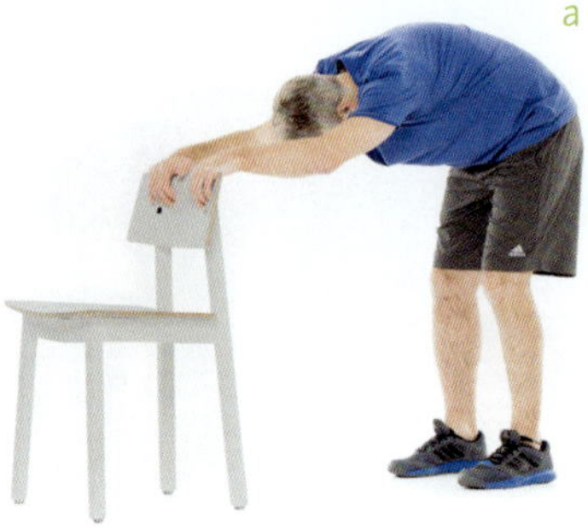

b

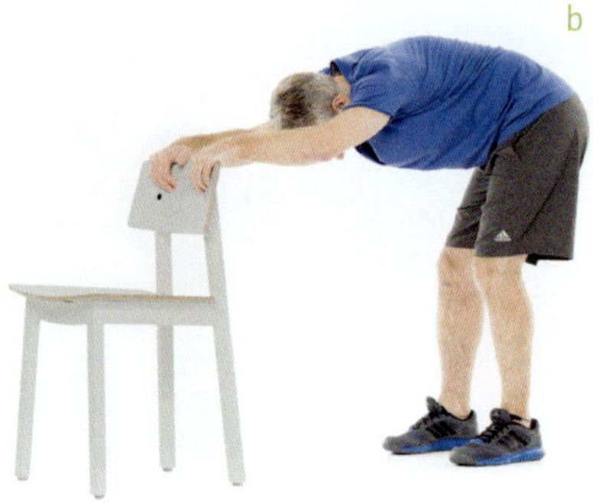

c

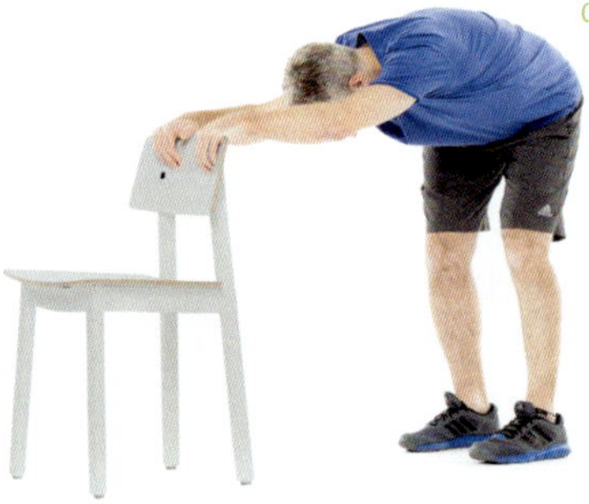

Ausgangs- und Endstellung: Die Hände auf einem beckenhohen Stuhl oder Tisch ablegen – den Rücken runden.

b,c) Das Becken nach links und nach rechts pendeln lassen.

7.1.2.15 HÜFTPENDEL 2 (RÜCKENFASZIE MITTLERE SCHICHT)

a

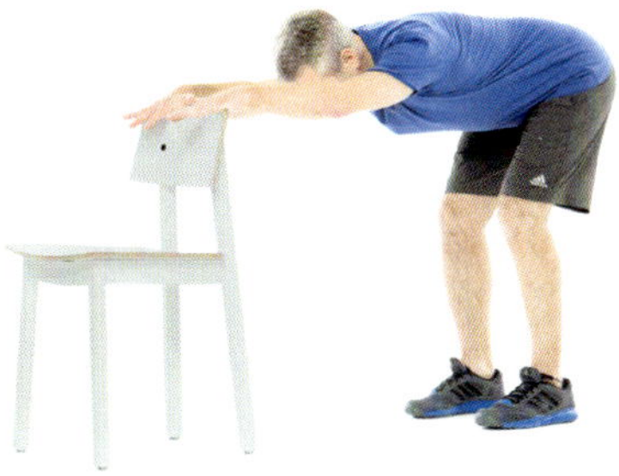

b

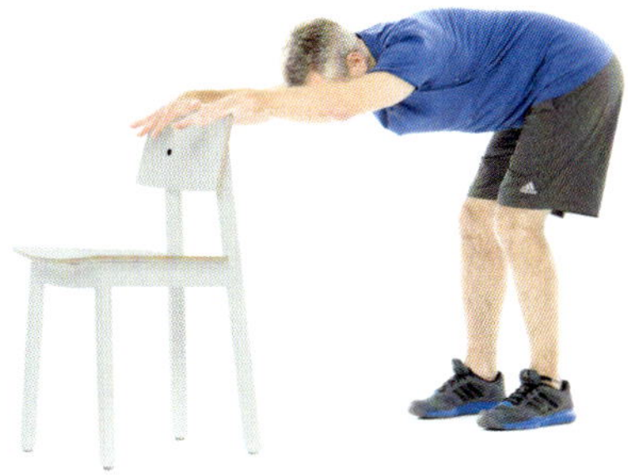

c

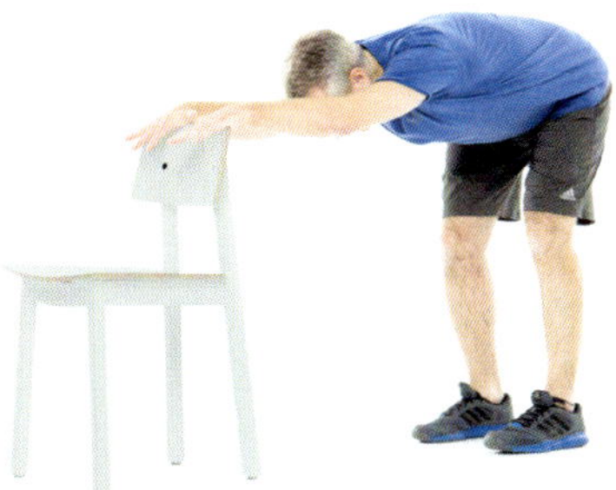

Ausgangs- und Endstellung: Die Hände auf einem beckenhohen Stuhl oder Tisch ablegen – **der Rücken ist gerade**.

b, c) Das Becken nach links und nach rechts pendeln lassen.

7.1.2.16 UP-AND-DOWN-STRETCH

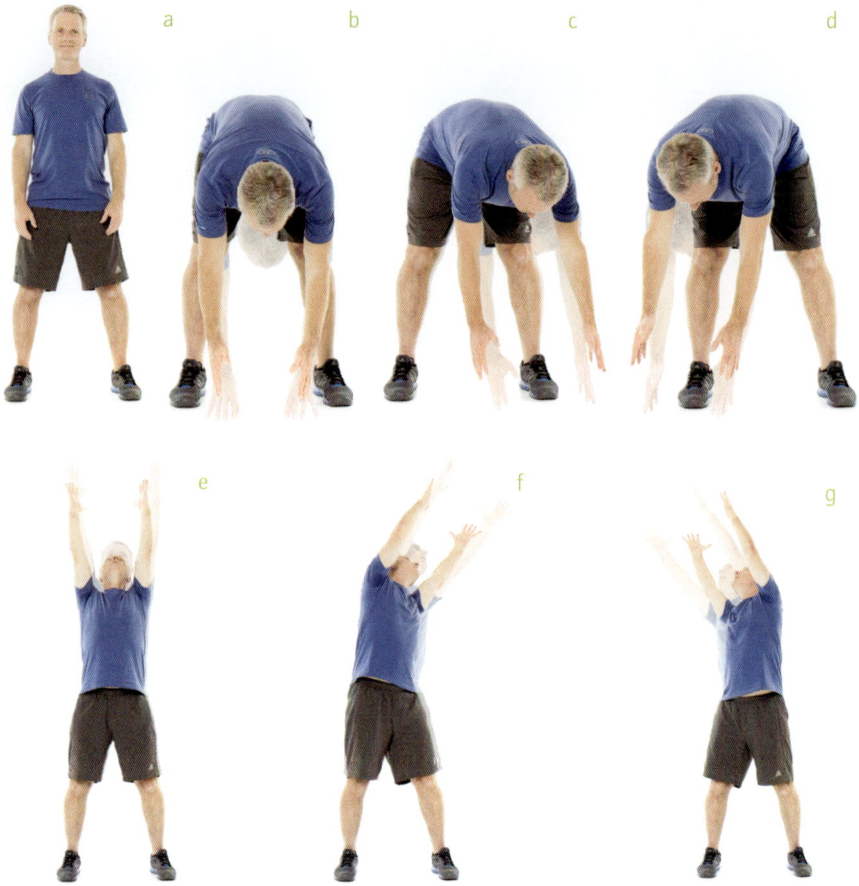

Ausgangs- und Endstellung:

a) Gerader, aufrechter Stand – hüftbreite Beinstellung.

Bewegung:

b-d) Schwungvolle Rumpfbeuge mit rundem Rücken nach vorne – wenn möglich, wippend den Boden in unterschiedlichen Positionen mehrmals berühren.

e-g) Schwungvolles Aufrichten mit maximaler Körperspannung und wippende, federnde Bewegungen in unterschiedlichen Positionen der Extension ausführen (nach links und nach rechts drehen).

7.1.2.17 WIPPSTRETCH

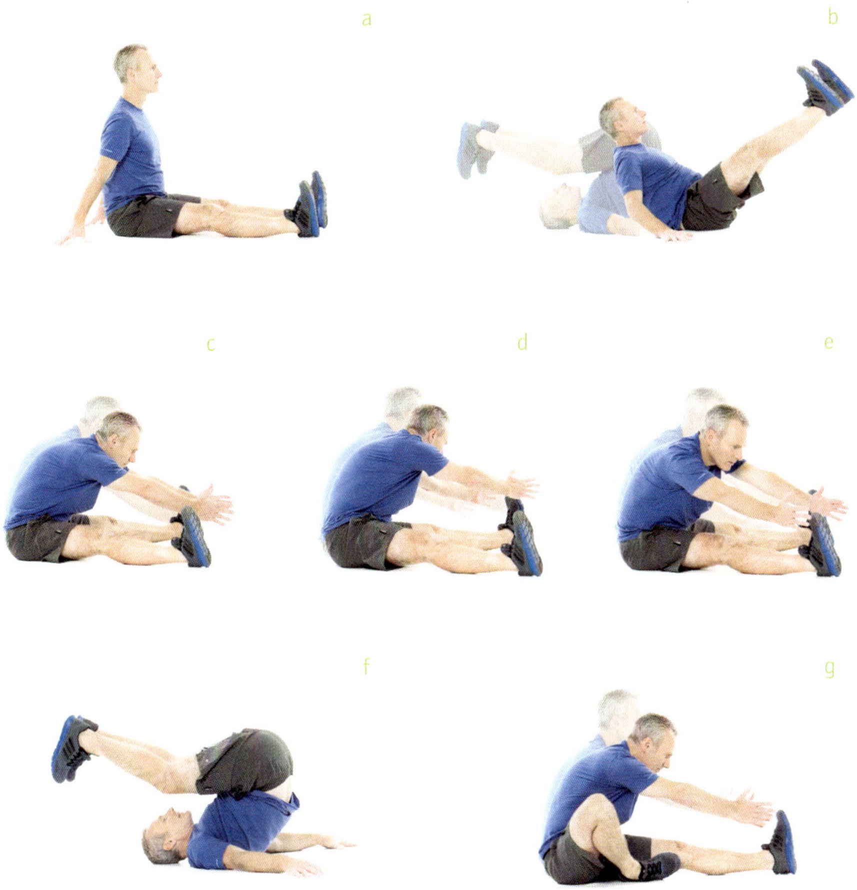

Ausgangs- und Endstellung:

a) Aufrechter Sitz am Boden – die Beine sind hüftbreit gespreizt.

Bewegung:

b) Beine schwungvoll über den Kopf führen und diese wie ein Katapult zurück in den Sitz beschleunigen.

c-e) Mehrmaliges, endgradiges Wippen nach vorne, nach links und nach rechts.

f, g) Beine wieder schwungvoll über den Kopf führen und wie ein Katapult zurück in den Sitz beschleunigen.

c-e) Mehrmaliges, endgradiges Wippen nach vorne, nach links und nach rechts.

7.1.2.18 DYNAMISCHER HÜRDENSITZ

a

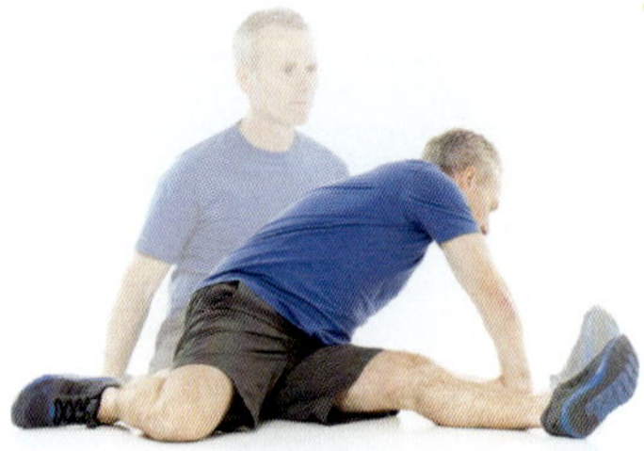

b

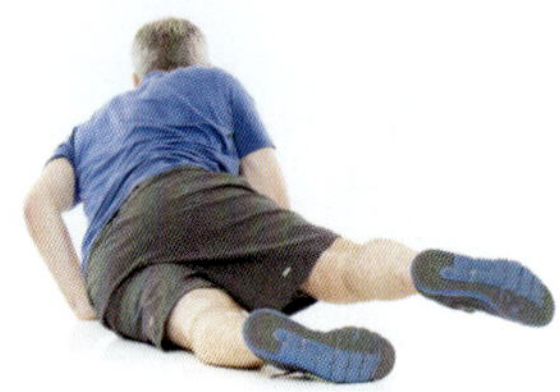

c

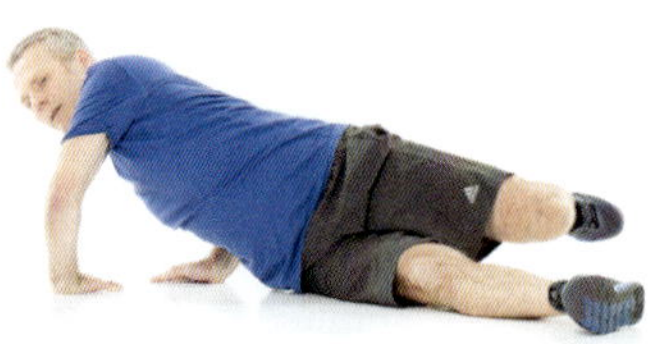

d

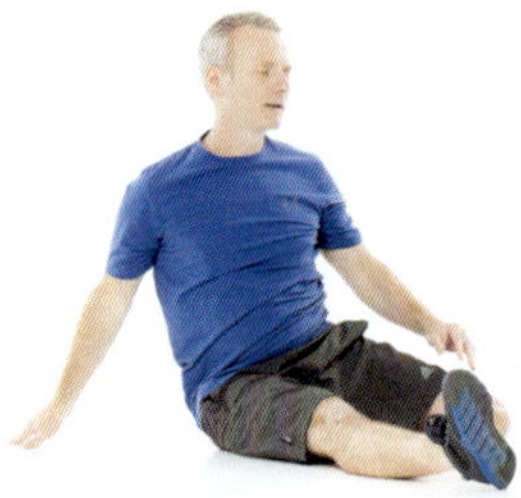

e

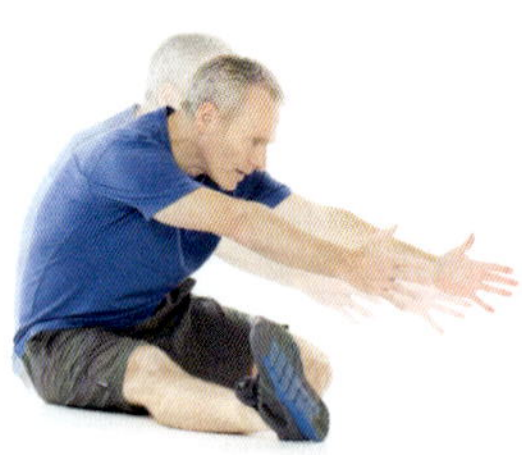

f

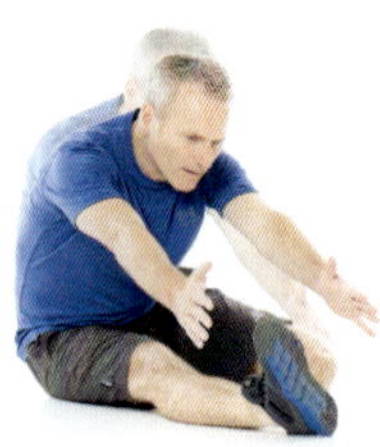

Ausgangs- und Endstellung: Hürdensitz – aufrecht – das rechte Bein ist angewinkelt.

Bewegung:

a) Den Rumpf über das ausgestreckte Bein drehen – das Körpergewicht auf den Händen abstützen.

b, c) Den Oberkörper über das lange Bein drehen – das lange Bein wird gebeugt, das gebeugte Bein wird gestreckt.

d) Auf der anderen Seite in die Ausgangsposition zurück kommen.

e, f) In verschiedenen Positionen nach vorne wippen.

7.1.2.19 CAT-STRETCH

a

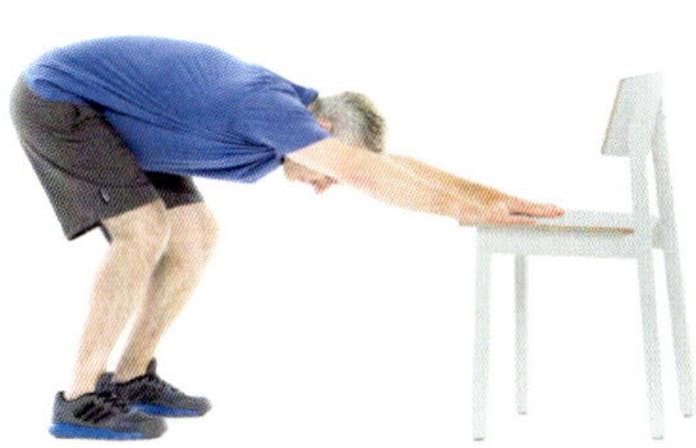

b

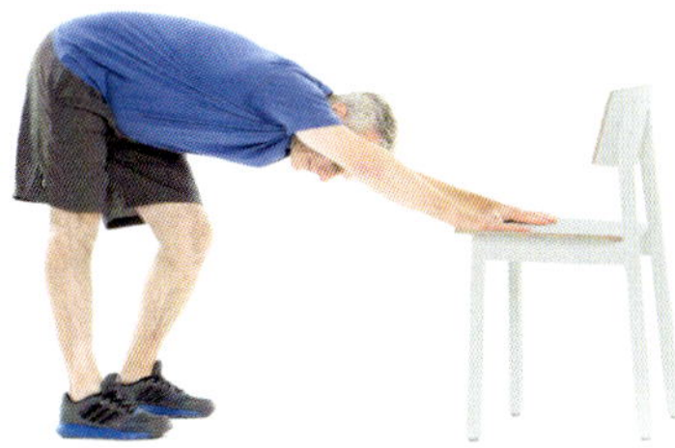

c

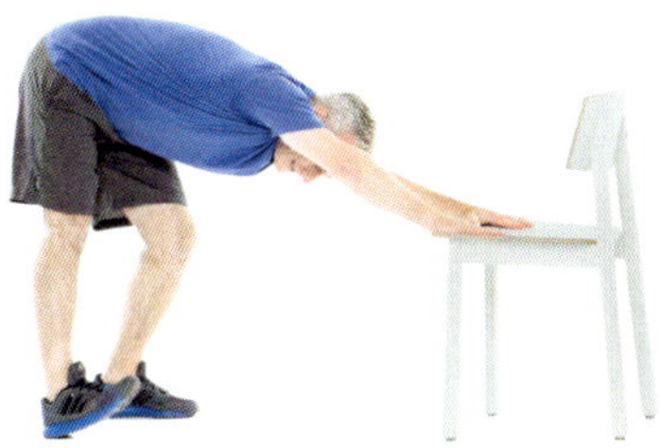

d

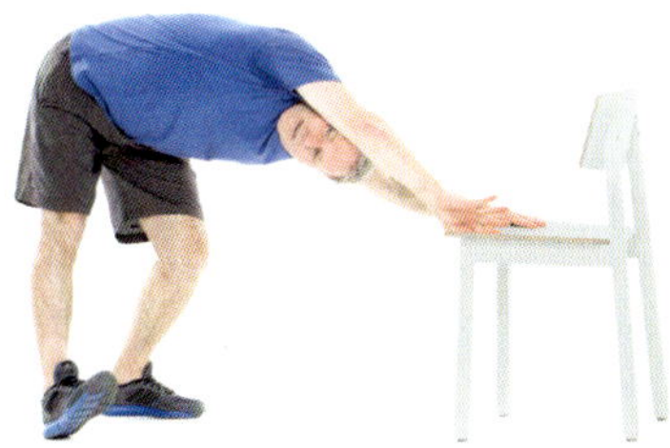

Ausgangs- und Endstellung: Die Hände auf einem Stuhl ablegen – sich gezogen fühlen, an den Fingern in die eine Richtung – am Steißbein in die andere Richtung. Die Bauchmuskulatur bleibt locker.

Bewegung:

a) Die rechte Gesäßhälfte so weit wie möglich zur Decke strecken – das Knie, wenn möglich, durchstrecken.

b) Die Fußzehen des rechten Fußes anheben und das komplette rechte Bein nach außen drehen.

c) Den kompletten Rumpf nach außen drehen und mit wippenden Bewegungen spielen.

7.1.2.20 FLIGHT OF THE EAGLE

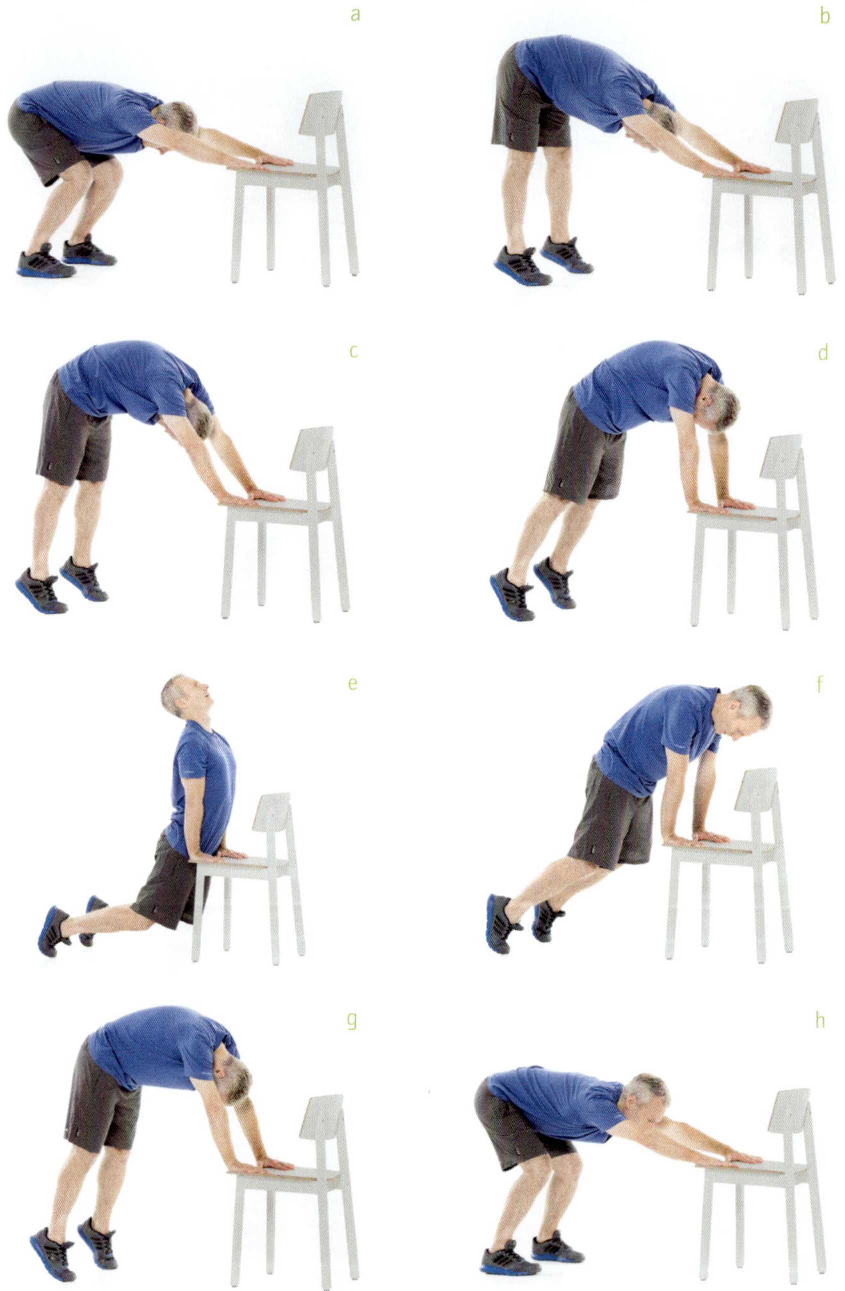

Ausgangs- und Endstellung: Die Hände auf einem Stuhl ablegen – sich gezogen fühlen, an den Fingern in die eine Richtung – am Steißbein in die andere Richtung. Die Bauchmuskulatur bleibt locker.

Bewegung:

c, d) In den maximalen Katzenbuckel gehen – Knie durchgestreckt – Zehenstand.

e) Das Gewicht auf die Hände verlagern und in die Hohlkreuzposition gehen – den Kopf nach hinten biegen – maximale Extension.

f, g) Sich über die Hände wieder nach oben in den Katzenbuckel drücken.

h) Langsam das Gewicht wieder nach hinten verlagern in die Ausgangsposition.

7.1.3 KATAPULTTRAINING

7.1.3.1 GERADES SCHWINGEN

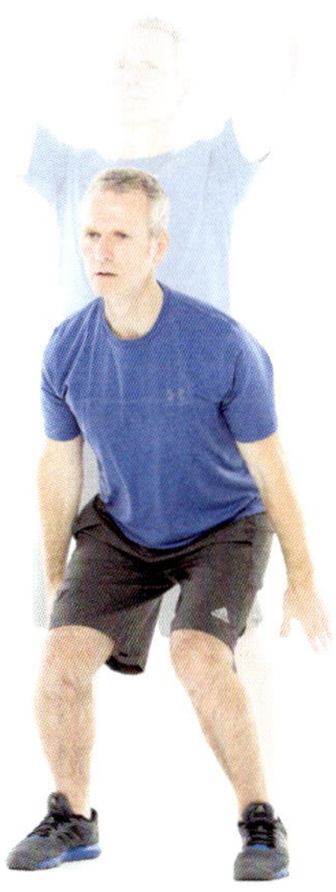

Ausgangs- und Endstellung: Gerader, aufrechter Stand. Hüftbreite Beinstellung.

Bewegung: Die Arme bis maximal über den Kopf schwingen, neben dem Körper vor und zurück. Der Oberkörper bleibt aufrecht.

7.1.3.2 GERADES SCHWINGEN UND EXTENSION

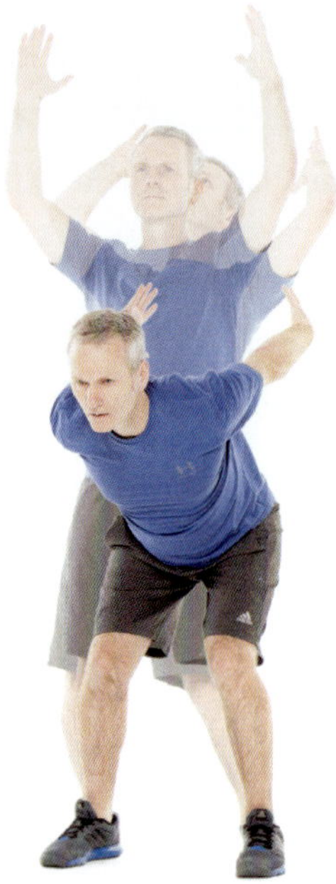

Ausgangs- und Endstellung: Gerader, aufrechter Stand. Hüftbreite Beinstellung.

Bewegung:

a) Armschwingen über den Kopf hinweg in die Extension.

b) Armschwingen über den Kopf hinweg in die Extension und katapultartige Beschleunigung der Arme, wie ein Fußballeinwurf.

7.1.3.3 FUSSBALLEINWURF (GERADES SCHWINGEN)

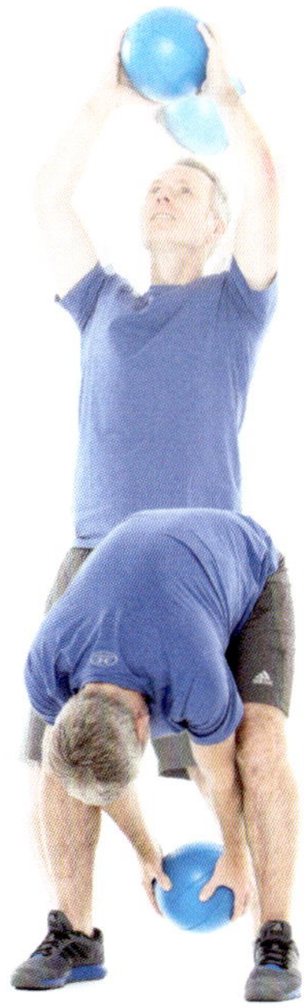

Ausgangs- und Endstellung: Gerade, aufrechte Position – der Ball ist über dem Kopf.

Bewegung:

a) Der Ball wird schwunghaft durch die Beine geführt.

b) Mit Schwung wird der Oberkörper wieder aufgerichtet.

c) Extension mit Ball wie beim Fußballeinwurf – Beschleunigung nach vorne.

7.1.3.4 TORWARTAUSWURF (SEITLICHES SCHWINGEN)

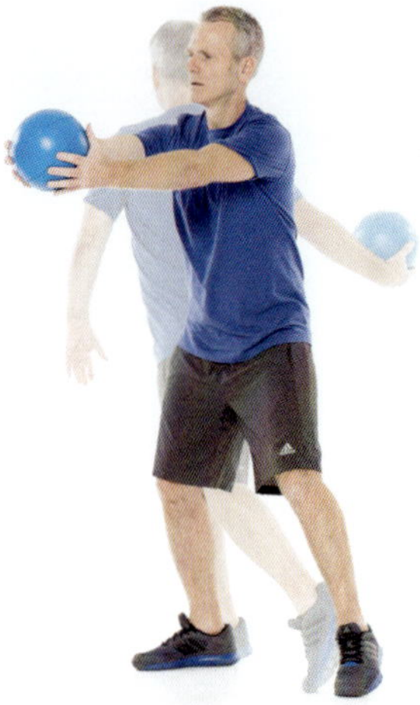
a

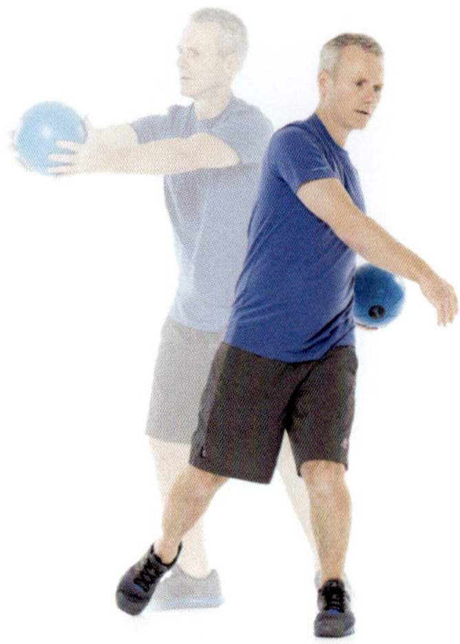
b

Ausgangs- und Endstellung:

a) Gerade, aufrechte Position – der Ball ist vor dem Körper.

Bewegung:

b) Der linke Fuß macht einen Schritt nach vorne – der Oberkörper rotiert mit Ball maximal nach rechts. Katapultartige Beschleunigung nach vorne.

c) Übergabe des Balls und die gleiche Bewegung nach links ausführen.

7.1.3.5 RÜCKENMUSKEL-FASZIEN-ÜBUNG

a b c

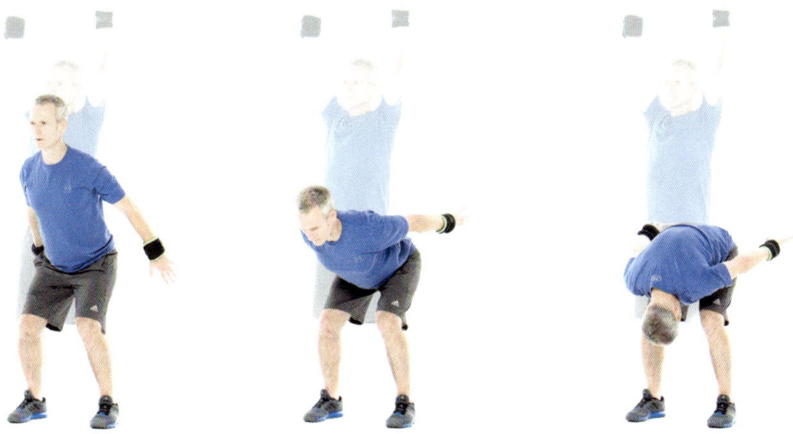

Ausgangs- und Endstellung: Gerader, aufrechter Stand – die Arme sind gestreckt über dem Kopf.

Bewegung:

a) Die Arme schwingen nach hinten und nach vorne oben – der Oberkörper bleibt aufrecht.

b) Die Arme schwingen nach hinten und nach vorne oben – der Oberkörper wird gerade nach vorne gebeugt (= Training der Rückenmuskulatur).

c) Die Arme schwingen nach hinten und nach vorne oben – der Oberkörper wird rund nach vorne, unten und hinten geschwungen (= Training der Rückenfaszie).

7.1.3.6 GOLFSCHWUNG EINARMIG

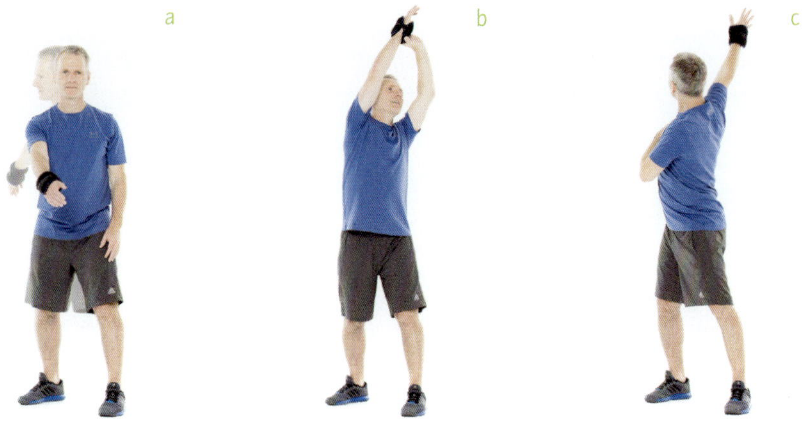

Ausgangs- und Endstellung: Aufrechter Stand in leichter Schrittstellung.

Bewegung:

a) Der Arm auf der Seite des hinten stehenden Fußes fängt an zu schwingen.

b) Armschwingen bis zu einer endgradigen Bewegung (vorne und hinten) – maximale Streckung.

c) Armschwingen bis zu einer endgradigen Bewegung und Beschleunigung nach vorne.

7.1.3.7 GOLFSCHWUNG BEIDARMIG

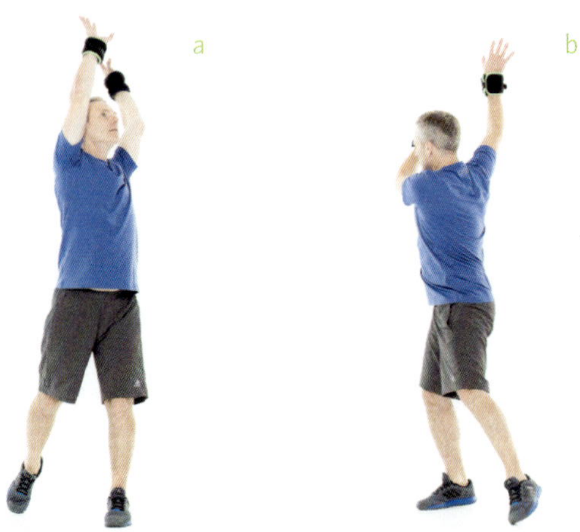

Ausgangs- und Endstellung: Aufrechter Stand in leichter Schrittstellung.

Bewegung: Wie Golfschwung einarmig.

7.1.3.8 SCHWINGEN UND SPRINGEN 1

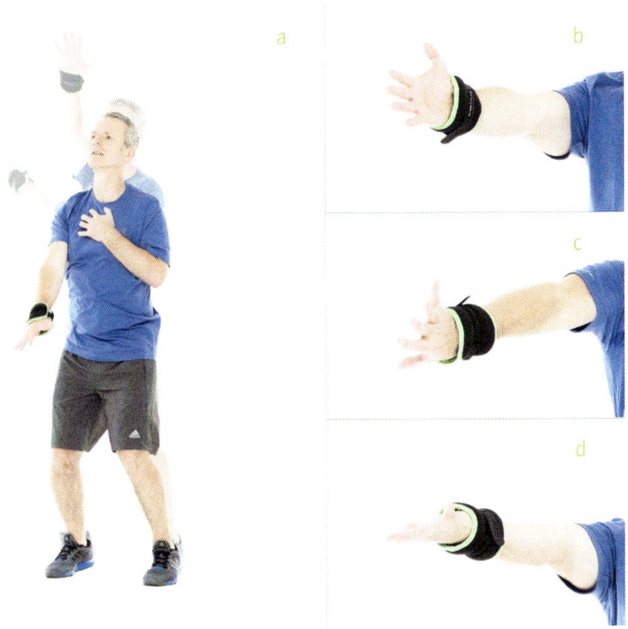

Ausgangs- und Endstellung: Aufrechter, gerader Stand – ein Arm wird über den Kopf gestreckt.

Bewegung:

b) Armkreisen schwingend und leichtes Hüpfen.

c) Armkreisen schwingend/der Arm wird nach innen gedreht und leichtes Hüpfen.

d) Armkreisen schwingend/der Arm wird nach außen gedreht und leichtes Hüpfen.

7.1.3.9 DREIPUNKT RUMPFROTATION

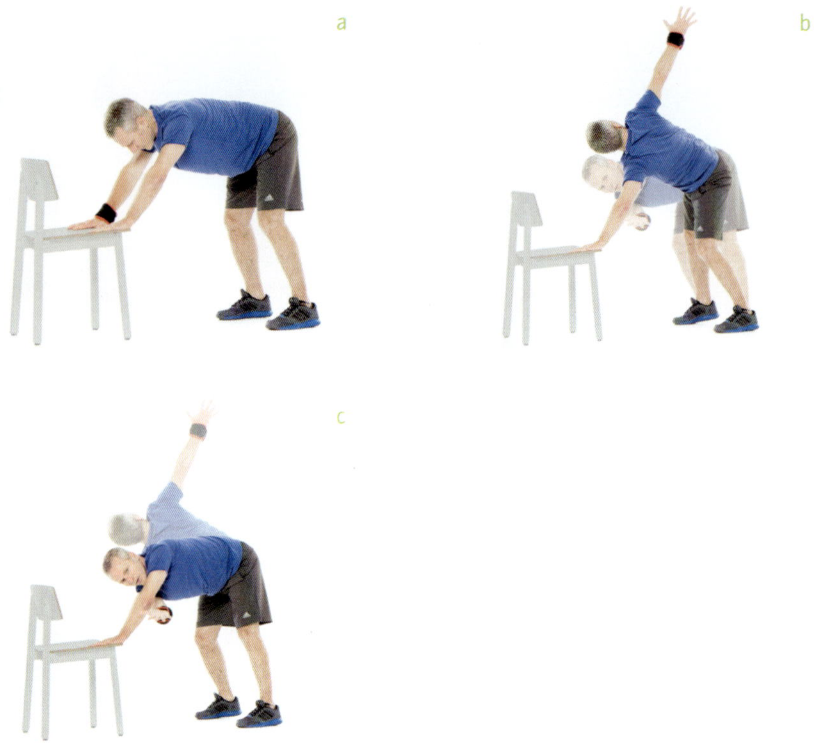

Ausgangs- und Endstellung: Hüfbreiter Stand und die Hände stützen auf einem Stuhl oder Hocker – das Körpergewicht ruht auf den Händen.

Bewegung:

b) Mit dem rechten Arm Schwung holen durch maximales Aufdrehen des Rumpfs.

Katapultartige Beschleunigung in die entgegengesetzte Richtung – der Arm schwingt unter dem Rumpf durch.

c) Schwunghafte Bewegungsumkehr – der Arm folgt dem Rumpf.

7.1.3.10 ZWEIPUNKT RUMPFROTATION (KANUTENSTAND)

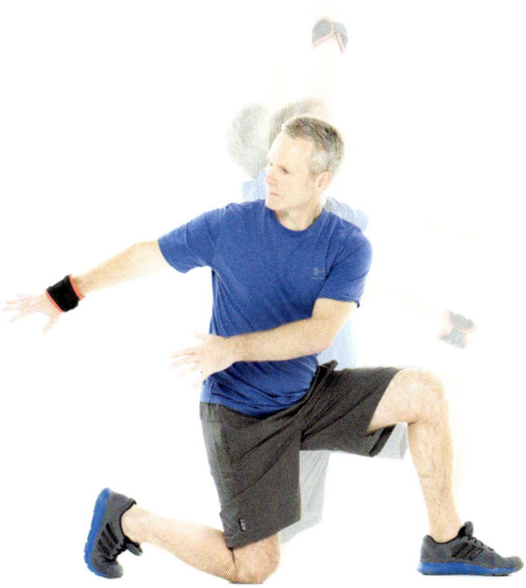

Ausgangs- und Endstellung: Ausfallschritt mit einseitigem Kniestand.

Bewegung:

a) Schwingende endgradige Armbewegung nach hinten auf der Seite des hinteren Beins.

b) Schwunghafte Beschleunigung der Arme diagonal nach oben hinten über das vordere Bein bis in die maximale, endgradige Position.

c) Katapultartige Bewegungsumkehr.

7.1.3.11 DAS FLIEGENDE SCHWERT

a

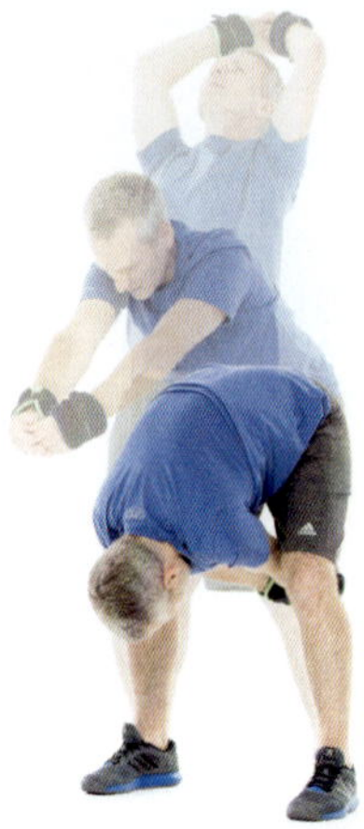

b

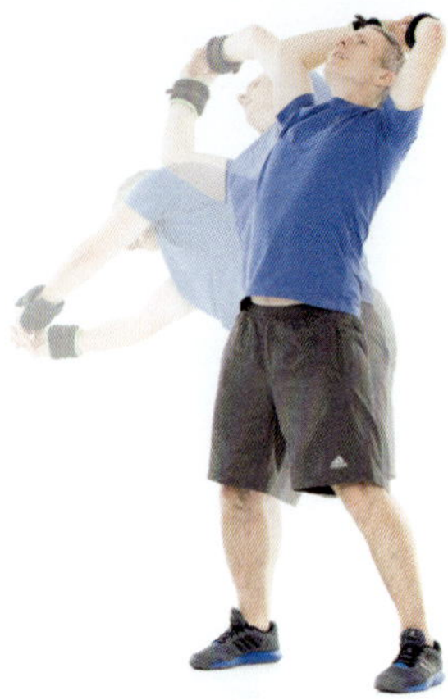

Ausgangs- und Endstellung: Aufrechter Stand – die Beine stehen hüftbreit auseinander. Die Hände umfassen ein Gewicht bzw. werden ineinandergefaltet. Die Arme sind über dem Kopf.

Bewegung:

a) Schwingende Rumpfvorbeuge – das Gewicht wird durch die Beine geschwungen.

Schwunghaftes Aufrichten und Zulassen einer schwunghaften Extension – die Arme sind nach hinten leicht gebeugt.

Katapultartige Beschleunigung nach vorne (wie ein Schwertschlag).

b) **Variation:** Über die Seite aufrichten und anschließende katapultartige Beschleunigung nach vorne.

7.1.3.12 FASZIALE RUMPFSTABI-1-BAUCH

a

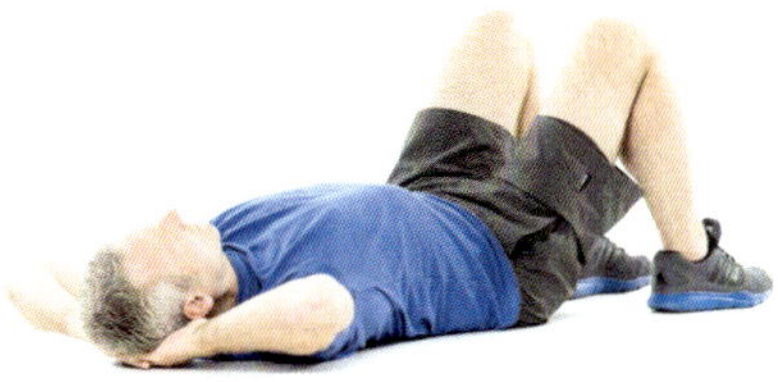

b

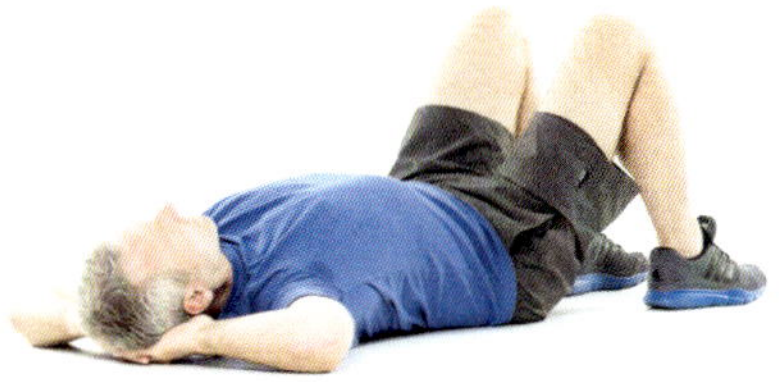

c

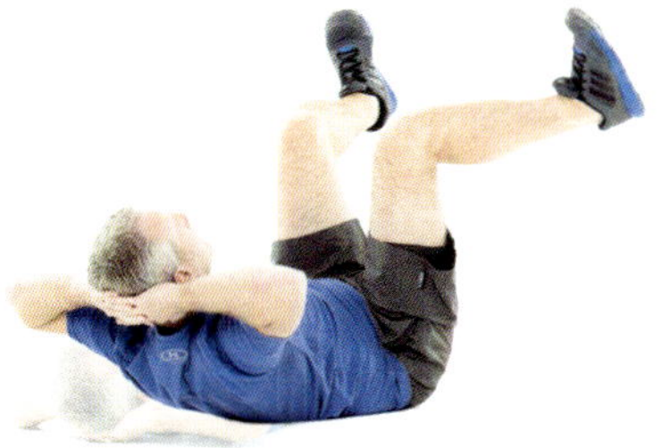

Ausgangs- und Endstellung: Rückenlage – die Beine sind angestellt – die Arme sind hinter dem Kopf gefaltet.

Bewegung:

b) Armspannung aufbauen – den Ellbogen nach hinten und zur Seite ziehen.

c) Die Beine auf 90° anheben und eine X-Beinstellung einnehmen (die Knie nach innen führen – die Unterschenkel nach außen führen – die Füße anziehen).

Durchführung von Crunches (den Oberkörper anheben und wieder zurückführen, ohne ihn komplett abzulegen).

7.1.3.13 FASZIALE RUMPFSTABI 2

a

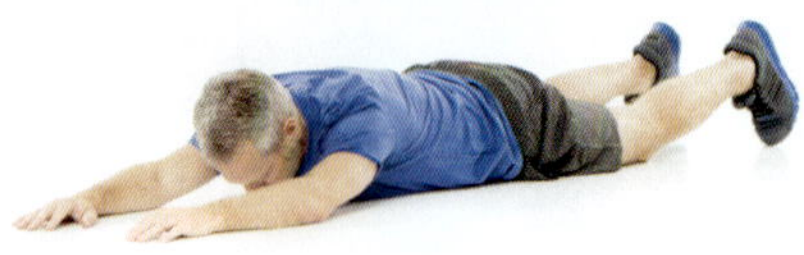

b

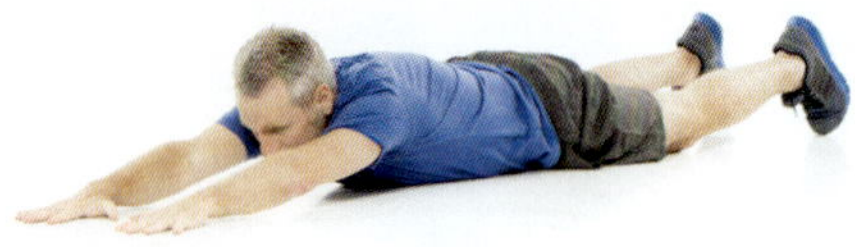

c

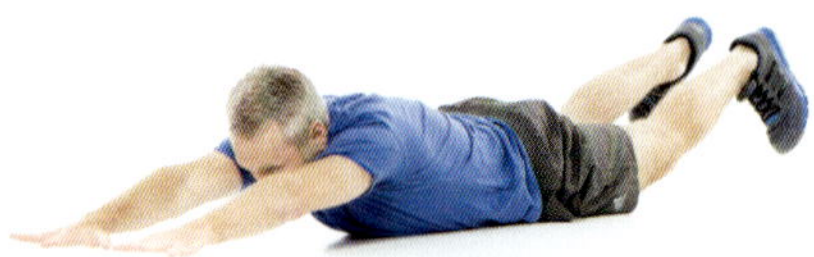

d

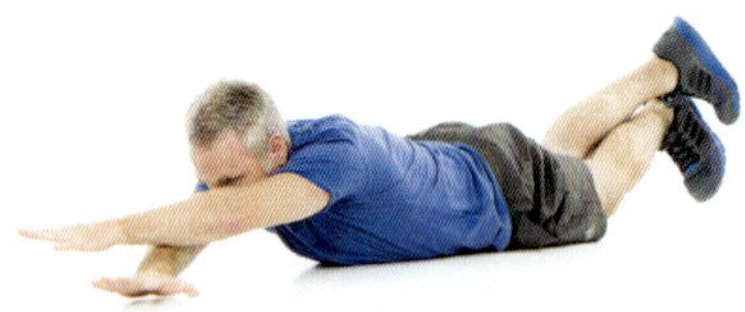

Ausgangs- und Endstellung:

a) Bauchlage, die Arme sind über dem Kopf gestreckt.

Bewegung:

b) Den Körper so lang machen wie möglich, indem du mit deinen Fingern am Boden maximal nach vorne krabbelst.

c) Anheben der Arme und Beine in maximaler Länge.

d) Überkreuze Arme und Beine.

7.1.3.14 BEINSCHWUNG

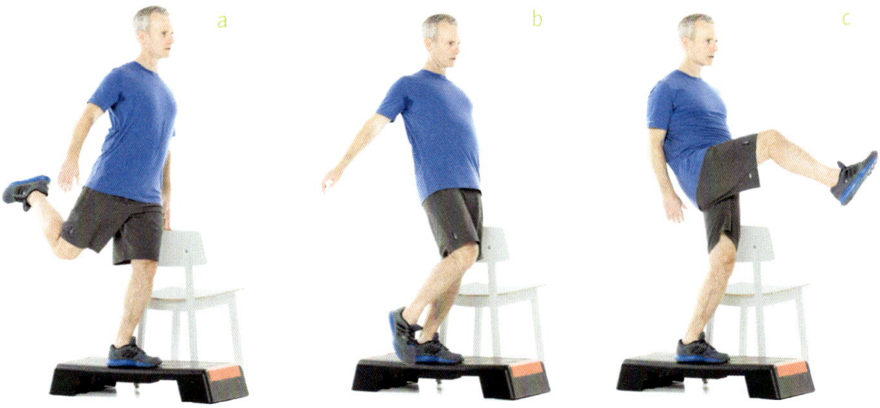

Ausgangs- und Endstellung: Das linke Bein steht auf einer leichten Erhöhung – das rechte Bein hängt – die linke Hand stützt sich an einem Stuhl oder an einer Wand ab.

Bewegung:

a) Lockeres Schwungholen des rechten Beins nach hinten – der Unterschenkel ist gebeugt.

b) Katapultartige Beschleunigung nach vorne durch Beinpeitschenbewegung (der Rumpf beginnt – das Bein folgt – der Unterschenkel wird gestreckt).

c) Schwingende Bewegungsumkehr.

7.1.3.15 SPRINGEN GERADE

a

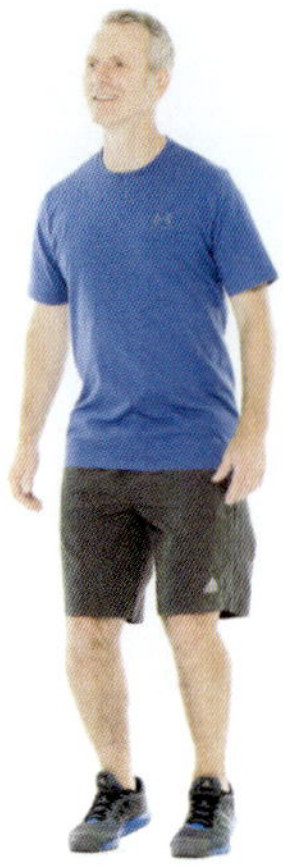

b

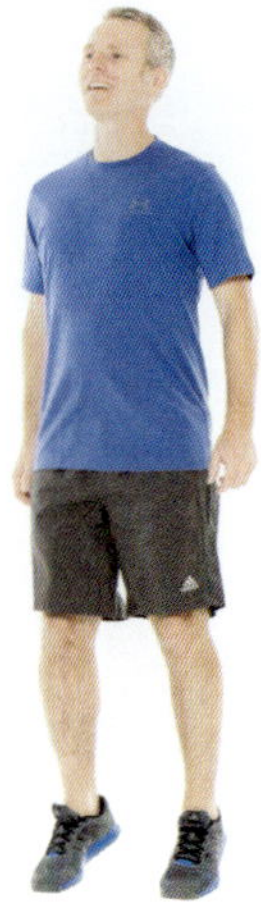

Ausgangsstellung/ Endstellung: Aufrechter, gerader Stand – hüftbreite Stellung.

Bewegung: Leichtes Springen auf der Stelle – kurze Bodenkontakte.

7.1.3.16 SPRINGEN IN AND OUT

a

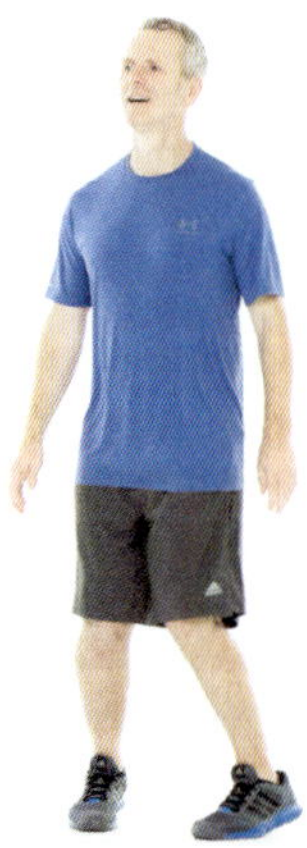

b

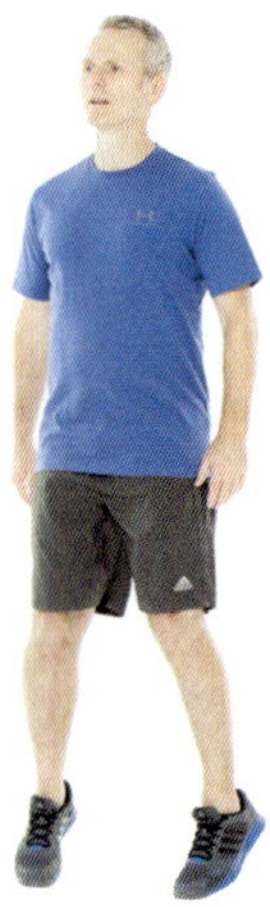

c

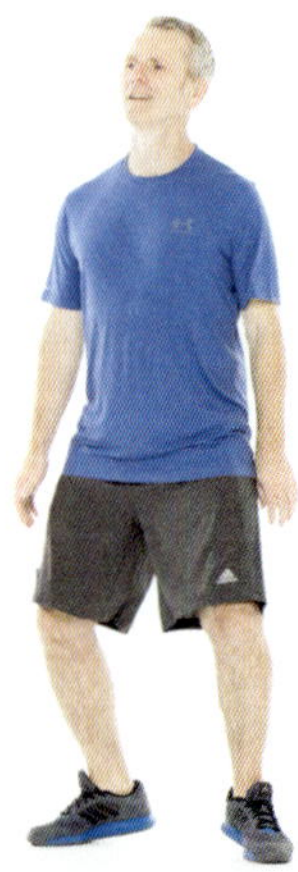

Ausgangs- und Endstellung: Aufrechter, gerader Stand – hüftbreite Stellung.

Bewegung:

a) Leichtes Springen auf der Stelle – kurze Bodenkontakte.

b) Die Füße nach innen drehen.

c) Die Füße nach außen drehen.

7.1.3.17 SHUFFLE GERADE MIT KASTEN

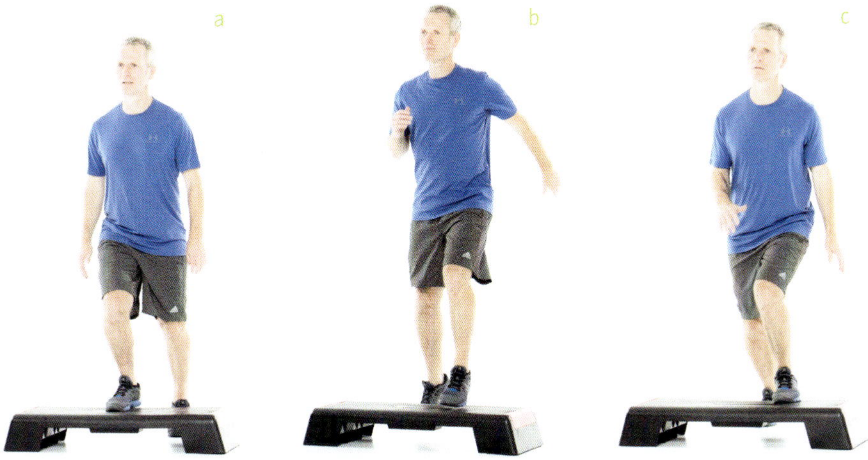

Ausgangs- und Endstellung:

a) Schrittstellung – gerader, aufrechter Stand – ein Fuß steht auf einer leichten Erhöhung (z. B. Stepper).

Bewegung:

b) Aktives Abdrücken vom Stepper nach oben.

Beinwechsel in der Luft.

c) Nächstes katapultartiges Abdrücken vom Stepper mit dem anderen Fuß.

7.1.3.18 SHUFFLE QUER MIT KASTEN (STEPSTUNDE)

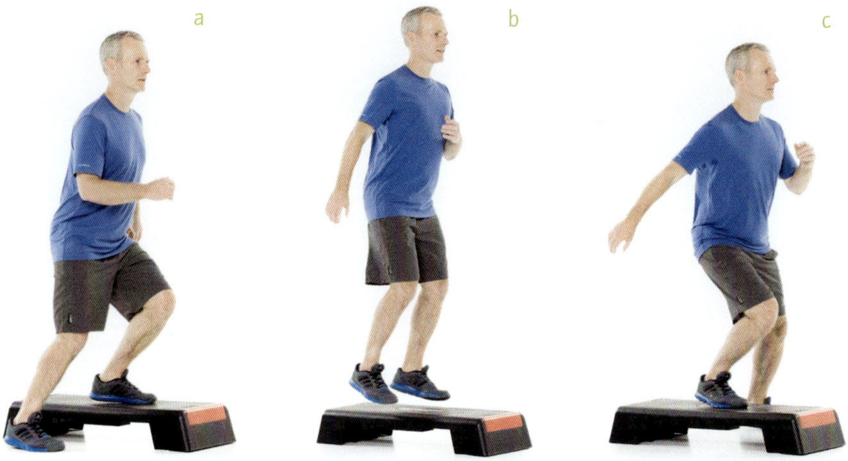

Ausgangs- und Endstellung: Stand neben dem Stepper – gerader, aufrechter Stand – ein Fuß steht auf dem Stepper.

Bewegung:

a) Aktives Abdrücken von Stepper nach oben und zur Seite.

b) Beinwechsel in der Luft.

c) Landung auf der anderen Seite – jetzt befindet sich der andere Fuß auf dem Stepper.

Nächstes katapultartiges Abdrücken vom Stepper.

7.1.3.19 FLÜSTERPARCOURS (SPRINGEN GERADE, WEICH UND LEISE)

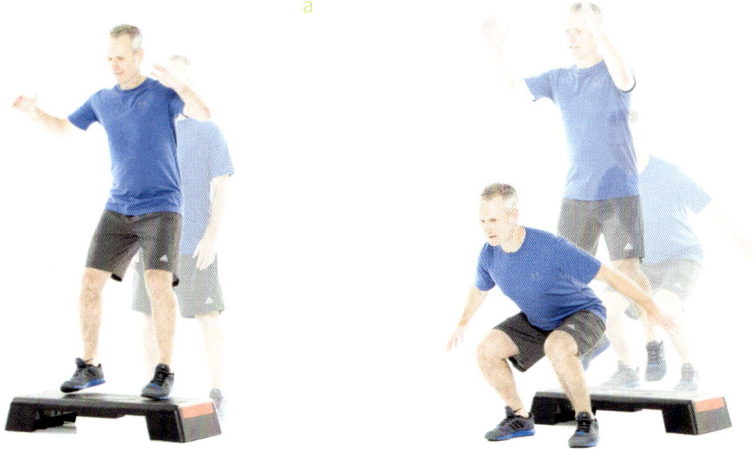

a b

Ausgangs- und Endstellung: Aufrechter, gerader und hüftbreiter Stand vor dem Stepper.

Bewegung:

a) Springen auf den Stepper mit weicher, lautloser Landung.

b) Benutzung der Federung des vorherigen Sprungs für den Sprung vom Stepper auf den Boden.

Weiche, lautlose Landung.

7.1.3.20 HARDROCKPARCOURS (SPRINGEN GERADE STEIF UND KURZ)

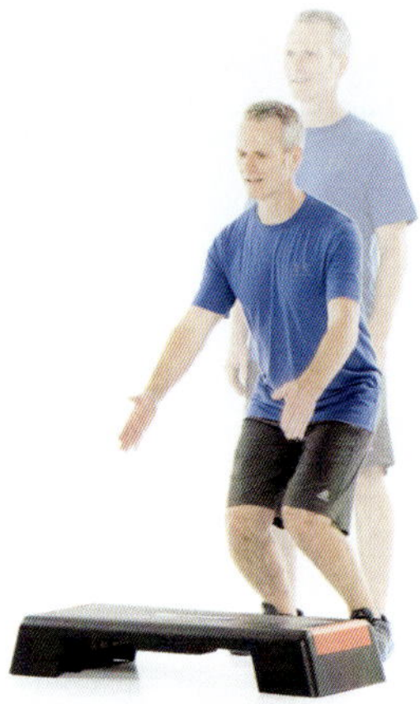

a

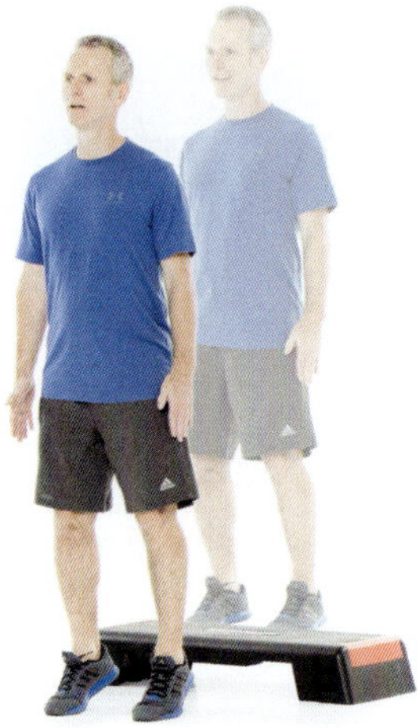

b

Ausgangs- und Endstellung: Aufrechter, gerader und hüftbreiter Stand vor dem Stepper.

Bewegung:

a) Auf den Stepper springen.

b) Katapultartiges Abdrücken vom Stepper (kurze Kontaktzeit – geringe Kniebeugung – Stichwort „steif“).

c) Landung auf dem Boden – weitere kleine, steife „Nachhüpfer“.

7.1.3.21 HÄNGEN (PT-ROOM)[1]

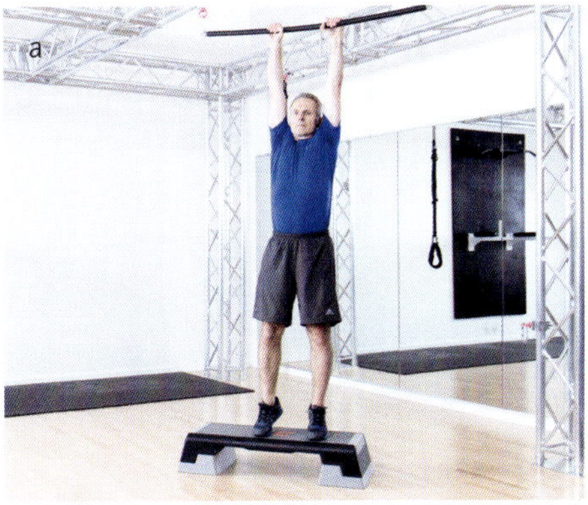

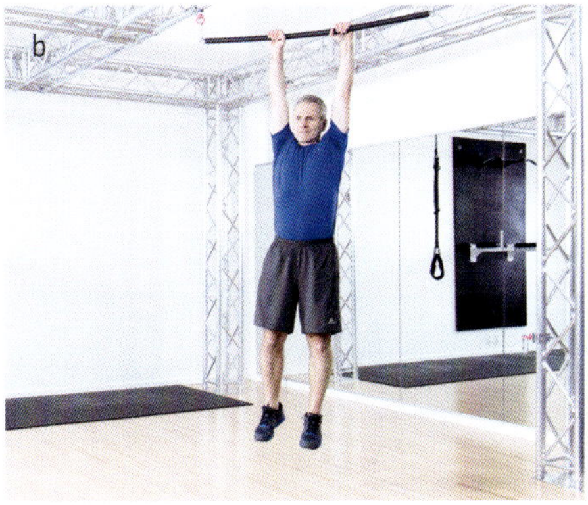

Ausgangs- und Endstellung: Stand am Boden.

Bewegung:

a) Hängen an einer Stange – die Füße sind am Boden (bzw. auf dem Stepper).

b) Hängen an einer Stange – die Füße sind in der Luft.

7.1.3.22 SCHWINGEN AN DER STANGE

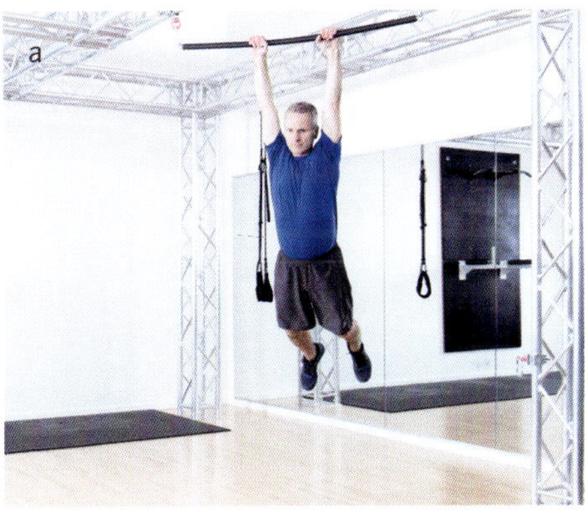

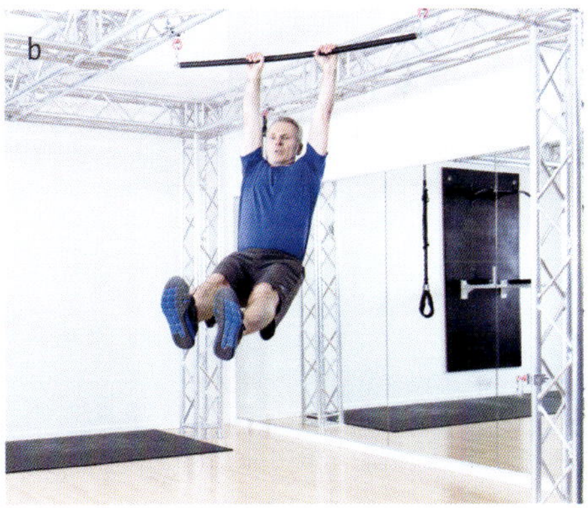

Ausgangs- und Endstellung: Hängen an der Stange.

Bewegung: Schwingen an der Stange.

1 PT-ROOM steht für ein funktionelles Trainingsraumkonzept für Personal Trainer, Physiotherapeuten etc. Weitere Informationen dazu unter https://www.artzt.eu/marken/pt-room.html

7.1.3.23 POWER ARMS 1

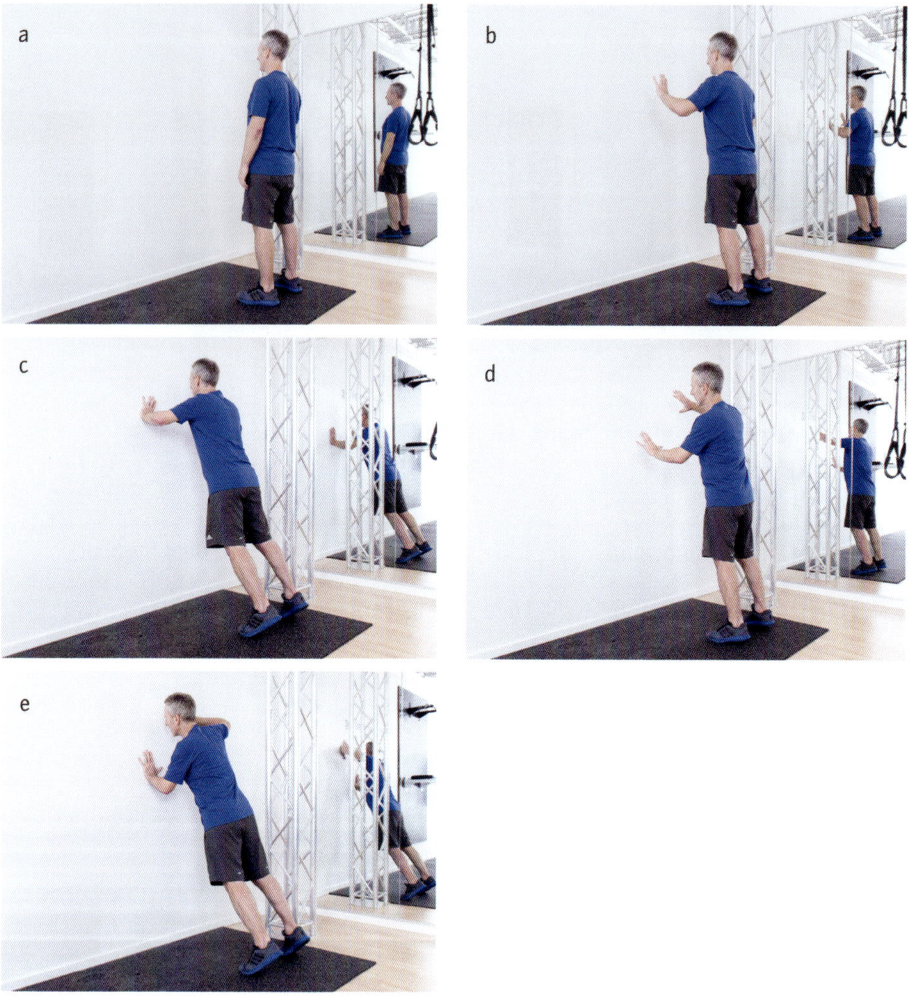

Ausgangs- und Endstellung:

a) Aufrechter, gerader und hüftbreiter Stand mit Blick zur Wand – Abstand zur Wand ca. 1 m.

Bewegung:

b) Sich zur Wand vorfallen lassen – den Oberkörper vorspannen.

c) Sich katapultartig mit den Händen von der Wand abdrücken (mit wenig Ellbogenwinkelveränderung) und in die Ausgangsposition zurückkehren.

d, e) Mehrmals wiederholen mit Winkelvariationen (die Hände versetzen).

7.1.3.24 POWER ARMS 2

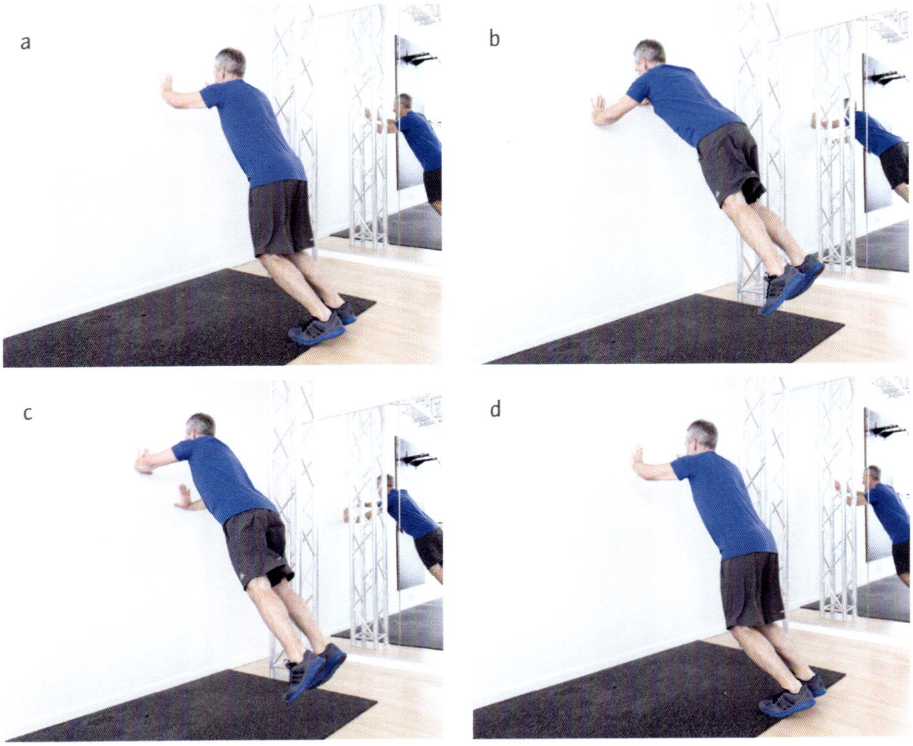

Ausgangs- und Endstellung: Wie Power Arms 1 – Abstand zur Wand ca. 1,5 m.

Bewegung:

a) Den Oberkörper nach vorne beugen – abspringen.

b) Sich katapultartig mit den Händen von der Wand abdrücken (mit wenig Ellbogenwinkelveränderung).

c, d) Mit den Füßen landen und sich sofort wieder katapultartig mit den Füßen abdrücken und die Wand erneut anspringen.

7.1.3.25 POWER ARMS 3

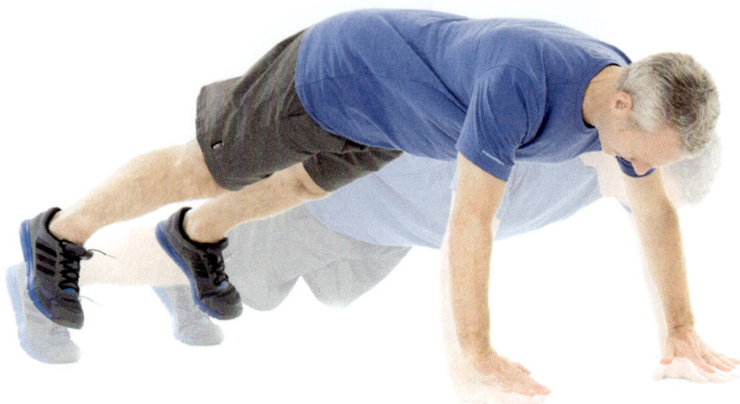

Ausgangs- und Endstellung: Liegestütz.

Bewegung:

a-b) Gesprungene Liegestütze. Die Arme und Beine sind kurzzeitig in der Luft.

Landung und katapultartiges, sofortiges, erneutes Abdrücken. Kurze Kontaktzeit am Boden.

7.1.4 KÖRPERWAHRNEHMUNGSTRAINING

7.1.4.1 BACK AND FORTH (GANZKÖRPERDREHUNG)

a

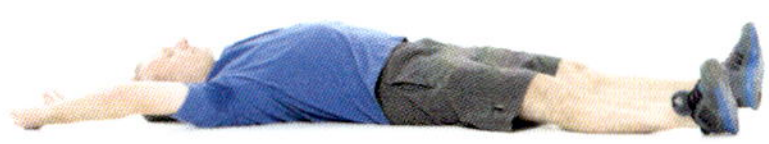

b

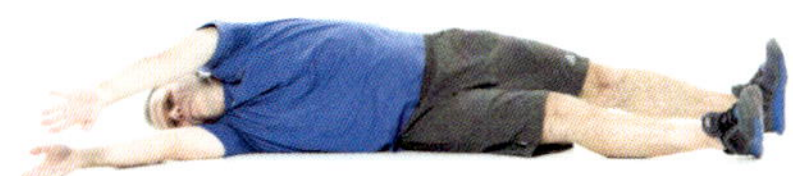

c

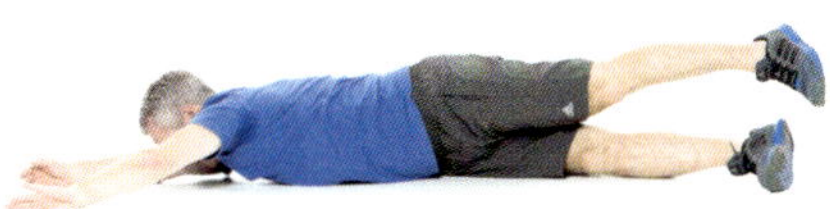

d

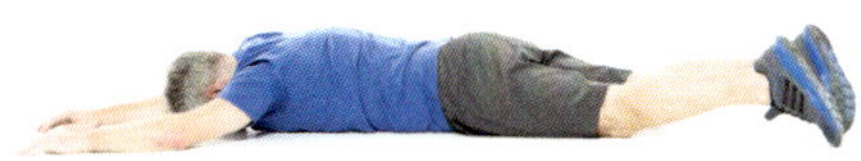

e

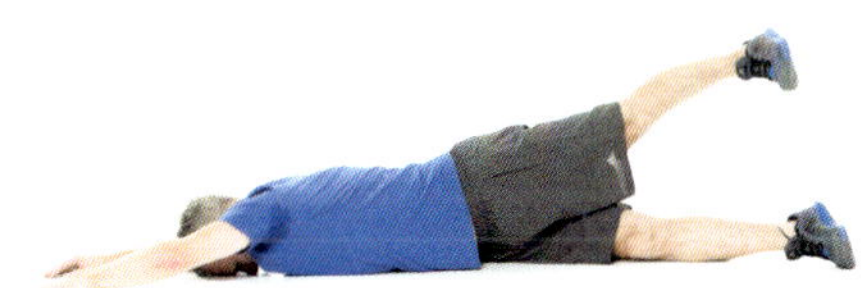

f

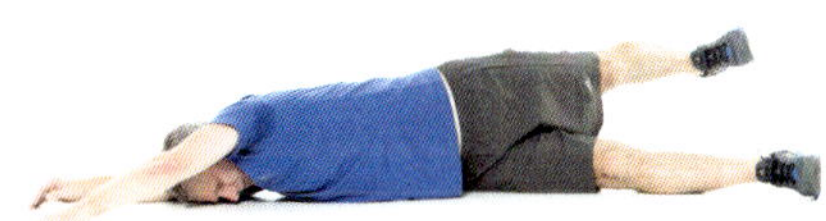

g

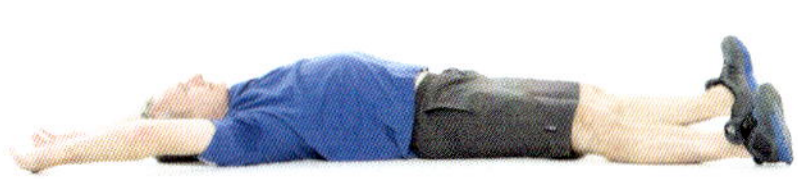

Ausgangs- und Endstellung:

a) Rückenlage – die Arme und Beine sind gestreckt.

Bewegung:

b) Der linke Arm wird diagonal mit maximaler Streckung über den Oberkörper geführt – das linke Bein bleibt lang, die Ferse wird in den Boden gedrückt = Beginn einer Rumpfrotation.

c, d) Die Bewegung wird fortgeführt, bis man automatisch auf den Bauch dreht. Achtung: Immer maximale Streckung in Armen und Beinen!

e) Das linke Bein wird gestreckt über das rechte Bein geführt.

f, g) Die Bewegung wird fortgeführt, bis der Körper automatisch in die Rückenlage zurückkehrt. Die komplette Bewegung 2-3 Minuten wiederholen.

7.1.4.2 SEESTERN

a

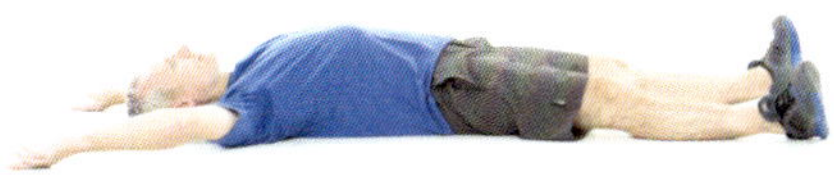

b

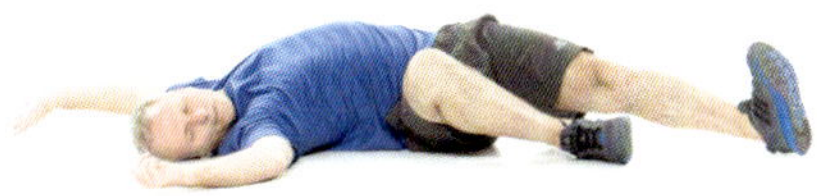

c

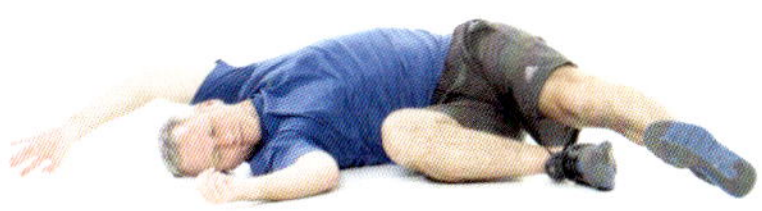

d

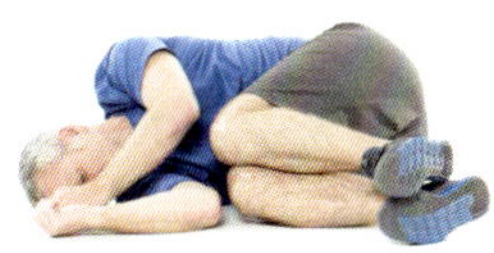

e

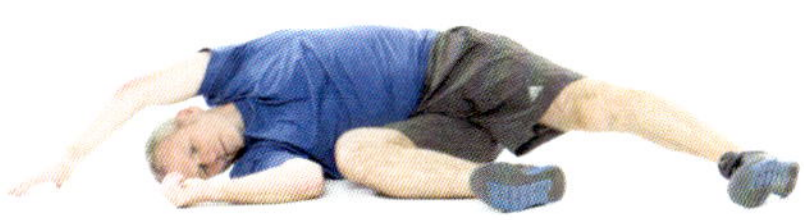

f

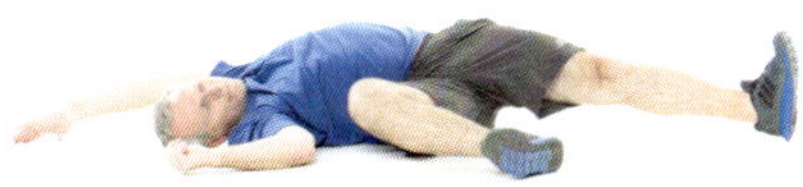

g

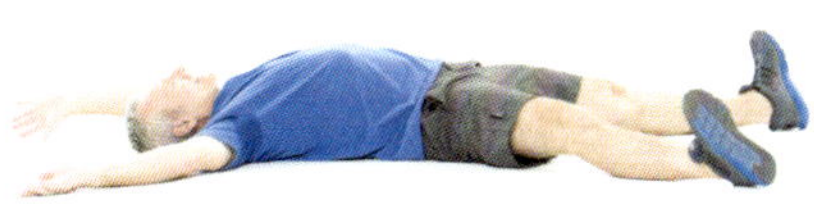

Ausgangs- und Endstellung:

a) Rückenlage – die Arme und Beine sind gestreckt.

Bewegung:

b) Annähern von rechtem Knie und rechtem Ellbogen – der Kopf dreht nach rechts – die linke Seite bleibt lang.

c) Die linke Seite (gestreckter Arm und gestrecktes Bein) wie einen Scheibenwischer (immer Kontakt zum Boden) zur rechten Seite führen.

d) Ist der Körperschwerpunkt auf der rechten Seite – Embryostellung einnehmen.

e-g) Öffnen der Stellung durch Streckung der linken Seite (Arm und Bein), bis der Körperschwerpunkt zurück auf den Rücken fällt. Die komplette Bewegung 2-3 Minuten wiederholen.

7.1.4.3 „KREUZ-ZUG" (GEFÜHRTE BANDÜBUNG)

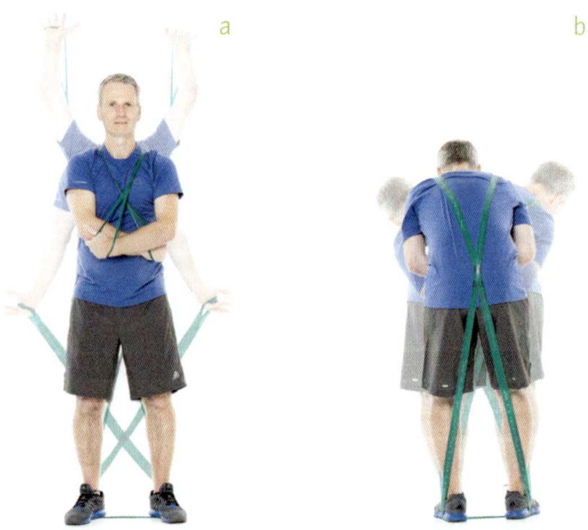

Ausgangs- und Endstellung:

a) Aufrechter, gerader und hüftbreiter Stand – sich mit den Fersen auf ein Thera®-Band stellen – die Thera®-Band-Enden mit den Händen über Kreuz gefasst und über den Körper gezogen halten – die Arme vor dem Körper verschränken.

Bewegung:

b) Den Rumpf mit rundem Rücken nach vorne beugen.

Wippende Rumpfrotation nach links und nach rechts. Der Berührung des Bandes nachspüren!

7.1.4.4 SCHWACHSTELLENAUFMERKSAMKEITSÜBUNG MIT KUGEL ODER BALL

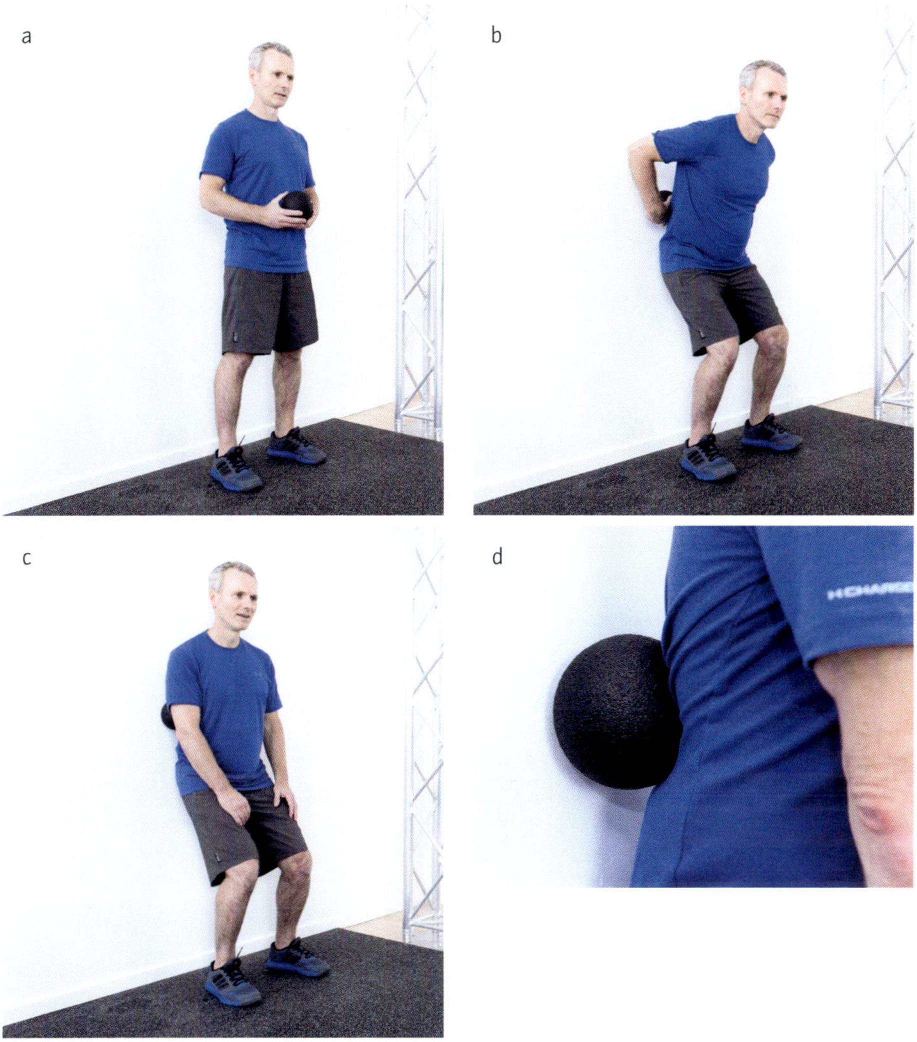

Ausgangs- und Endstellung:

a) Stehend – mit dem Rücken zur Wand.

Bewegung:

b) Lege den Ball zwischen Wand und dem Schmerzpunkt.

c, d) Massiere den Bereich, der Schmerzen bereitet. Wichtig: Konzentriere dich bei der Übung auf diese Region.

7.2 ÜBUNGEN KLASSISCH UND FASZIAL OHNE GERÄTE

7.2.1 JUMPING-JACK-VARIATION

A) Klassisch mit Lamar

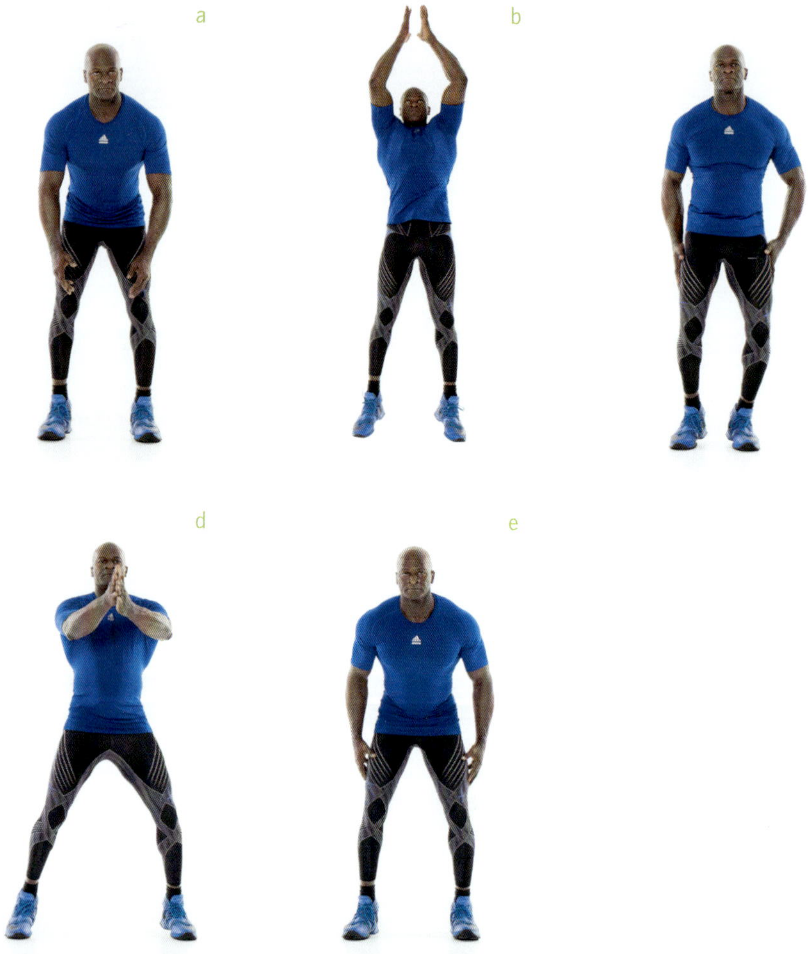

Ausgangs- und Endstellung: Stand, die Arme sind locker neben dem Körper.

Bewegung: Absprung und Handklatschen über dem Kopf, bei der Landung sind die Arme unten; Absprung und Handklatschen vorne auf Schulterhöhe, bei der Landung sind die Arme unten.

B) Faszial mit Markus

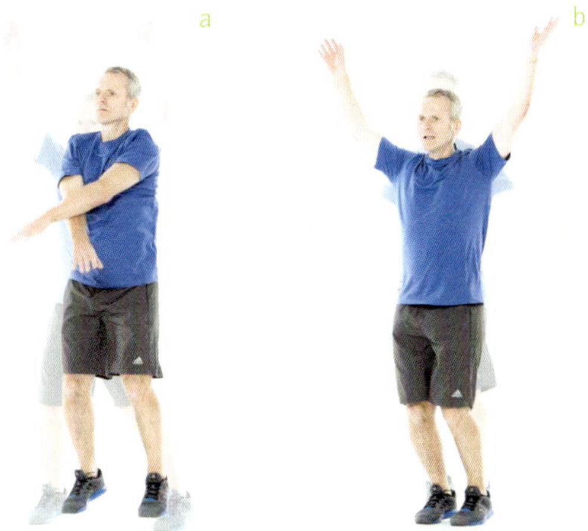

Ausgangs- und Endstellung: Keine feste Startposition.

Bewegung: Beidbeiniges Öffnen und Schließen, während beide Arme vor dem Körper mit wechselnden Hand-/Armpositionen kreisen.

7.2.2 DYNAMIC MARCH

A) Klassisch mit Lamar

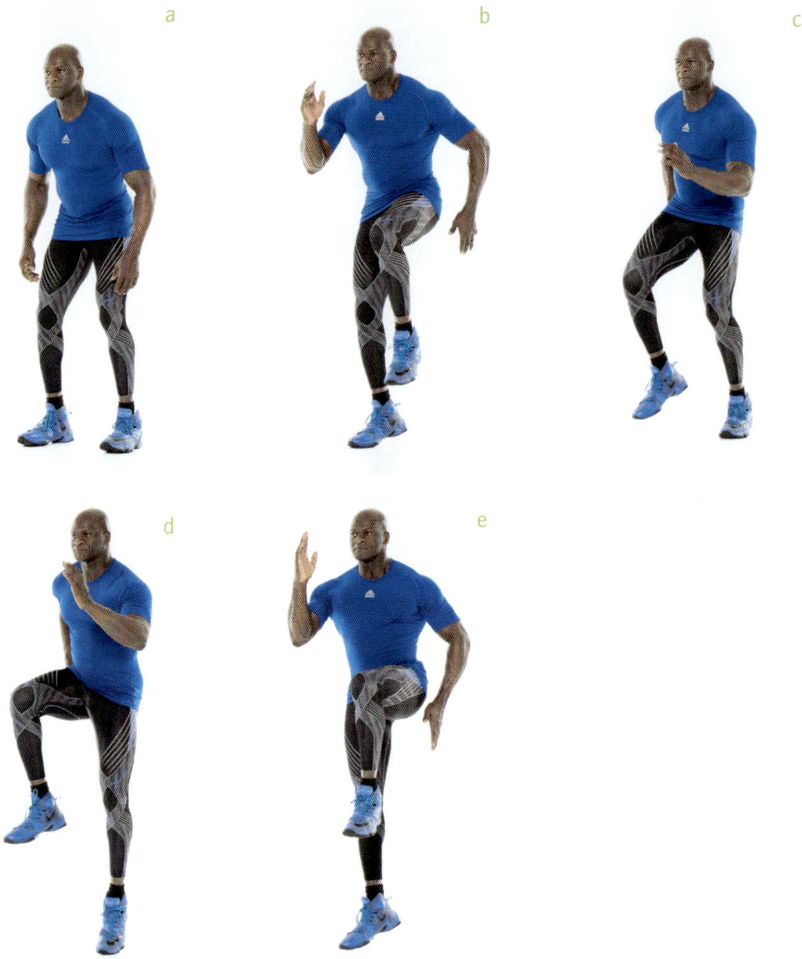

Ausgangs- und Endstellung: Stand, die Arme sind locker neben dem Körper.

Bewegung: Hopserlauf auf der Stelle mit impulsivem Kniehub und gegenseitiger Armunterstützung nach oben. Kurzer, einbeiniger Bodenkontakt mit direktem Wechsel auf die andere Seite (Fokus nach oben und nicht nach unten).

B) Faszial mit Markus

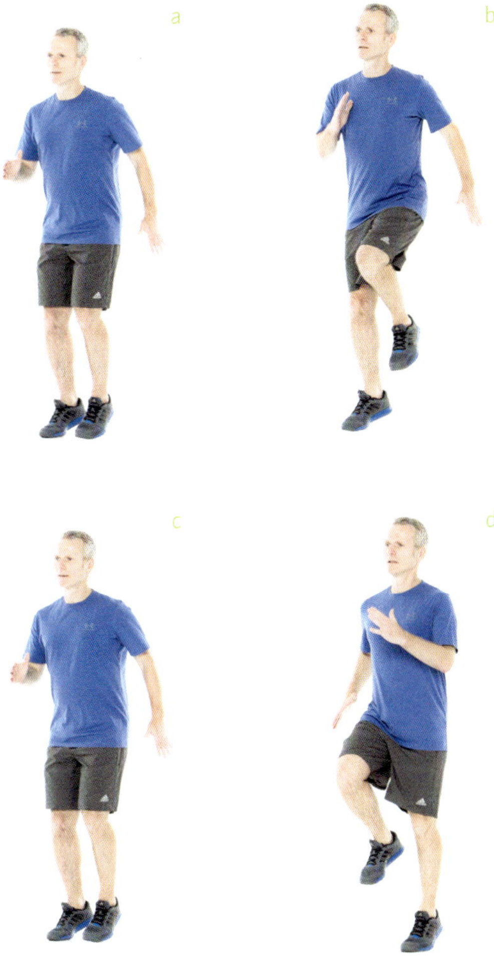

Ausgangs- und Endstellung: Stand.

Bewegung: Hopserlauf wie bei Lamar, aber mit beidfüßigem Bodenkontakt und explosiven, kurzen Bodenkontakten (Fokus nach unten und nicht nach oben).

7.2.3 CARRIOKA

A) Klassisch mit Lamar

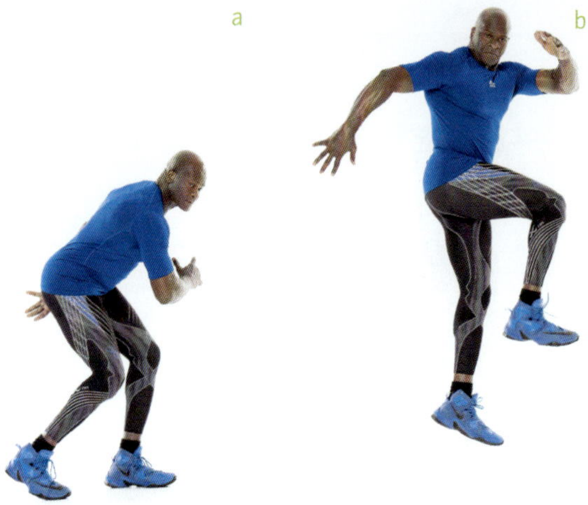

Ausgangs- und Endstellung: Siehe Dynamic March.

Bewegung: Siehe Dynamic March + Rumpfrotation.

B) Faszial mit Markus

a b c

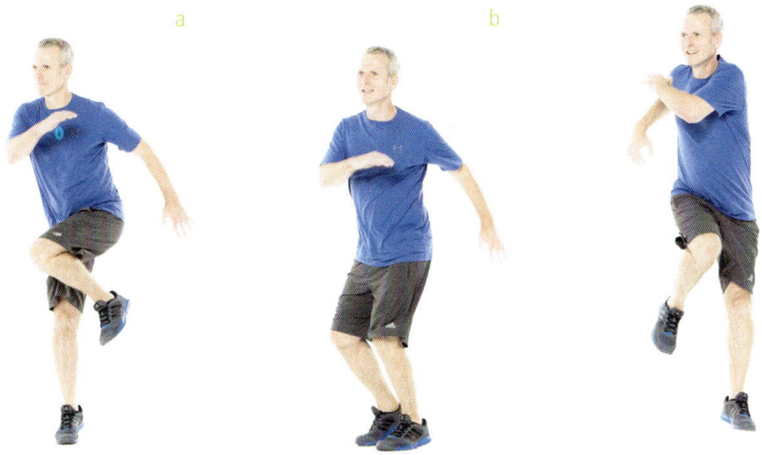

Ausgangs- und Endstellung: Siehe Dynamic March.

Bewegung: Siehe Dynamic March + gegengleiche Rumpf- und Beckenrotation.

7.2.4 DREHSPRUNG & FLUMMI

A) Klassisch mit Lamar

Drehsprung

a

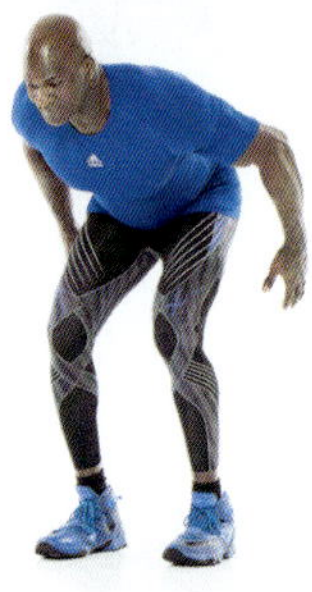

b

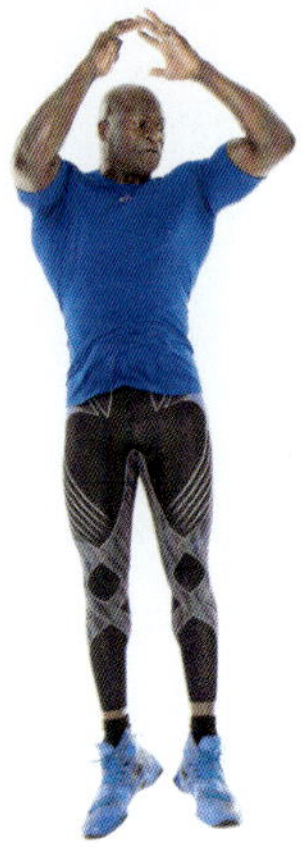

c

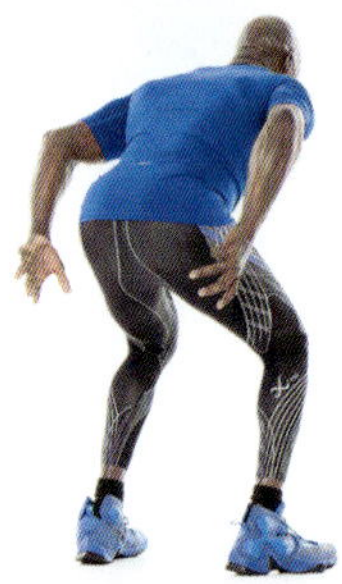

d

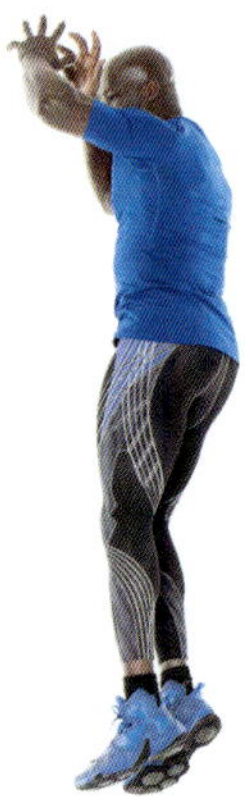

e

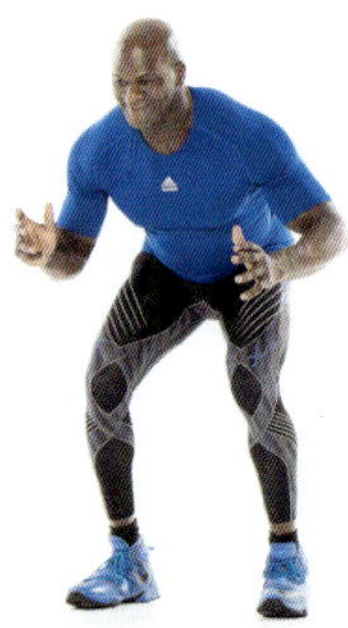

Ausgangsstellung: Leichte Kniebeuge, der Oberkörper ist vorgeneigt, die Arme sind gebeugt und die Ellbogen leicht nach hinten oben angehoben.

Bewegung: Kräftiger Absprung nach oben mit direkter Einleitung einer 180°-Drehung. Landung mit großer Kniewinkelveränderung und erneuter Absprung mit einer weiteren 180°-Drehung.

B) Faszial mit Markus

Flummi

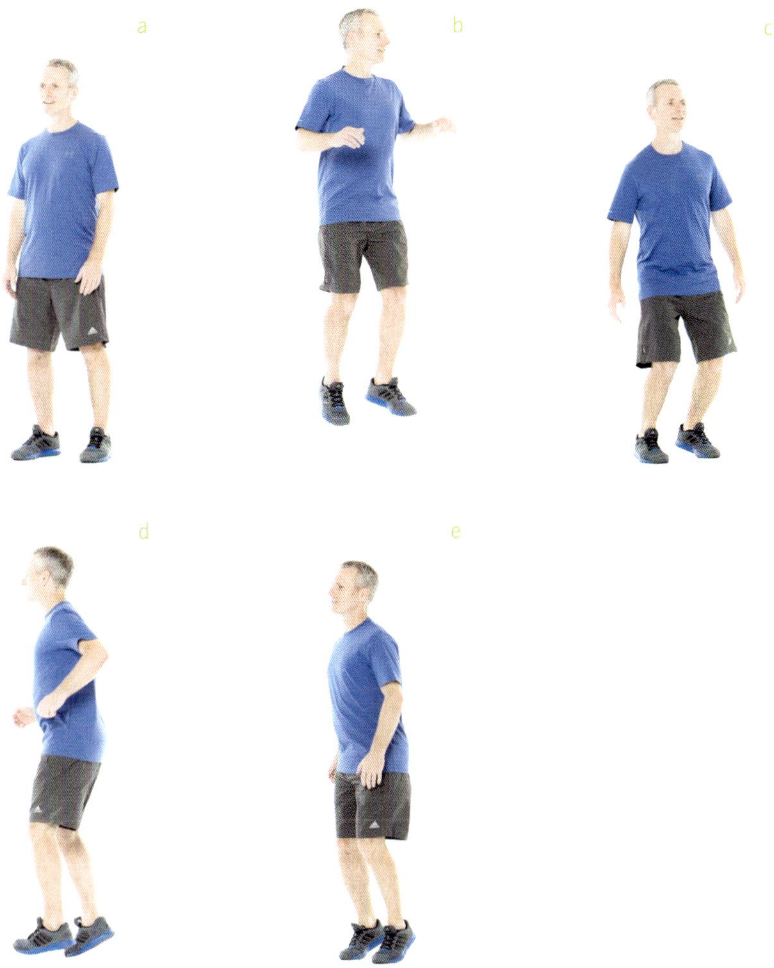

Ausgangs- und Endstellung: Stand, die Arme sind locker neben dem Körper.

Bewegung: Steife (wenig Kniewinkelveränderung) und explosive Drehsprünge ohne feste Landepunkte und Richtung (beliebige Richtungswechsel).

7.2.5 CROSS-OVER

A) Klassisch mit Lamar

a b c

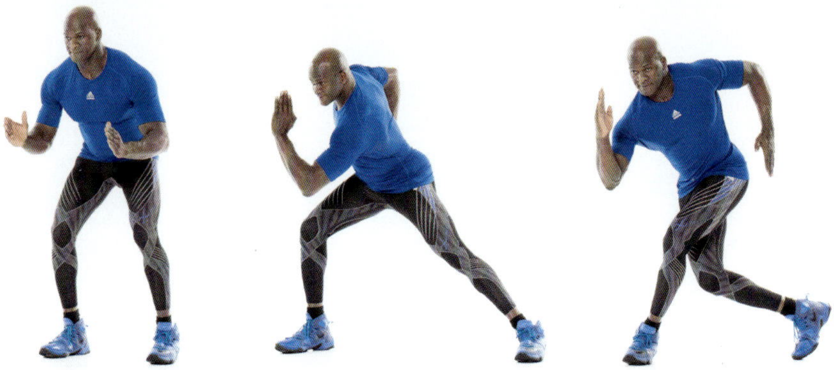

Ausgangs- und Endstellung: Stand. Die Knie sind leicht gebeugt. Die Arme sind in Vorhalte mit gebeugten Ellbogen.

Bewegung:

a) Seitlicher Ausfallschritt rechts mit linkem Ellbogen zum rechten Knie und Armhub (Ellbogen) nach hinten oben rechts.

b, c) Cross-over rücklings mit dem rechten Bein. Die Arme wechseln, d. h. rechter Ellbogen zum linken Knie und Armhub (Ellbogen) nach hinten oben links. Die Seite wechseln.

B) Faszial mit Markus

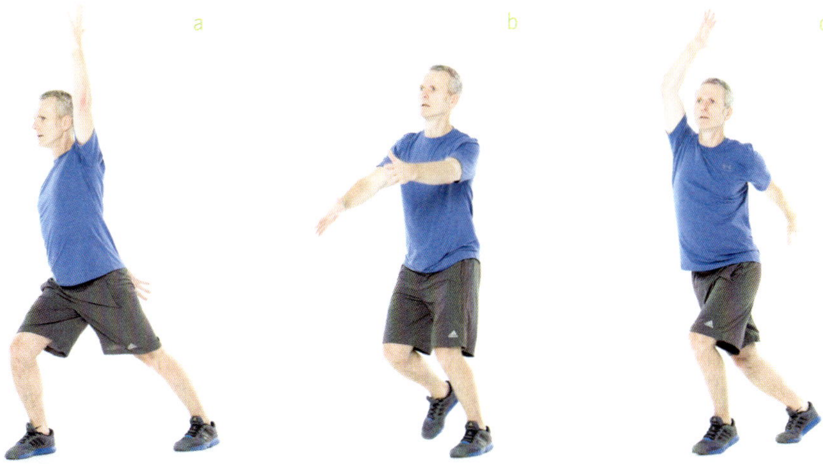
a b c

Ausgangs- und Endstellung: Gerader, aufrechter Stand.

Bewegung: Schmaler Cross-over rücklings mit gegengleichen Armbewegungen in die maximale Extension und katapultartiges, federndes Beschleunigen (Arm und Fuß) für den Seitenwechsel.

7.2.6 T-JUMP (MIT BODENMARKIERUNG)

A) Klassisch mit Lamar

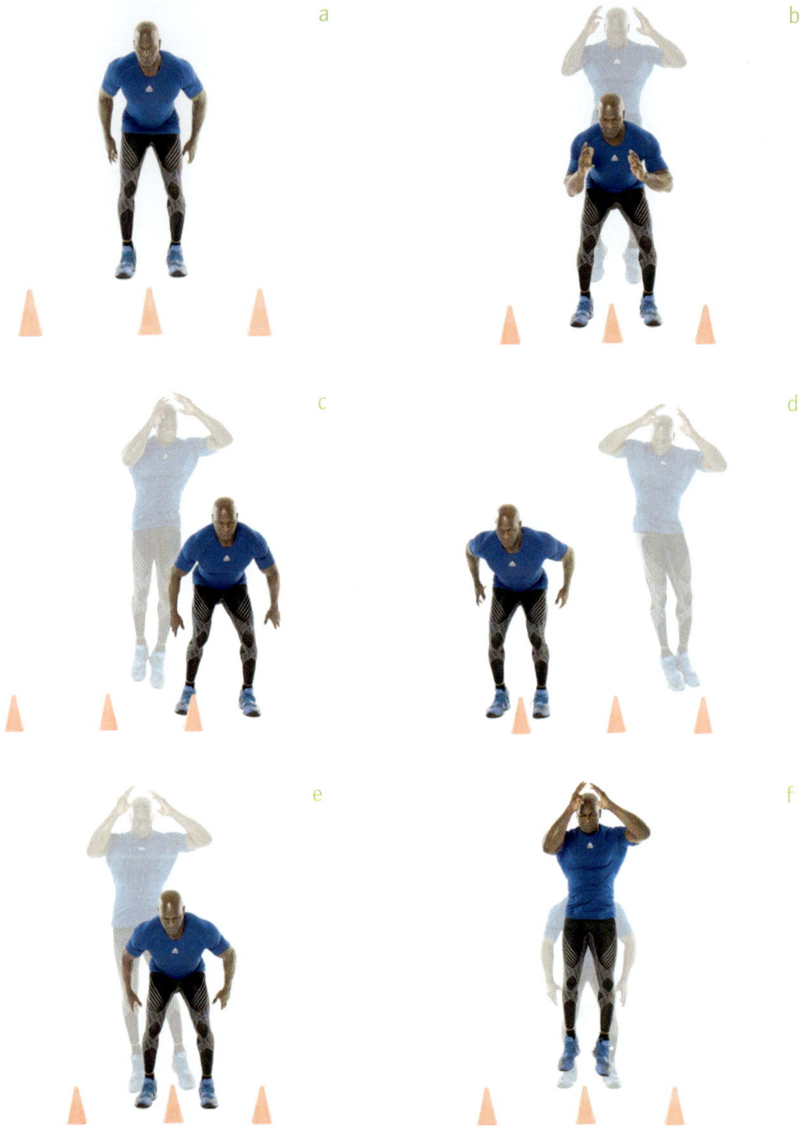

Ausgangs- und Endstellung: Stand. Die Knie sind leicht gebeugt.

Bewegung: Sprung zum vorderen Hütchen, dann nach links, ganz nach rechts, zum mittleren Hütchen und in die Ausgangsposition zurück. Kraftvolle Sprünge nach oben mit längeren Bodenkontakten und großen Kniewinkelveränderungen.

B) Faszial mit Markus

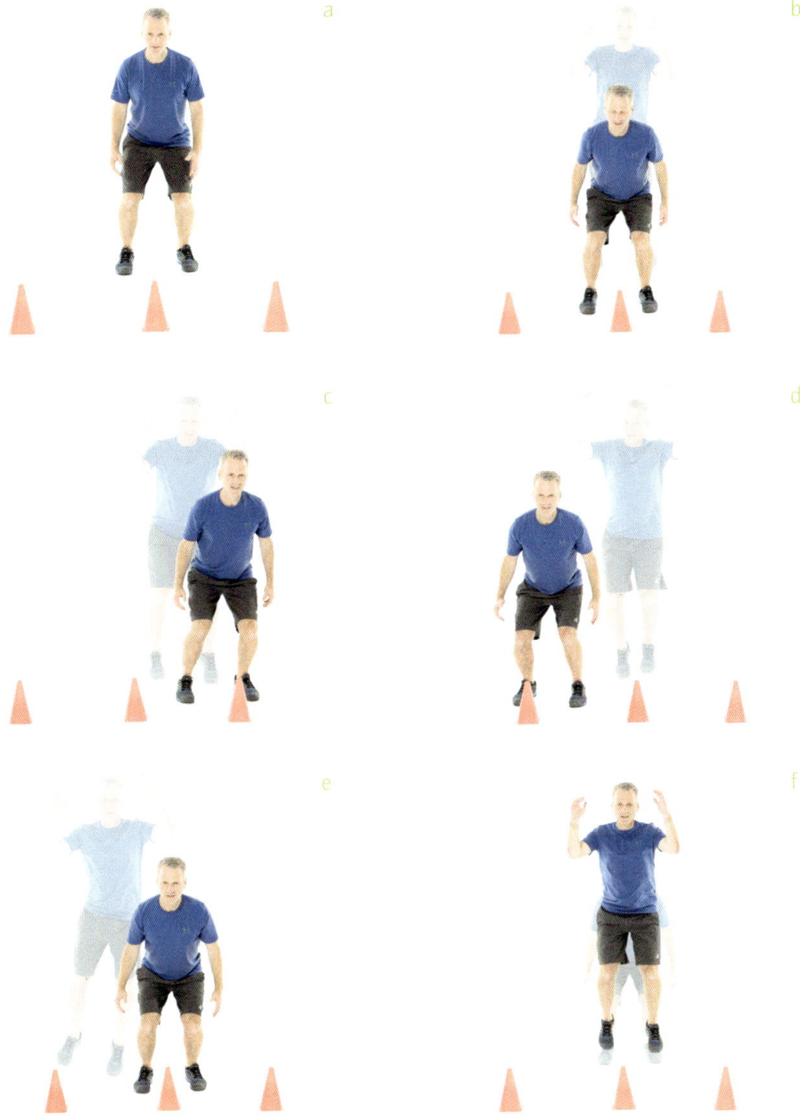

Ausgangs- und Endstellung: Stand.

Bewegung: Kleine, schnelle, explosive Sprünge mit kurzen Bodenkontakten und geringen Kniewinkelveränderungen – Stichwort „steif". Bewegung wie bei Lamar.

7.2.7 SQUATVARIATIONEN

A) Klassisch mit Lamar

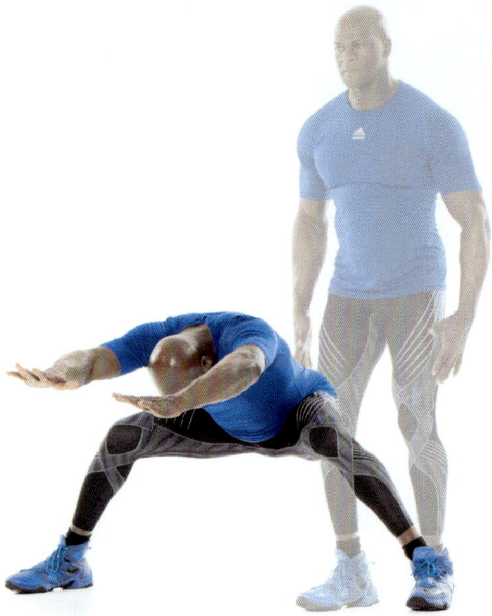

Ausgangs- und Endstellung: Stand, die Arme sind locker neben dem Körper.

Bewegung: Die Beine seitlich in eine weite Schrittstellung öffnen (Squat) und dabei den Oberkörper gerade und mit langen Armen nach vorne bis zur Horizontalen absenken und in die Ausgangsposition zurückkehren.

B) Faszial mit Markus

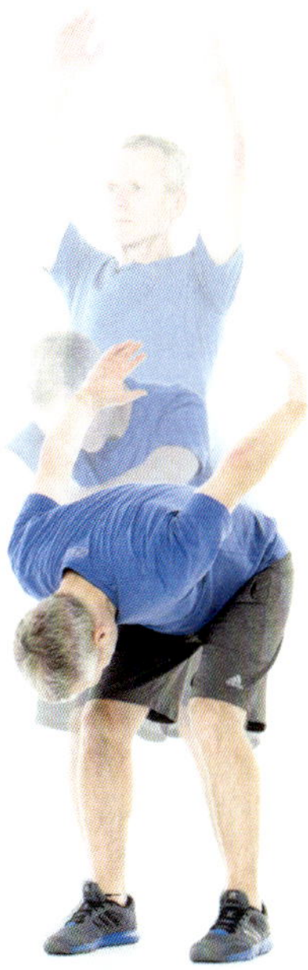

Ausgangs- und Endstellung: Gerade, aufrechte Stellung. Die Arme sind gestreckt über dem Kopf.

Bewegung:

a) Den Rumpf in den runden Rücken nach vorne, unten, hinten schwingen.

b) In endgradiger Position sich wieder katapultartig aufrichten.

7.2.8 SPIDERMAN

A) Klassisch mit Lamar

a

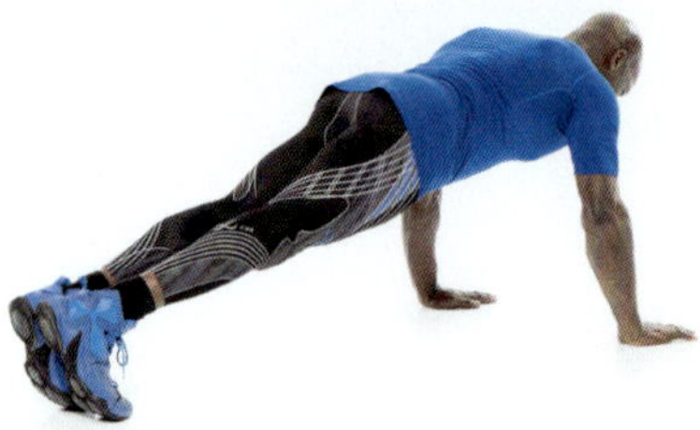

b

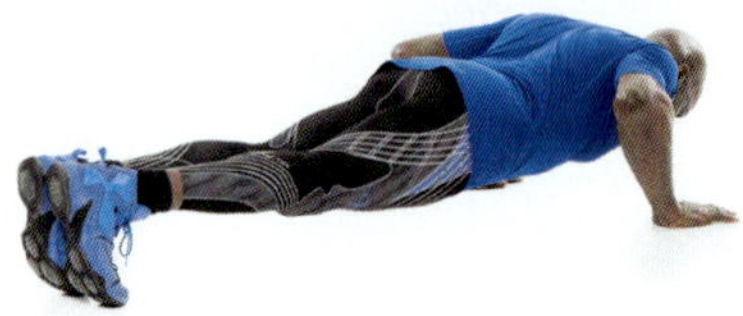

c

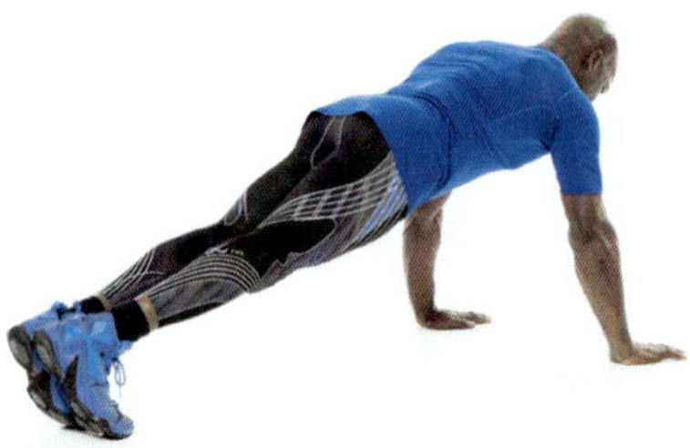

d

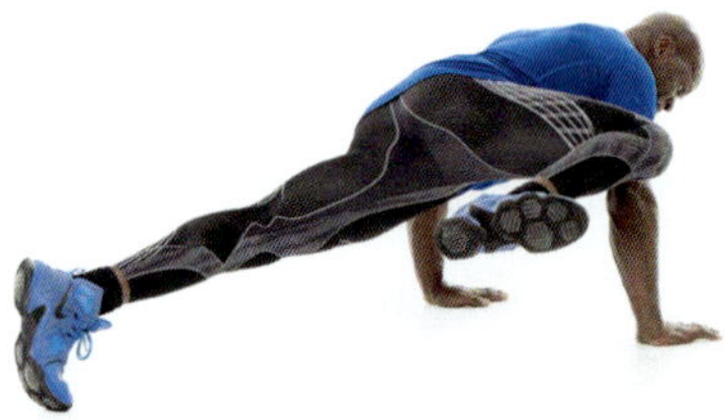

Ausgangs- und Endstellung: Liegestützposition.

Bewegung: Einen Liegestütz ausführen und dann in der oberen Stützposition abwechselnd das rechte und linke Knie über die Seite nach vorne ziehen.

B) Faszial mit Markus

a

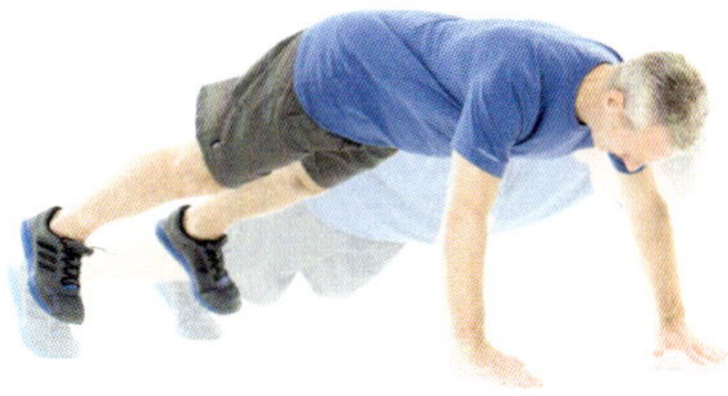

b

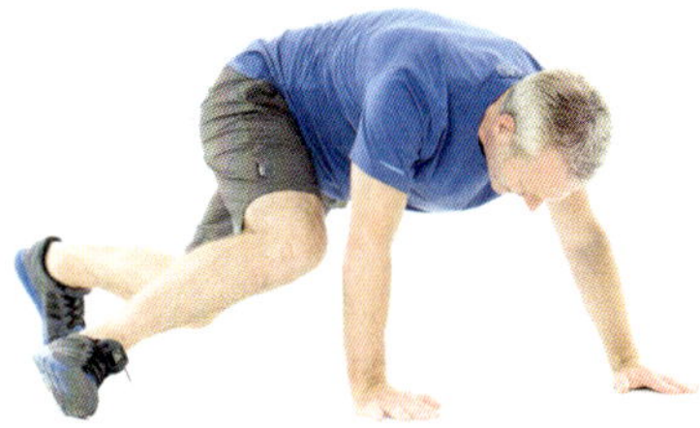

c

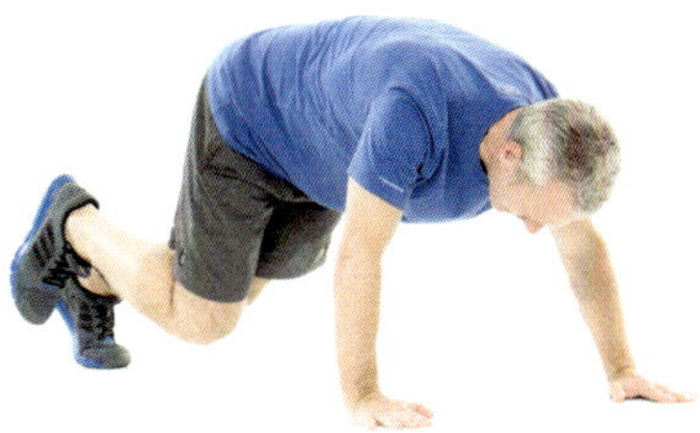

d

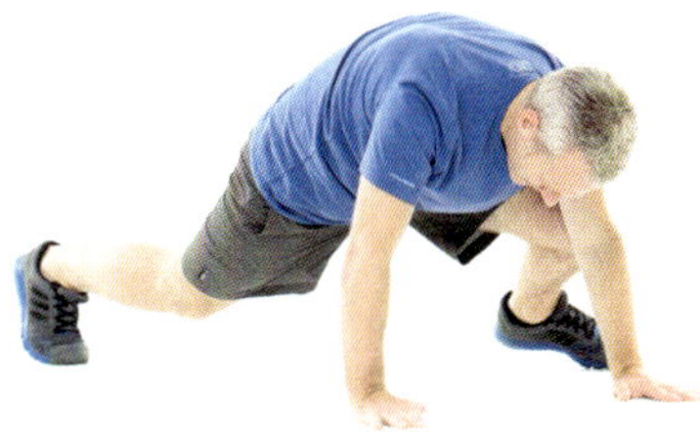

Ausgangs- und Endstellung: Liegestütz.

Bewegung:

a) Gesprungene Liegestütze. Die Arme und Beine sind kurzzeitig in der Luft.

b) Landung und sich sofort wieder katapultartig abdrücken. Kurze Kontaktzeit am Boden – mehrmals wiederholen.

c) Schwunghaftes, abwechselndes Nach-vorne-Ziehen des linken und rechten Knies über die Seite und sofortiges katapultartiges Strecken – mehrmals wiederholen.

Folgende drei Übungen können zur Steigerung des Schwierigkeitsgrades auch mit Kleingeräten ausgeführt werden. Dies haben wir bildlich dargestellt.

7.2.9 SIDE-STEP MIT UND OHNE LOOP

A) Klassisch mit Lamar

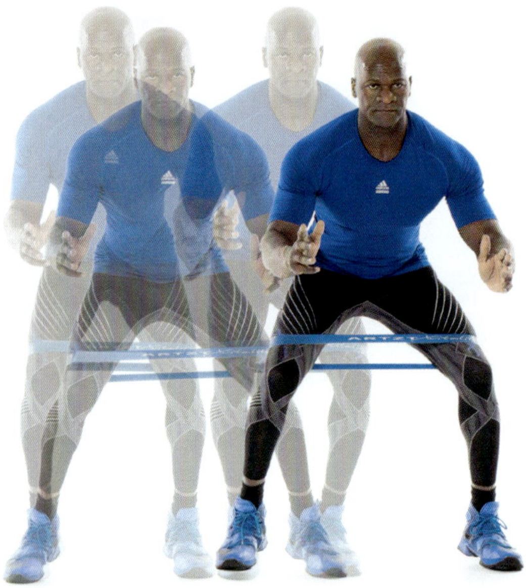

Ausgangs- und Endstellung: Stand. Die Knie sind leicht gebeugt. Die Ellbogen sind gebeugt und die Arme liegen eng am Körper.

Bewegung: Side-Steps (ein Bein ist IMMER am Boden). Große Schrittweite und langsame Ausführung.

B) Faszial mit Markus

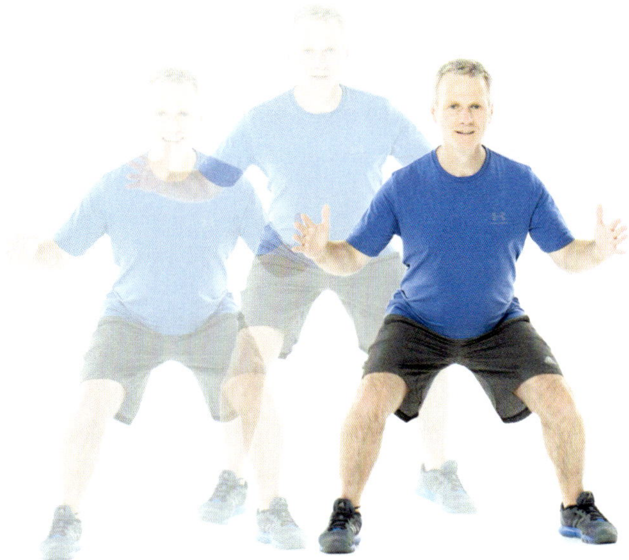

Ausgangs- und Endstellung: Hüftbreiter Stand mit gebeugten Knien. Die Ellbogen sind gebeugt.

Bewegung: Gesprungene Side-Steps mit kurzer Flugphase (beide Füße sind in der Luft). Klein und schnell.

7.2.10 SIDE-TWIST MIT UND OHNE BALL

A) Klassisch mit Lamar

Side-Twist mit Ball

a

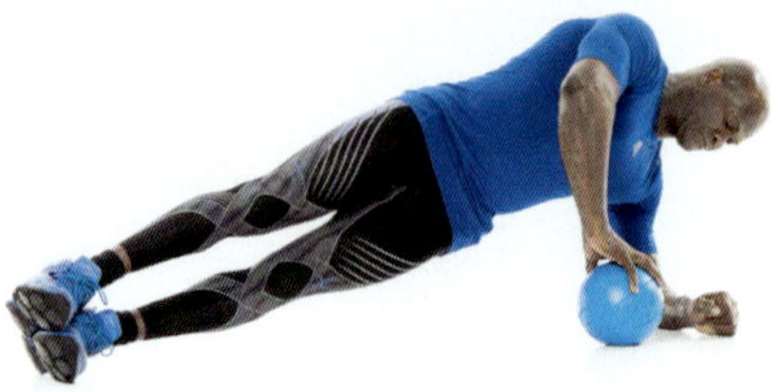

b

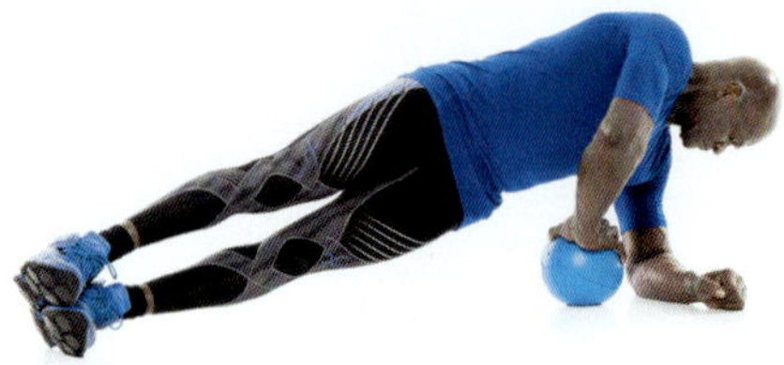

c

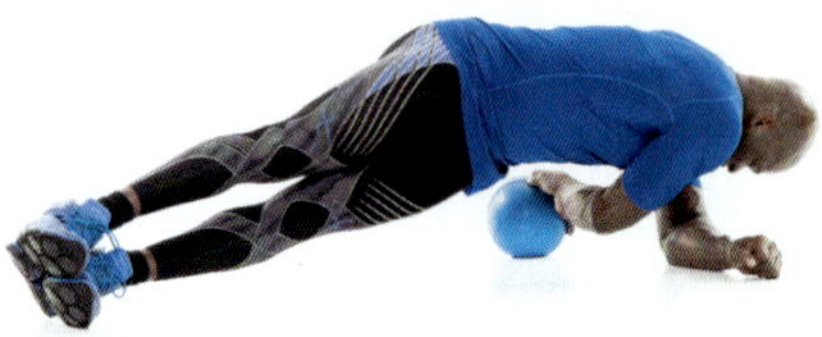

Ausgangs- und Endstellung: Seitlicher Unterarmstütz links. Die Hand liegt auf dem Ball vor dem Körper (Brusthöhe).

Bewegung: Den Ball unter dem Oberkörper durchrollen und dabei den Körper in Richtung Boden rotieren. Die Seite wechseln.

B) Faszial mit Markus

Side-Twist ohne Ball

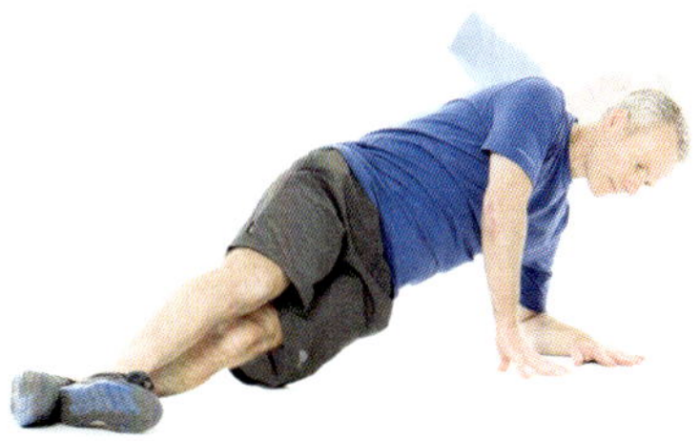
a

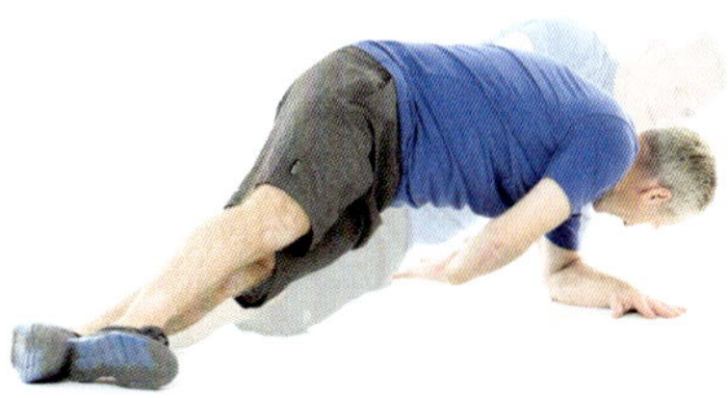
b

Ausgangs- und Endstellung: Seitlage auf einem Unterarm abgestützt. Der Rumpf wird in der Luft gehalten.

Bewegung:

a) Der Rumpf wird nach hinten rotiert, indem ein Arm nach hinten gestreckt wird.

b) Der Rumpf wird nach vorne, unten, hinten rotiert und mit Schwung wieder aufgerichtet.

c) Mehrmaliges Wiederholen der Bewegung.

7.2.11 KLIMMZÜGE (PT-ROOM)

A) Klassisch mit Lamar

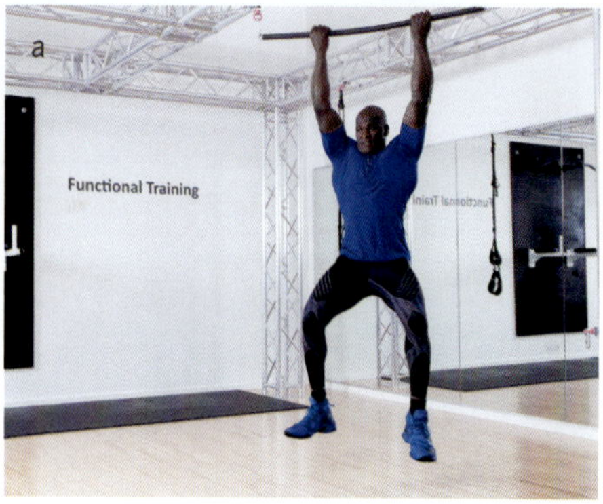

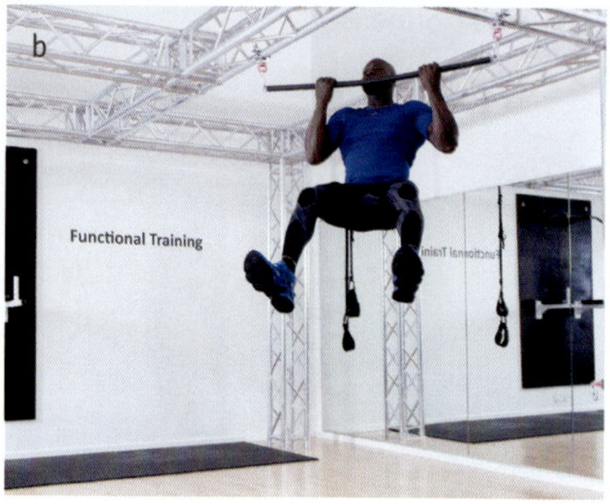

Ausgangs- und Endstellung: Hang an der Stange. Die Arme sind lang.

Bewegung: Die Arme beugen und strecken (Klimmzugbewegung).

B) Faszial mit Markus

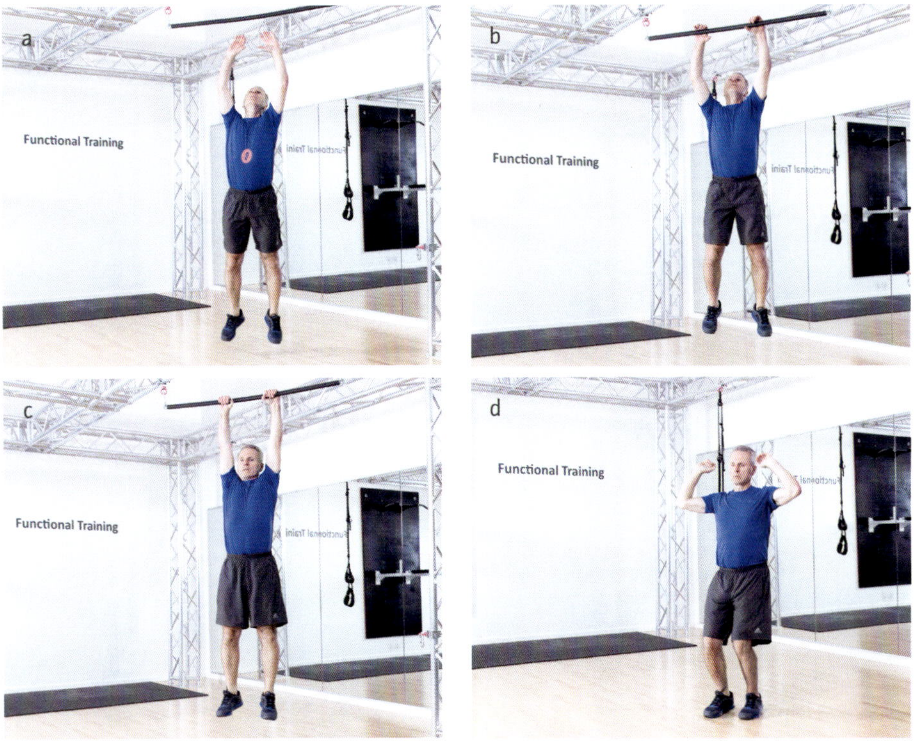

Ausgangs- und Endstellung: Stehend vor der Stange.

Bewegung:

a) Zur Stange mit leicht gebeugten Armen hochspringen.

b) Die Stange greifen und die Arme dabei passiv vom Körpergewicht strecken lassen.

c) Die Stange loslassen und in die Ausgangsposition zurückkehren.

7.3 KLASSISCHE UND FASZIALE ÜBUNGEN MIT GEWICHTSMANSCHETTEN

7.3.1 PUSH & SWING

A) Klassisch mit Lamar

Push stehend

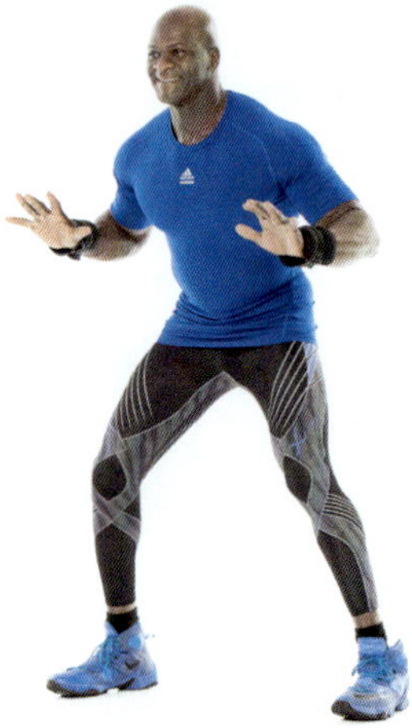

a

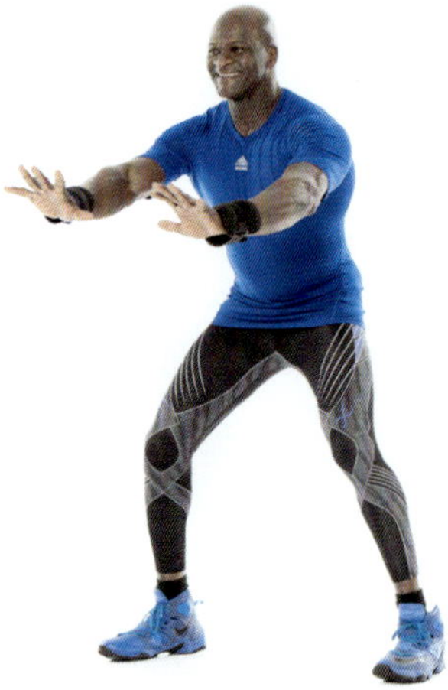

b

Ausgangsstellung: Stand, die Ellbogen sind gebeugt.

Bewegung: Die Hände kraftvoll nach vorne schieben (die Ellbogen strecken).

Endstellung: Die Ellbogen sind gestreckt.

B) Faszial mit Markus

Swing stehend

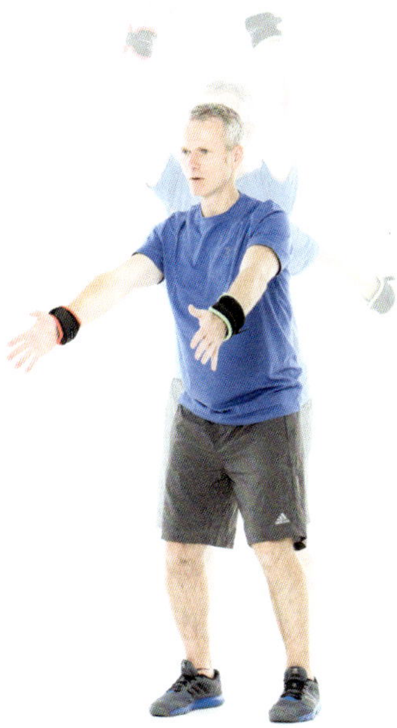

Ausgangs- und Endstellung: Stand, die Arme sind gestreckt über dem Kopf.

Bewegung: Die Arme schwingen nach vorne-hinten und dann wieder zurück in die Ausgangsstellung. Der Oberkörper bleibt aufrecht.

7.3.2 RUNNINGS & LATERAL SWING

A) Klassisch mit Lamar

Runnings stehend (paralleler Stand oder Schrittstellung)

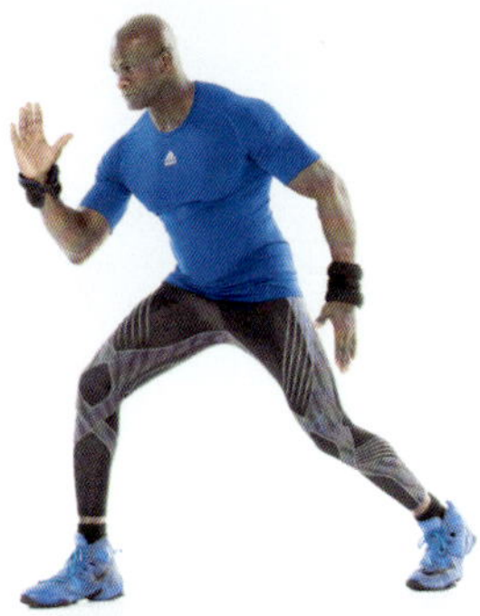

a

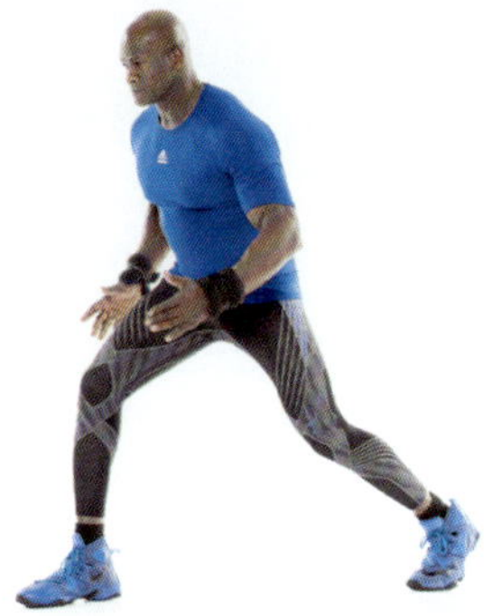

b

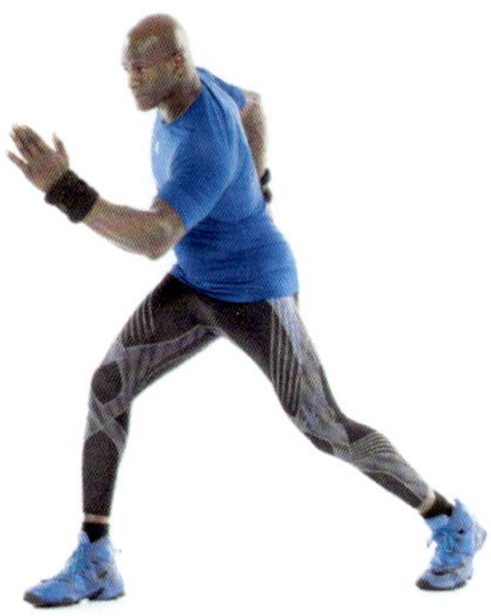

c

Ausgangsstellung: Schrittstellung, rechtes Bein und rechter Arm vorne.

Bewegung: Die Arme bewegen sich kraftvoll, gegengleich (wie beim Laufen) vor und zurück.

Endstellung: Schrittstellung, rechtes Bein und linker Arm vorne.

B) Faszial mit Markus

Lateral Swing

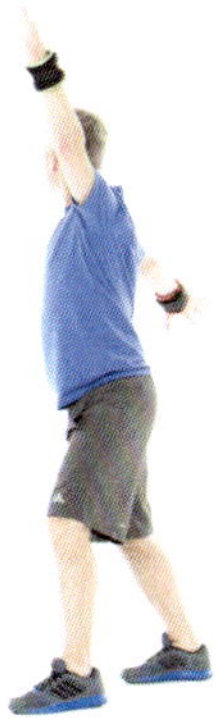

a

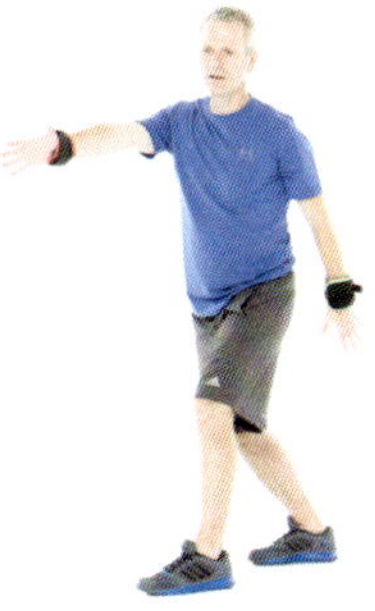

b

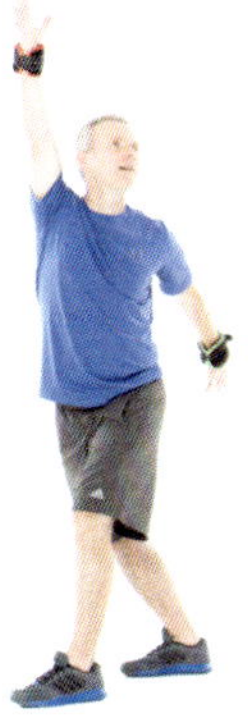

c

Ausgangs- und Endstellung: Leichte Schrittstellung, je ein Arm gestreckt nach vorne oben und hinten unten. Der Oberkörper ist zum hinteren Arm rotiert.

Bewegung: Die gestrechten Arme werden gegengleich vor- und zurückgeschwungen. Der Oberkörper rotiert dabei von einer Seite zur anderen.

7.3.3 TRANSVERSAL STEP & SWING

A) Klassisch mit Lamar

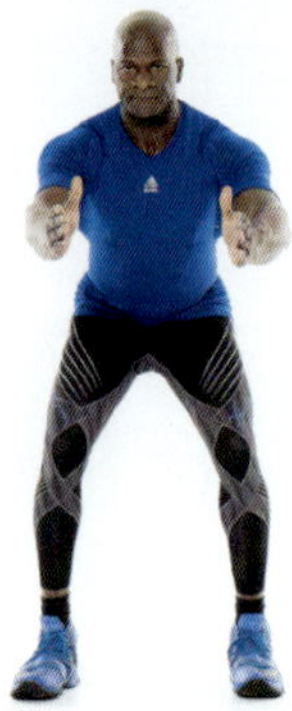
a

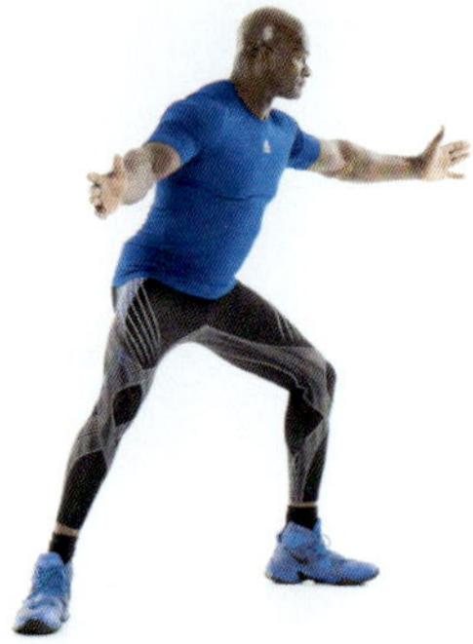
b

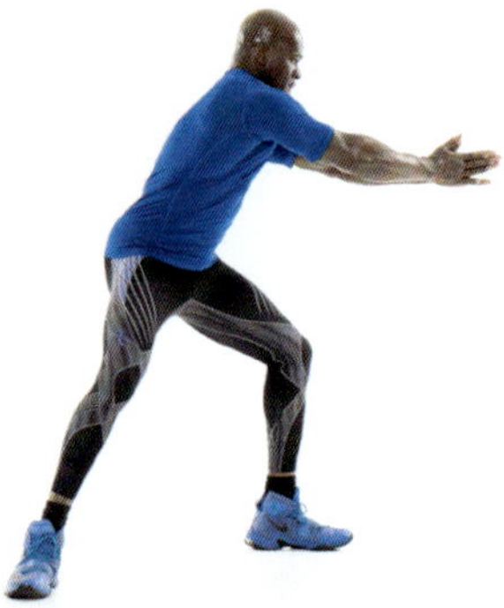
c

Ausgangs- und Endstellung: Stand. Die Knie sind leicht gebeugt, die Arme sind in Vorhalte mit gebeugten Ellbogen.

Bewegung: Schritt mit links diagonal nach hinten, dabei den linken Arm seitlich öffnen. Der Oberkörper dreht mit (links). Impulsives Armschließen (rechter Arm zum linken) und zurück in die Ausgangsstellung. Die Seite wechseln.

B) Faszial mit Markus

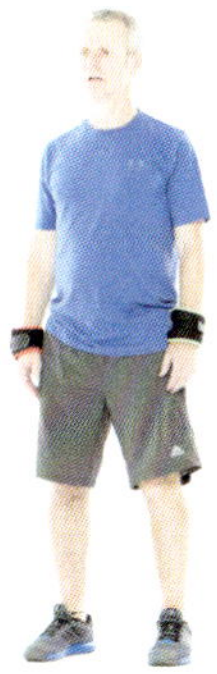

a

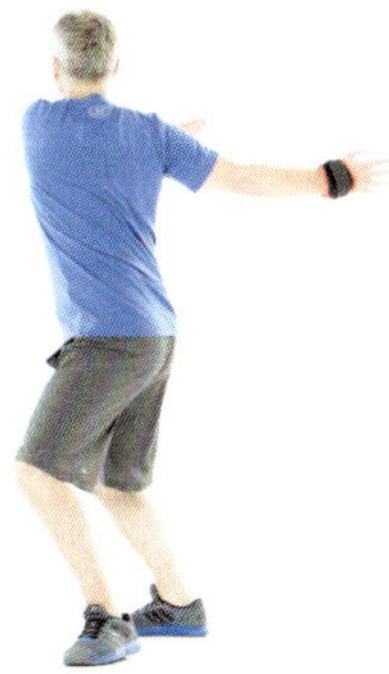

b

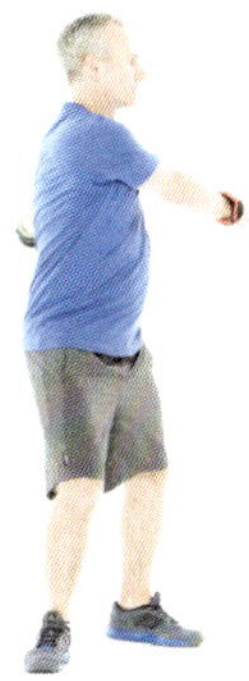

c

Ausgangs- und Endstellung: Stand. Die Arme hängen locker neben dem Körper.

Bewegung:

a) Armschwingen in die Rotation, ausgelöst durch eine Rumpfrotation (der Rumpf dreht – die Arme folgen).

b) Katapultartiger Richtungswechsel (der Rumpf dreht – die Arme folgen).

7.4 KLASSISCHE UND FASZIALE ÜBUNGEN MIT GEWICHTSBALL

7.4.1 PENDEL

A) Klassisch mit Lamar

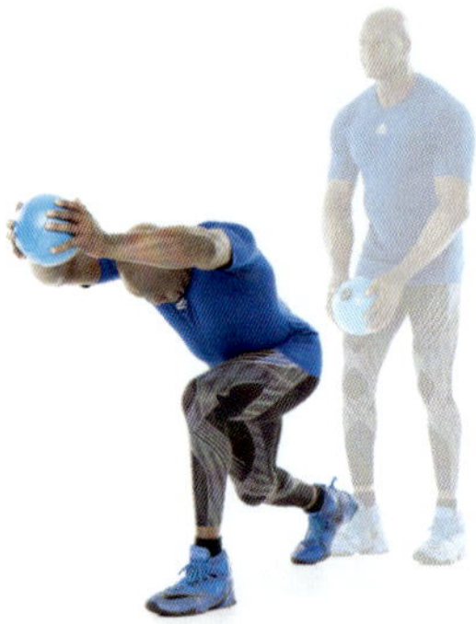

a

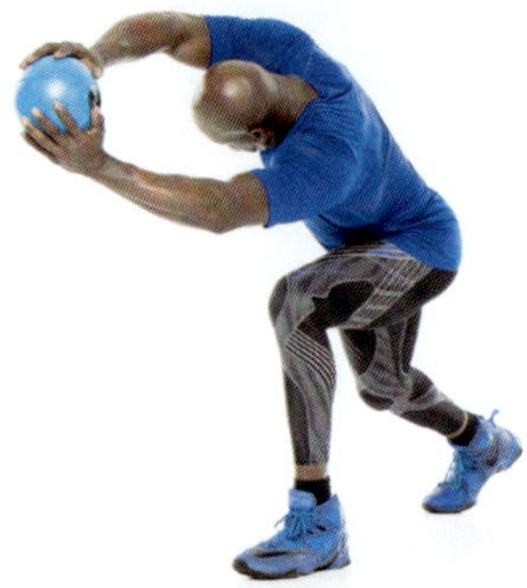

b

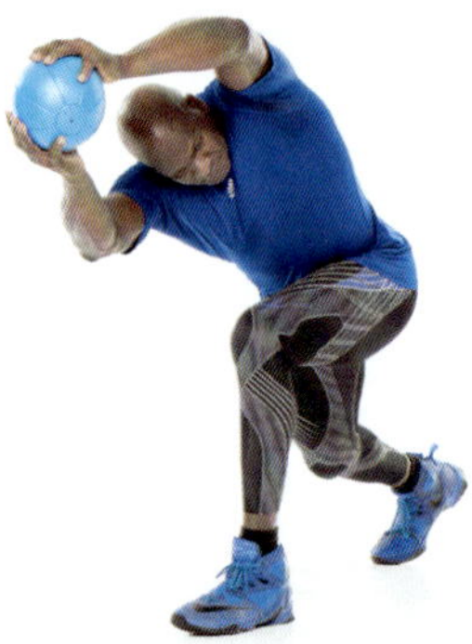

c

Ausgangs- und Endstellung: Stand. Der Ball ist vor der Hüfte.

Bewegung: Ausfallschritt nach vorne, dabei die Arme mit dem Ball bei aufrechtem Oberkörper nach vorne strecken. Den Oberkörper langsam absenken (die Arme sind neben den Ohren). Die Position halten und die langen Arme bzw. den Oberkörper nach rechts und links rotieren. Eine stabile Fußposition beibehalten! Zurück in die Ausgangsposition und das Bein wechseln.

B) Faszial mit Markus

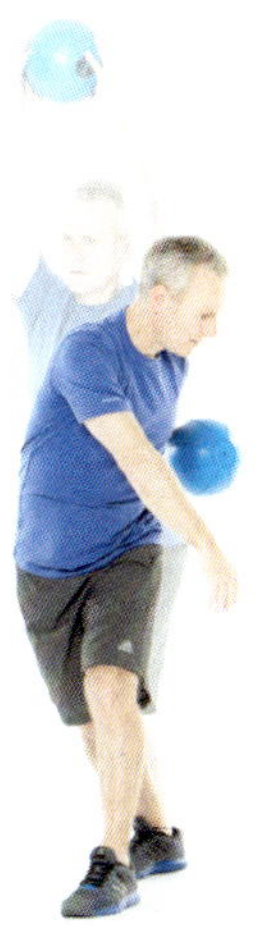

a

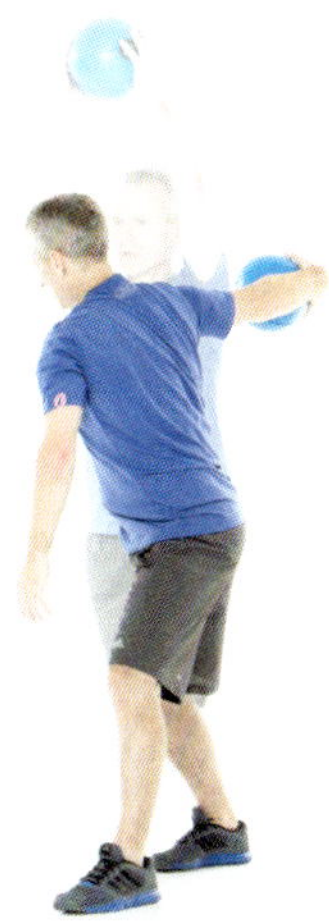

b

Ausgangs- und Endstellung: Stand. Schrittstellung. Den Ball mit gestreckten Armen über dem Kopf halten.

Bewegung:

a) Schwunghaftes Zurückführen des Balls auf der Seite des vorderen Beins.

b) Katapultartige Bewegungsumkehr und schwingende Rückführung zur Ausgangsposition.

c) Bewegung auf der anderen Seite ausführen.

7.4.2 MULTIDIREKTIONALE BALL-PUSHS

A) Klassisch mit Lamar

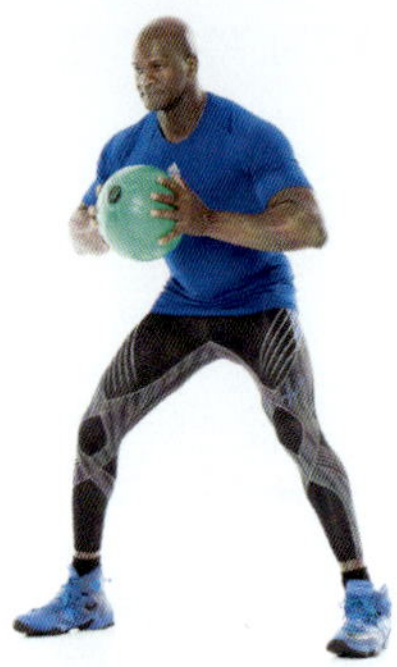

a

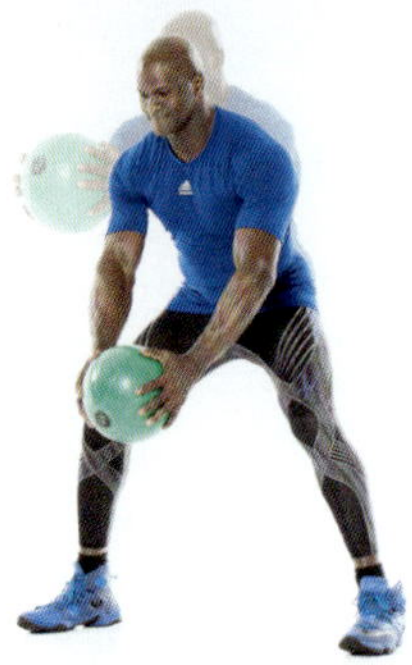

b

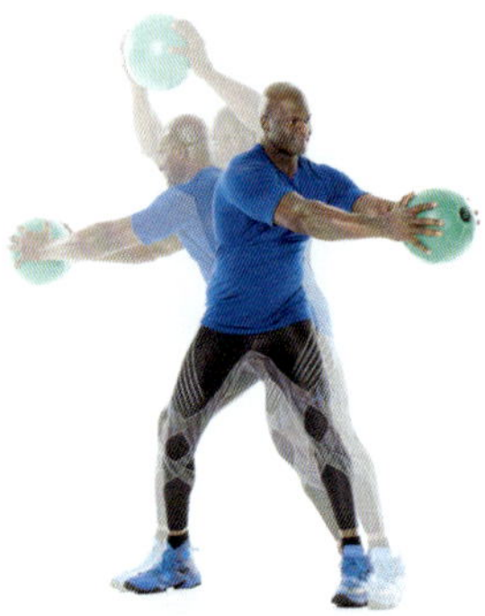

c

Ausgangs- und Endstellung: Stand mit weiter Fußstellung. Der Ball wird vor der Brust gehalten.

Bewegung: Kraftvolle Ball-Push-Bewegungen in alle Richtungen.

B) Faszial mit Markus

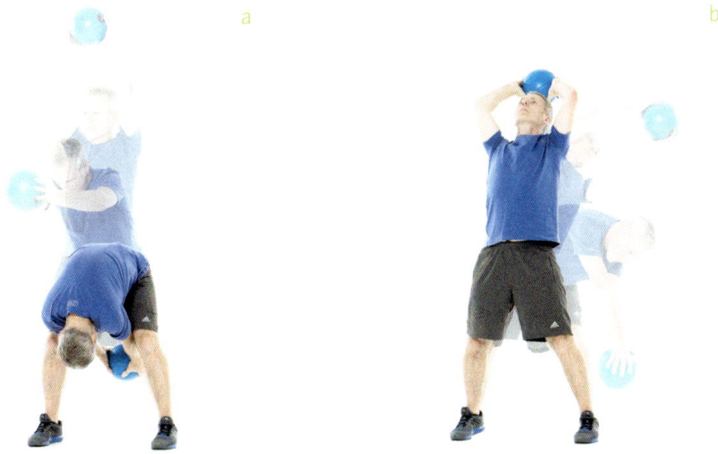

Ausgangs- und Endstellung: Stand mit weiter Fußstellung. Der Ball wird mit gestreckten Armen über dem Kopf gehalten.

Bewegung: Schwingende Rumpfbeuge nach vorne durch die Beine. Beim schwunghaften Aufrichten erfolgt eine ausholende Rotationsbewegung nach links oder rechts.

7.4.3 HORIZONTALE BALL-PUSHS

A) Klassisch mit Lamar

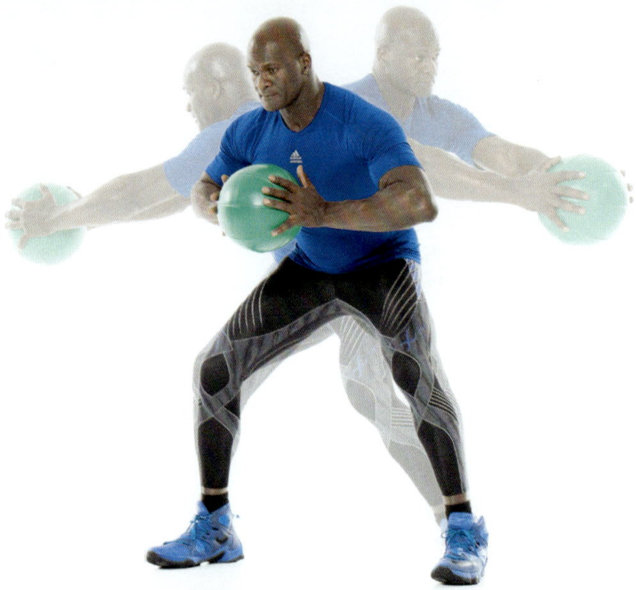

Ausgangs- und Endstellung: Stand mit weiter Fußstellung. Der Ball befindet sich vor der Brust.

Bewegung: Kraftvolle Ball-Push-Bewegungen nach rechts und links mit Oberkörperrotation.

B) Faszial mit Markus

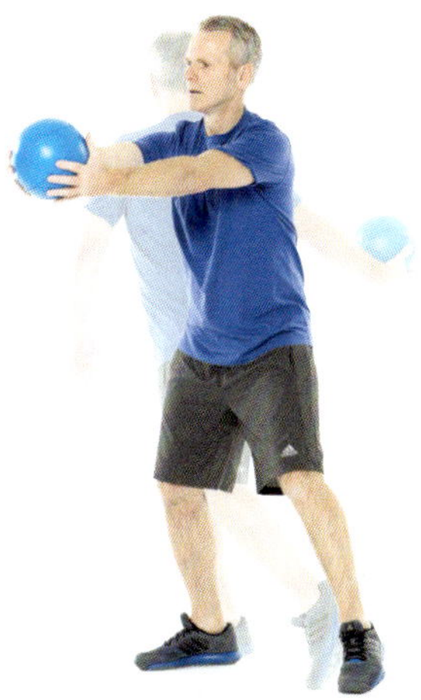

a

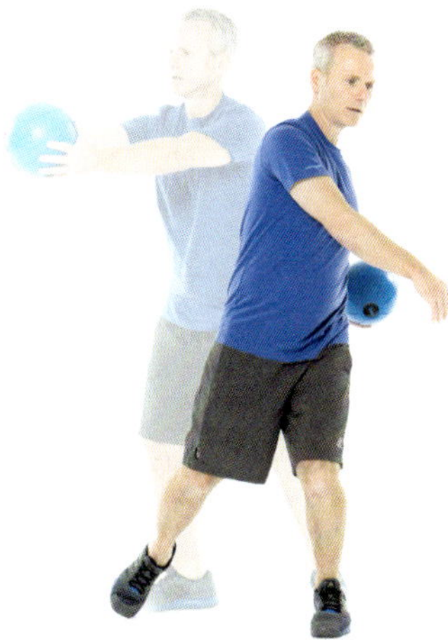

b

Ausgangs- und Endstellung: Stand mit weiter Fußstellung. Der Ball befindet sich vor der Brust.

Bewegung: Horizontale, endgradige Ballschwünge nach rechts und links auf Brusthöhe mit katapultartigen Richtungswechseln in der Bewegungsumkehr.

7.4.4 Y-PRESS & SWING

A) Klassisch mit Lamar

Y-Press

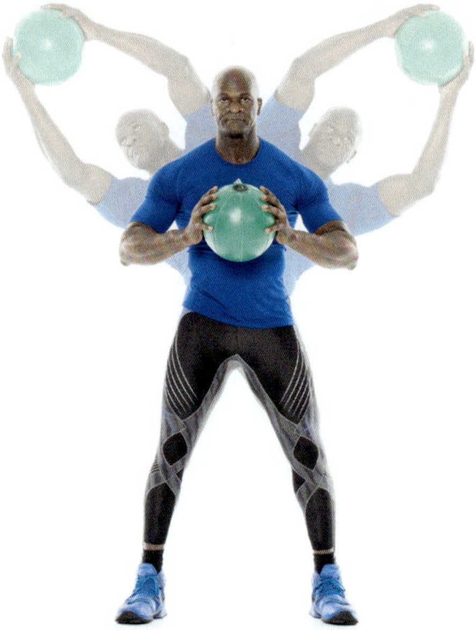

Ausgangs- und Endstellung: Stand mit weiter Fußstellung. Der Ball befindet sich vor der Brust.

Bewegung: Kraftvolle Ball-Push-Bewegungen nach oben, rechts und links.

B) Faszial mit Markus

Y-Swing

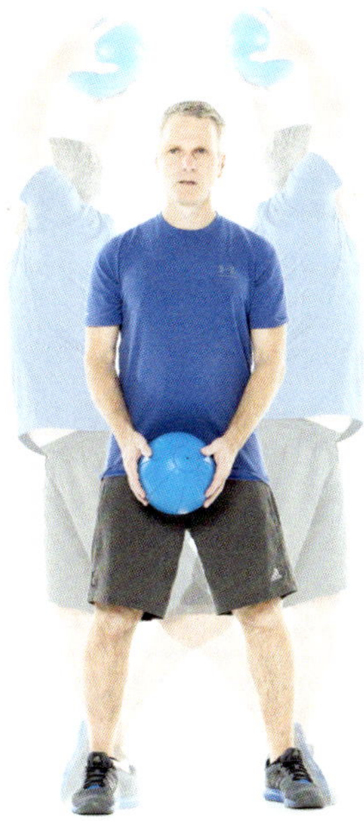

Ausgangs- und Endstellung: Stand mit weiter Fußstellung. Der Ball befindet sich vor der Brust.

Bewegung: Endgradige Ballschwünge über die Seiten nach oben mit katapultartigem Richtungswechsel in der Bewegungsumkehr.

7.4.5 RÜCKENEXTENSION

A) Klassisch mit Lamar

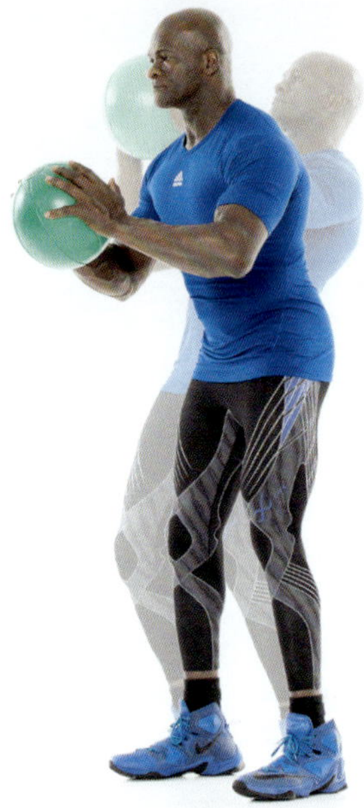

Ausgangs- und Endstellung: Stand mit weiter Fußstellung. Der Ball wird vor der Brust gehalten.

Bewegung: Die Knie beugen, den Oberkörper aus den Knien (Hüfte bleibt stabil) nach hinten neigen und langsam wieder aufrichten. Der Ball bleibt vor der Brust.

B) Faszial mit Markus

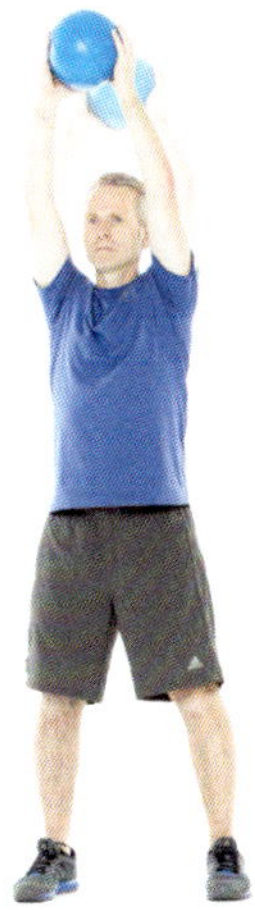

a

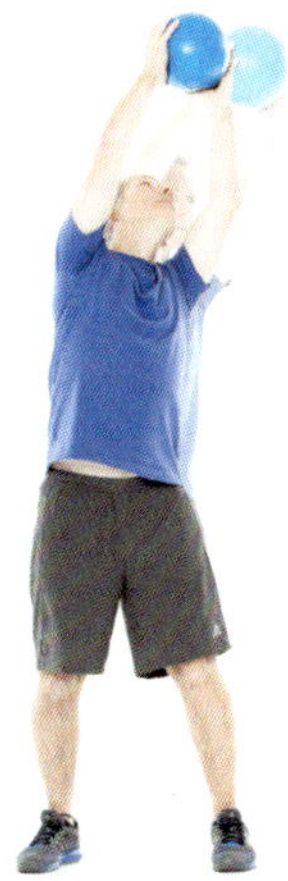

b

Ausgangs- und Endstellung: Gerader, aufrechter Stand. Der Ball wird mit gestreckten Armen über dem Kopf gehalten.

Bewegung:

a) Wippende, federnde Bewegungen nach hinten (Extension) – nicht knicken, sondern biegen.

b) Wippende, federnde Bewegungen nach hinten und zur Seite (links und rechts).

7.4.6 LUNGE & PUSH

A) Klassisch mit Lamar

a

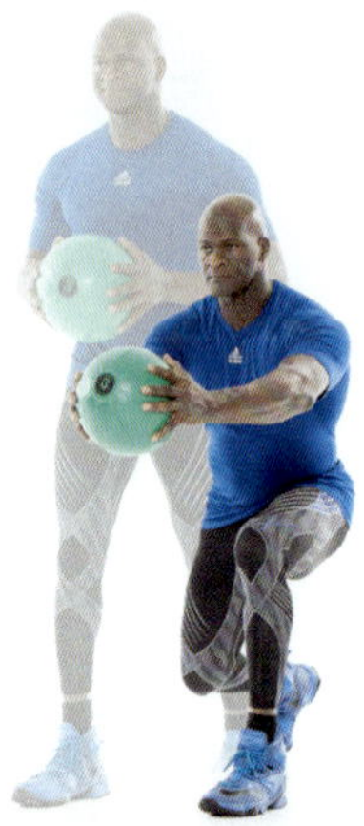

b

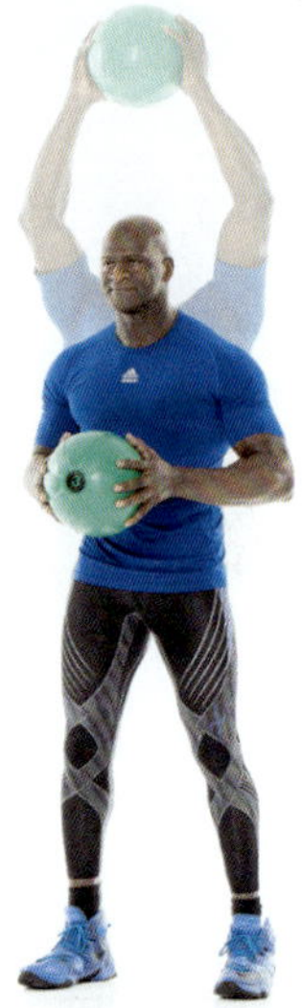

Ausgangs- und Endstellung: Stand. Der Ball wird vor der Brust gehalten.

Bewegung: Lunge nach vorne, dabei den Ball impulsiv nach vorne strecken. Zurück in den Stand (Ball vor der Brust) und den Ball impulsiv über den Kopf heben.

B) Faszial mit Markus

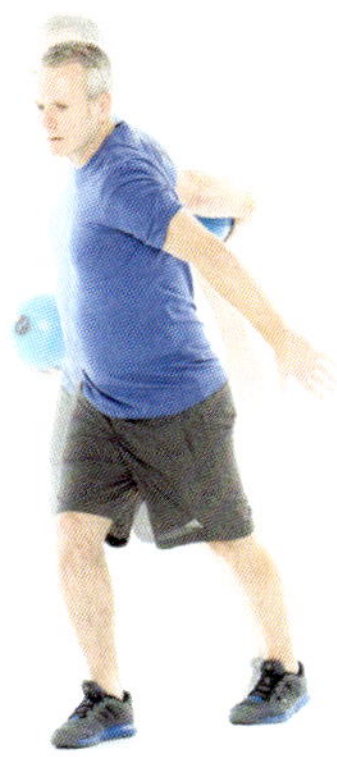

a

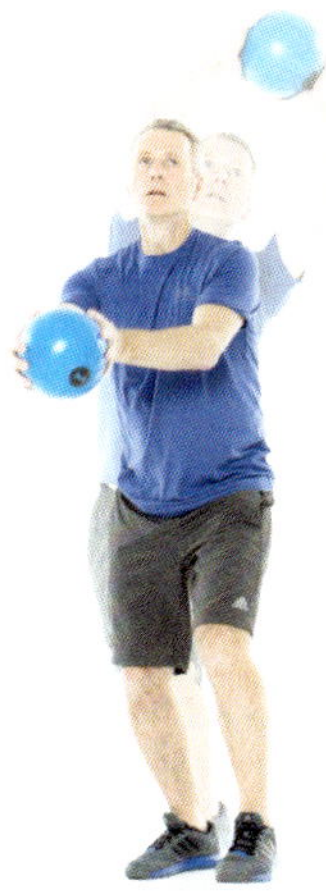

b

Ausgangs- und Endstellung: Gerader, aufrechter Stand. Der Ball wird vor der Brust gehalten.

Bewegung:

a) Ausholbewegung mit dem rechten Arm nach hinten. Gleichzeitig wird mit dem linken Bein ein Schritt nach vorne gemacht.

b) Katapultartiger Richtungswechsel. Der rechte Arm wird diagonal von hinten nach vorne oben geschwungen und gleichzeitig wird mit dem linken Bein ein Schritt nach hinten gemacht. Das rechte Bein bleibt das Standbein.

7.4.7 SMASH & JUMP

A) Klassisch mit Lamar

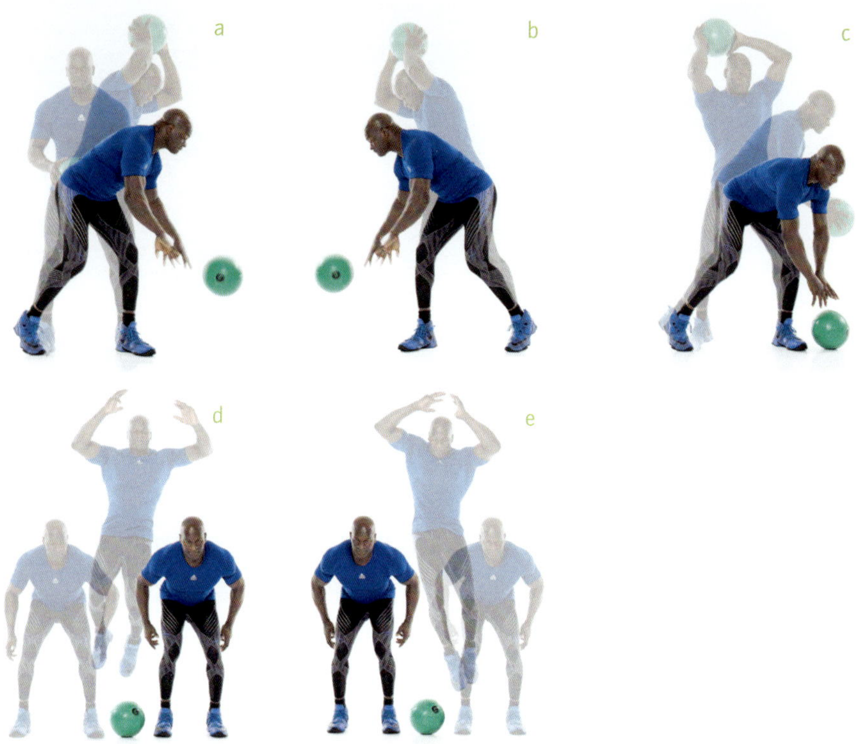

Ausgangs- und Endstellung: Stand. Der Ball wird auf Hüfthöhe gehalten.

Bewegung: Den Ball mit der Rotation des Oberkörpers nach oben rechts ziehen und ihn dann kraftvoll seitlich auf den Boden prellen. Den Ball auffangen und die gleiche Bewegung auf der anderen Körperseite durchführen. Den Ball seitlich ablegen und kraftvolle Schlusssprünge über den Ball durchführen. Alle Schritte wiederholen mit Ballablage auf der andere Seite.

B) Faszial mit Markus

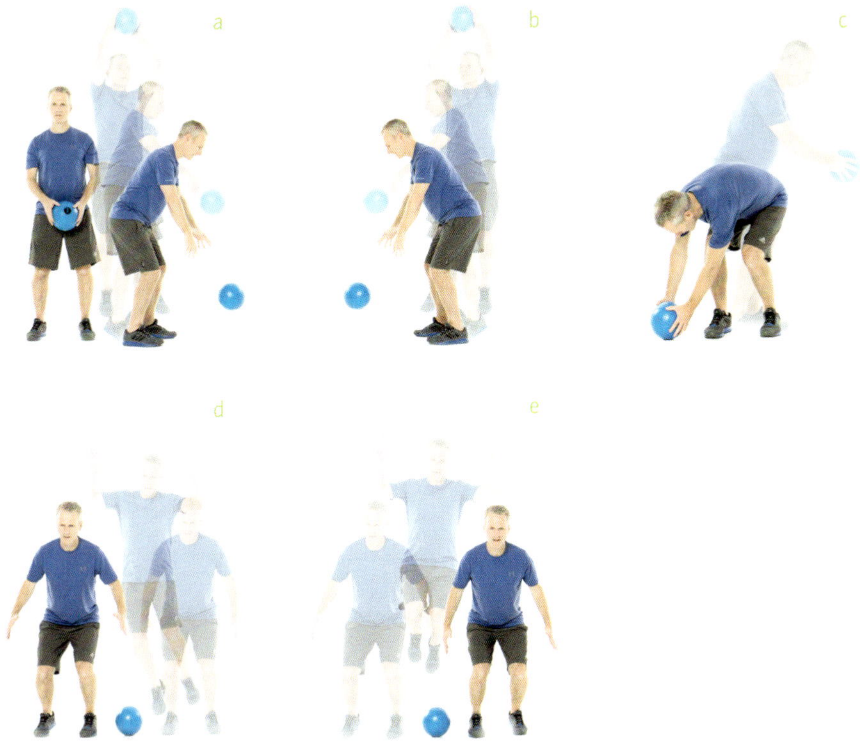

Ausgangs- und Endstellung: Gerader, aufrechter Stand. Der Ball wird vor der Brust gehalten.

Bewegung:

a) Der Ball wird über die Seite ausholend nach oben geschwungen. Dadurch wird ein Sprung ausgelöst.

b) In der Luft wird der Ball aktiv und kräftig auf den Boden geworfen.

c) Der Ball wird wieder aufgenommen und die Bewegung insgesamt dreimal wiederholt.

d, e) Nach dem dritten Mal wird der Ball abgelegt und es wird sechsmal über den Ball gesprungen (wichtig: kurze Kontaktzeiten am Boden – Stichwort „Katapult“).

7.4.8 (FLYING) BEIN-ACHTERSCHWUNG

A) Klassisch mit Lamar

Bein-Achterschwung

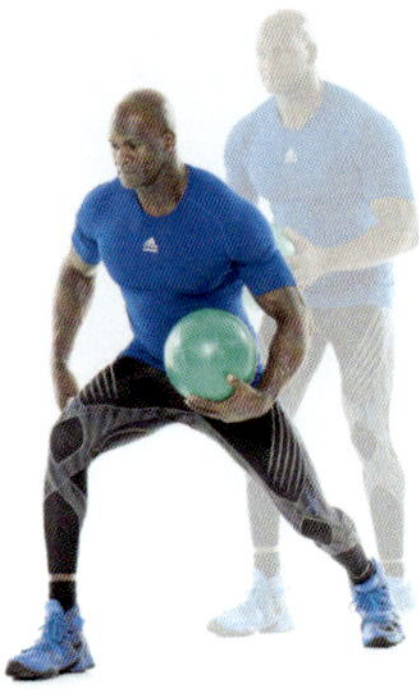

a

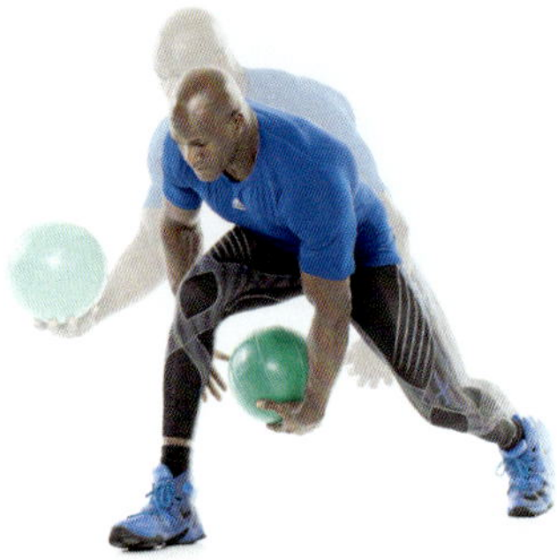

b

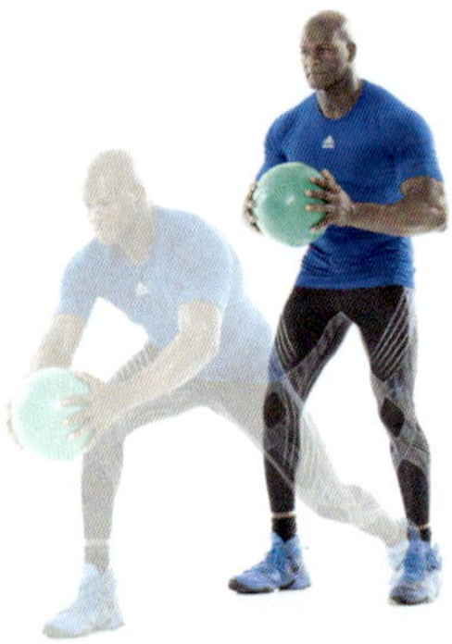

c

Ausgangs- und Endstellung: Stand. Der Ball wird auf Hüfthöhe gehalten.

Bewegung: Lunge nach vorne. Den Ball im Achterschwung um den vorderen Oberschenkel kreisen. Die stabile Lungeposition aufrechterhalten. Sich wieder aufrichten und das Bein wechseln.

B) Faszial mit Markus

Flying Bein-Achterschwung

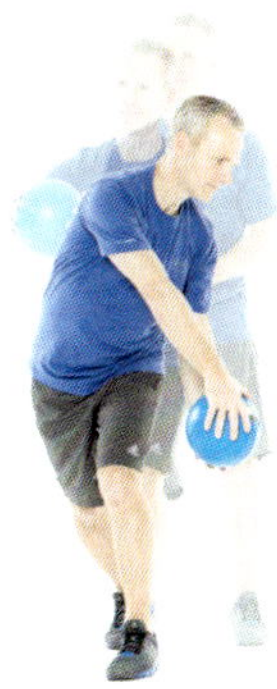

a

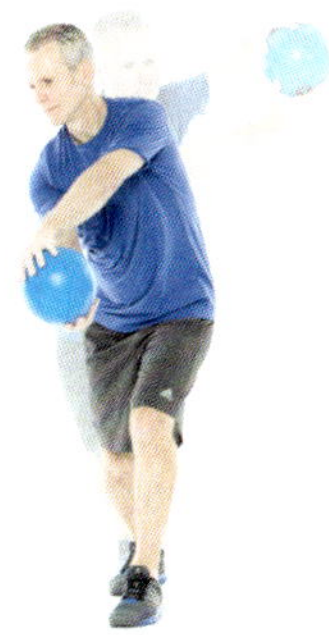

b

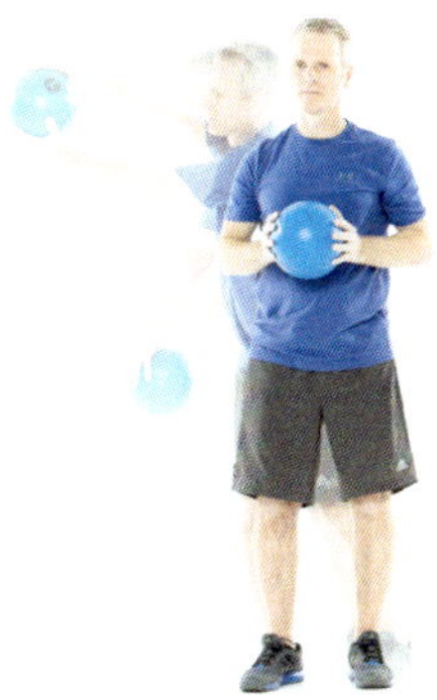

c

Ausgangs- und Endstellung: Gerader, aufrechter Stand. Der Ball wird vor der Brust gehalten.

Bewegung:

a) Der linke Fuß macht einen Schritt nach vorne. Gleichzeitig wird schwingend eine Acht mit dem Ball beschrieben, die, beginnend über das linke Bein und dann über das rechte Bein, zurück zur Ausgangsposition führt.

b) Nun macht der rechte Fuß einen Schritt nach vorne und die Bewegung wird auf der anderen Seite wiederholt.

7.4.9 HORIZONTALE BALLPÄSSE

A) Klassisch mit Lamar

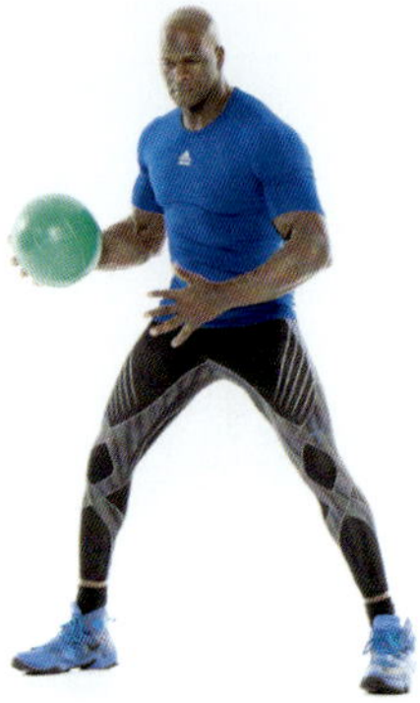
a

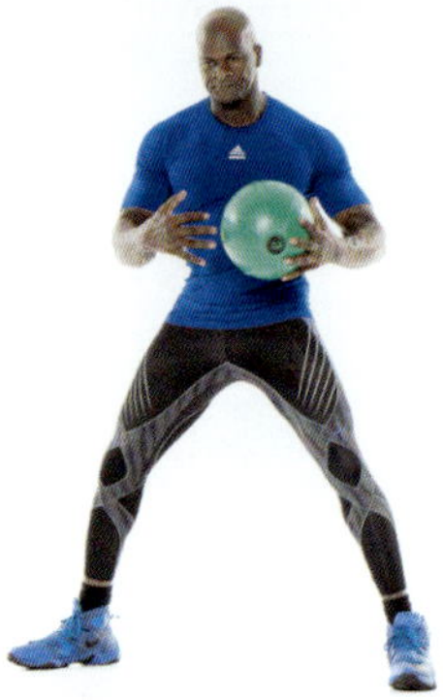
b

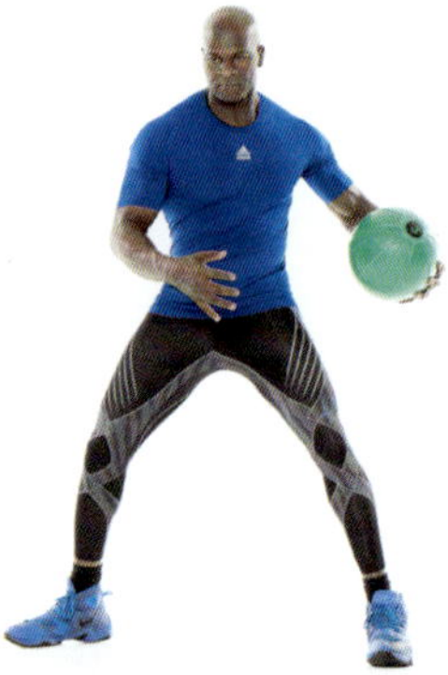
c

Ausgangs- und Endstellung: Stand. Der Ball wird vor der Brust gehalten.

Bewegung: Den Ball im stabilen Stand schnell und kurz zwischen den Händen hin- und herpassen. Kurze Kontaktzeiten.

B) Faszial mit Markus

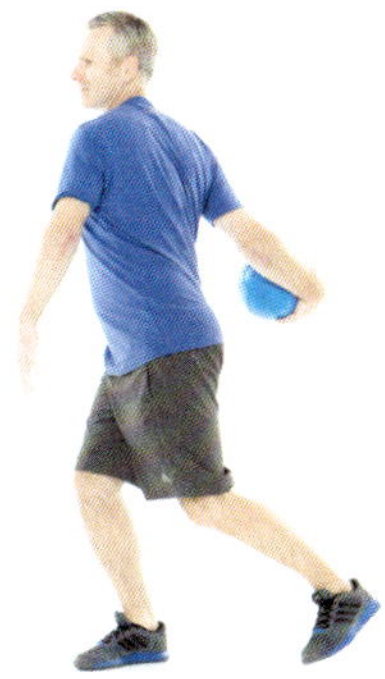
a

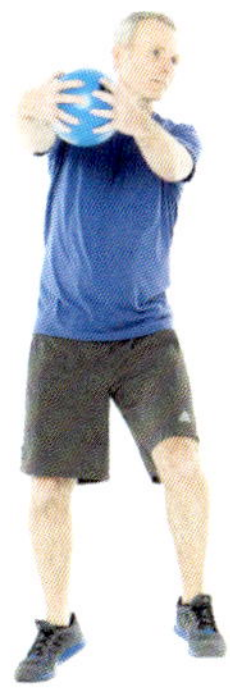
b

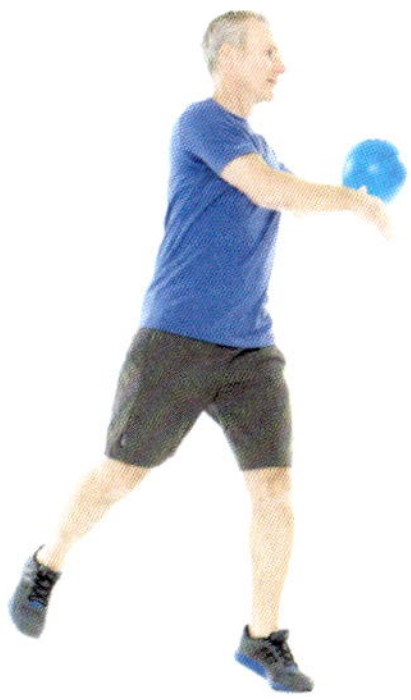
c

Ausgangs- und Endstellung: Gerader, aufrechter Stand und leichte Schrittstellung. Der Ball wird vor der Brust gehalten.

Bewegung

a) Ausholbewegung mit dem rechten Arm nach hinten.

Katapultartiger Richtungswechsel. Der rechte Arm mit dem Ball wird auf Brusthöhe wie ein Diskuswurf nach vorne beschleunigt. Dies löst eine Sprungbewegung aus.

b) Vor dem Körper wird während der Sprungphase der Ball in die andere Hand übergeben.

c) Landung und erneute Ausholbewegung.

7.4.10 OBERKÖRPER-TWIST & SWING

A) Klassisch mit Lamar

Twist

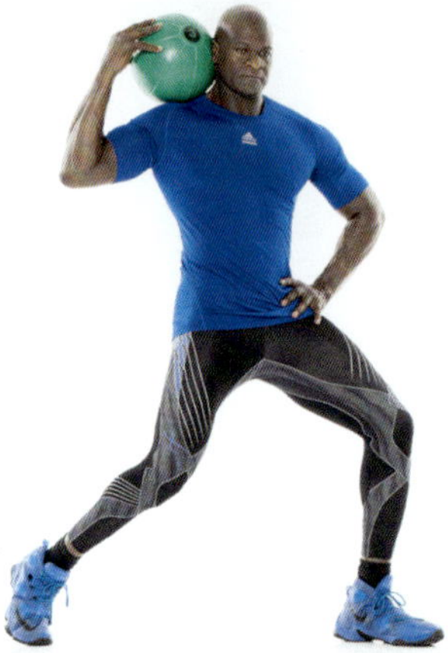

a

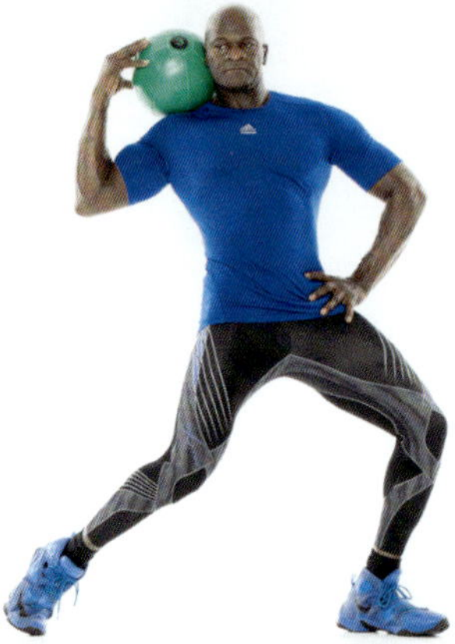

b

Ausgangs- und Endstellung: Ausfallschritt mit dem Ball auf der rechten Schulter.

Bewegung: Bei stabiler Hüftposition den Oberkörper aufrecht in Richtung Ball rotieren. Das Bein wechseln.

B) Faszial mit Markus

Swing

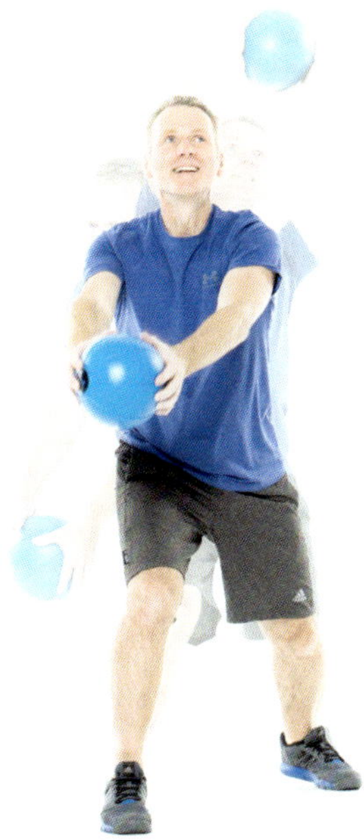

Ausgangs- und Endstellung: Gerader, aufrechter Stand und der Ball wird vor dem Körper gehalten.

Bewegung:

a) Ausfallschritt mit dem rechten Bein. Gleichzeitig wird der Ball am rechten Bein schwingend vorbeigeführt.

b) Katapultartige Bewegungsumkehr. Der Ball wird von hinten rechts diagonal nach oben links geschwungen – der Rücken kommt in die Extension.

c) Diese Bewegung wird mehrmals schwingend durchgeführt.

d) Seitenwechsel.

7.4.11 DIAGONALE CRUNCHES

A) Klassisch mit Lamar

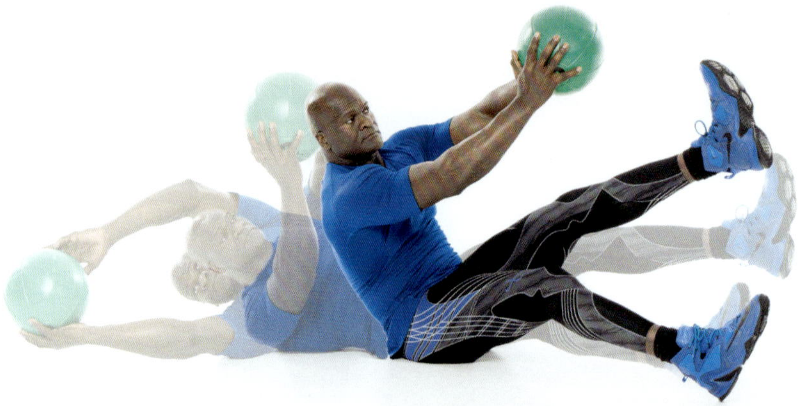

Ausgangs- und Endstellung: Rückenlage. Den Ball mit langen Armen über dem Kopf halten und das linke Bein vom Boden abheben.

Bewegung: Den Oberkörper mit langen Armen anheben und leicht nach rechts rotieren. Den Ball in Richtung des gestreckten Beins bewegen. Den Ball dabei anschauen und das linke Bein angehoben lassen. Zurück in die Rückenlage und die Seite/das Bein wechseln.

B) Faszial mit Markus

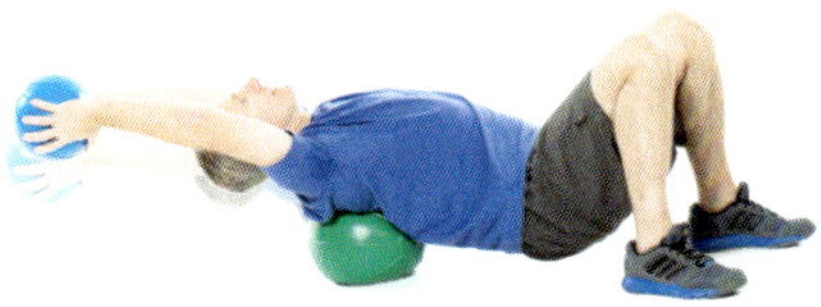

a

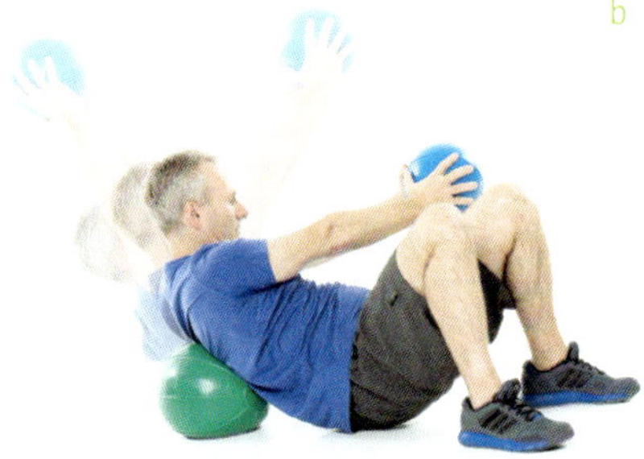

b

Ausgangs- und Endstellung: Rückenlage, die Brustwirbelsäule wird auf einem Ball abgelegt. Die Beine sind angestellt. Es wird ein Ball gestreckt über dem Kopf gehalten.

Bewegung:

a) Wippende Bewegungen mit dem Ball nach hinten in die Extension.

b) Explosive, die Extension ausnutzende Bewegung in die Aufrichtung und zur Seite.

c) Den Oberkörper wieder zurückführen und wieder wippen.

d) Mehrmaliges Wiederholen.

7.4.12 SIDE TIP & STRETCH

A) Klassisch mit Lamar

Side Tip

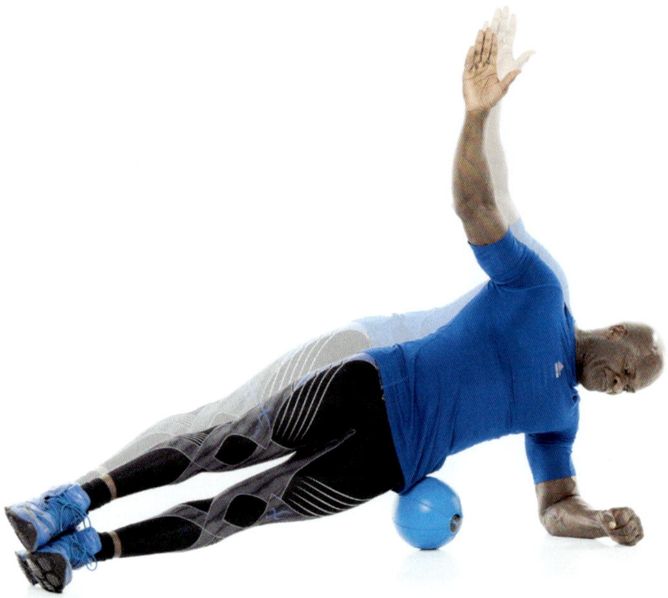

Ausgangs- und Endstellung: Seitlicher Unterarmstütz links. Den rechten Arm gestreckt nach oben angehoben. Der Ball liegt unter der Hüfte.

Bewegung: Die Hüfte langsam bis zum Ball senken. Diesen leicht berühren und wieder zurück. Die Seite wechseln.

B) Faszial mit Markus

Side Stretch

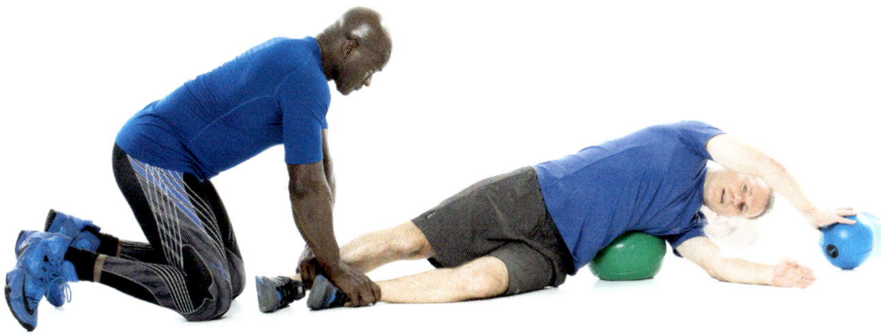

Ausgangs- und Endstellung: In Seitlage den Brustkorb auf einen Ball legen. Der Partner hält die Füße. Die Hand des über den Kopf gestreckten Arms ist auf einem Ball abgelegt.

Bewegung: Die abgelegte Hand wird auf dem Ball wippend nach vorne gerollt.

7.4.13 TWISTED CRUNCH

A) Klassisch mit Lamar

Sitz

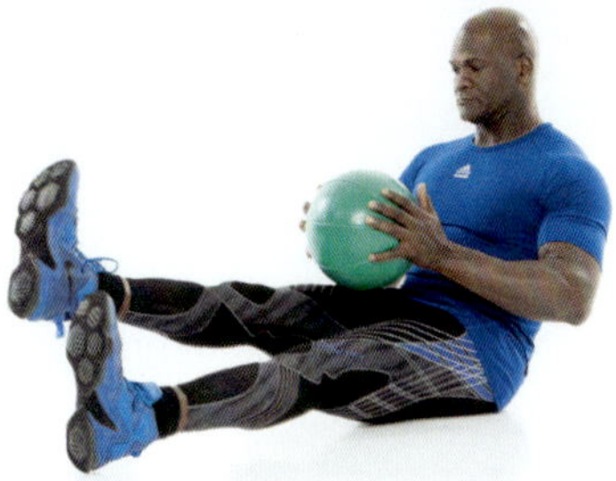

a

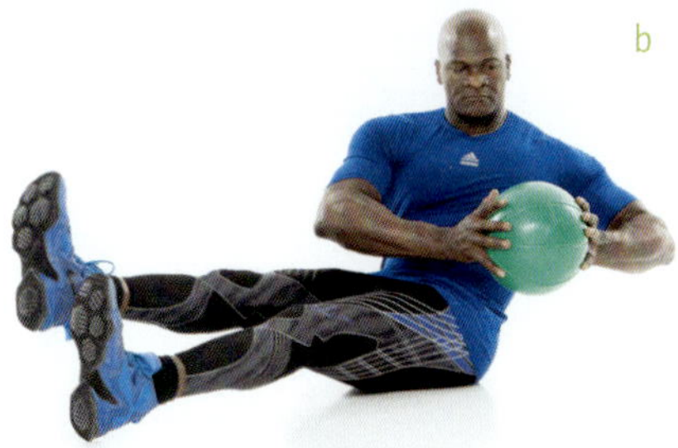

b

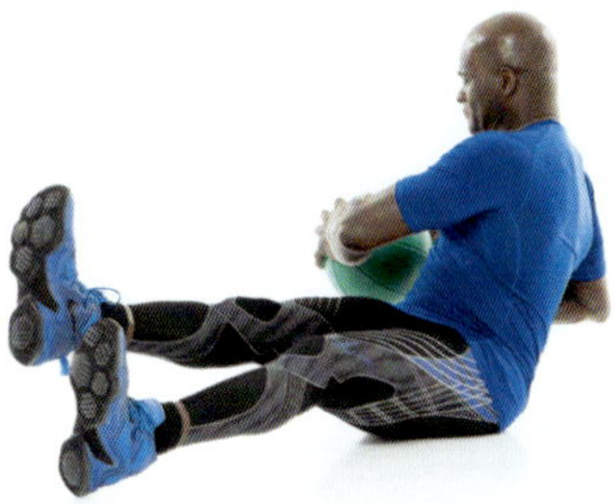

c

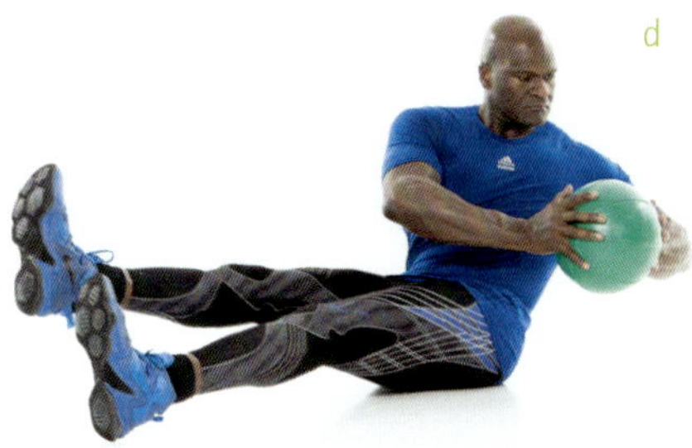

d

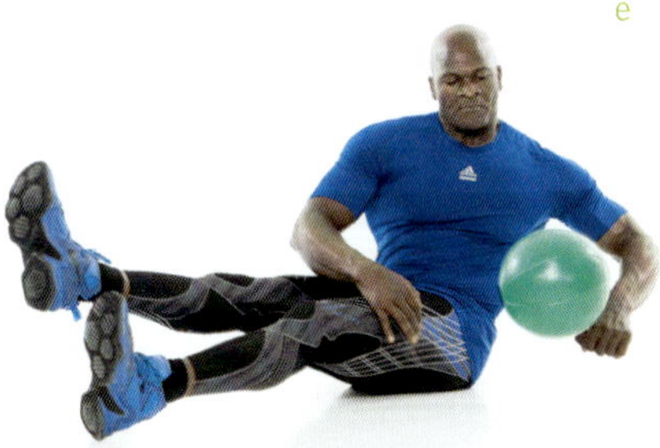

e

Ausgangs- und Endstellung: Langsitz mit dem Ball vor dem Oberkörper. Rechtes Bein angehoben.

Bewegung: Den Oberkörper nach rechts und links rotieren. Das Bein bleibt dabei vom Boden abgehoben. Das Bein wechseln.

B) Faszial mit Markus

Rückenlage

a

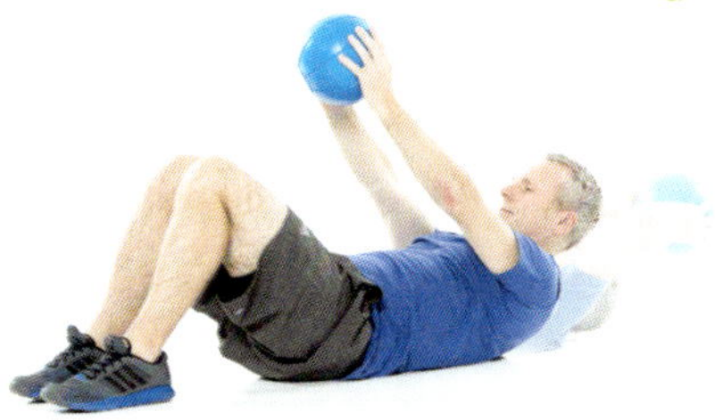

b

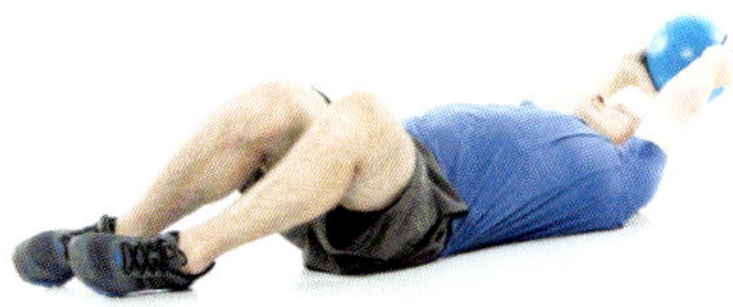

c

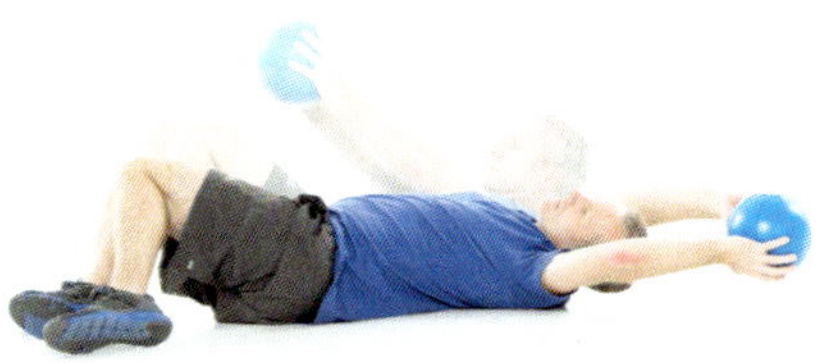

Ausgangs- und Endstellung: Rückenlage. Die Beine sind angestellt. Die Arme sind gestreckt über dem Kopf mit Ball.

Bewegung:

a) Schwunghaftes Aufrichten des Oberkörpers mit Ball zu den Knien.

b, c) Schwunghaftes Wiederablegen des Oberkörpers mit gleichzeitigem seitlichen Ablegen der Knie zur entgegengesetzten Seite.

Katapultartiges Wiederaufrichten des Oberkörpers und der Knie.

Mehrmaliges Wiederholen.

7.4.14 OBERKÖRPERROTATION

A) Klassisch mit Lamar

Passiv

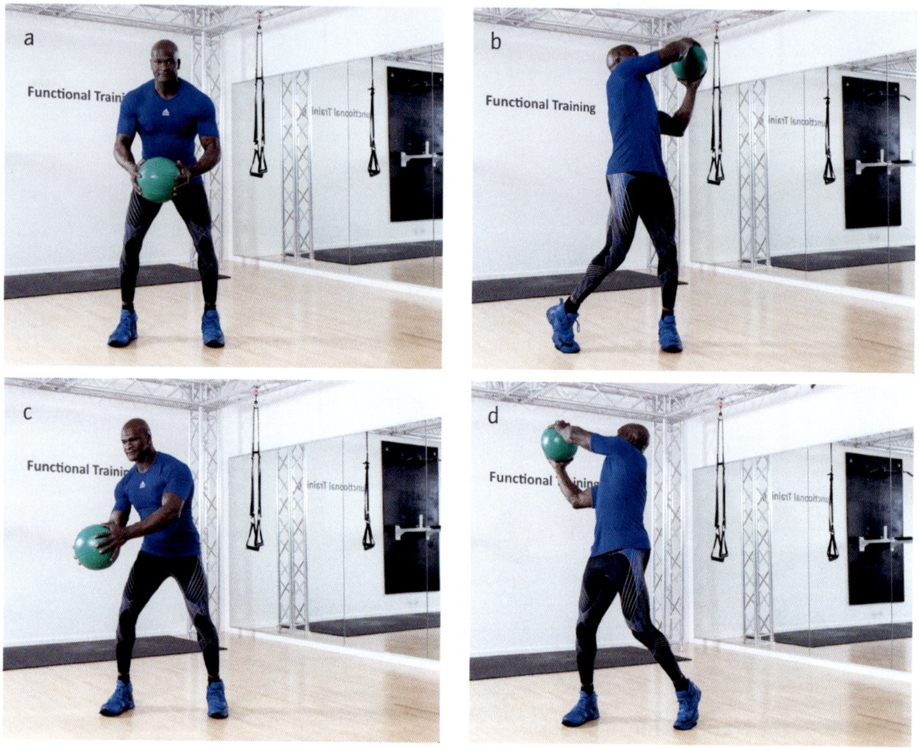

Ausgangs- und Endstellung: Stand. Der Ball wird auf Hüfthöhe gehalten.

Bewegung: Rückwärtige Ballwurfbewegung rechts/links im Wechsel OHNE Abwurf.

B) Faszial mit Markus

Aktiv

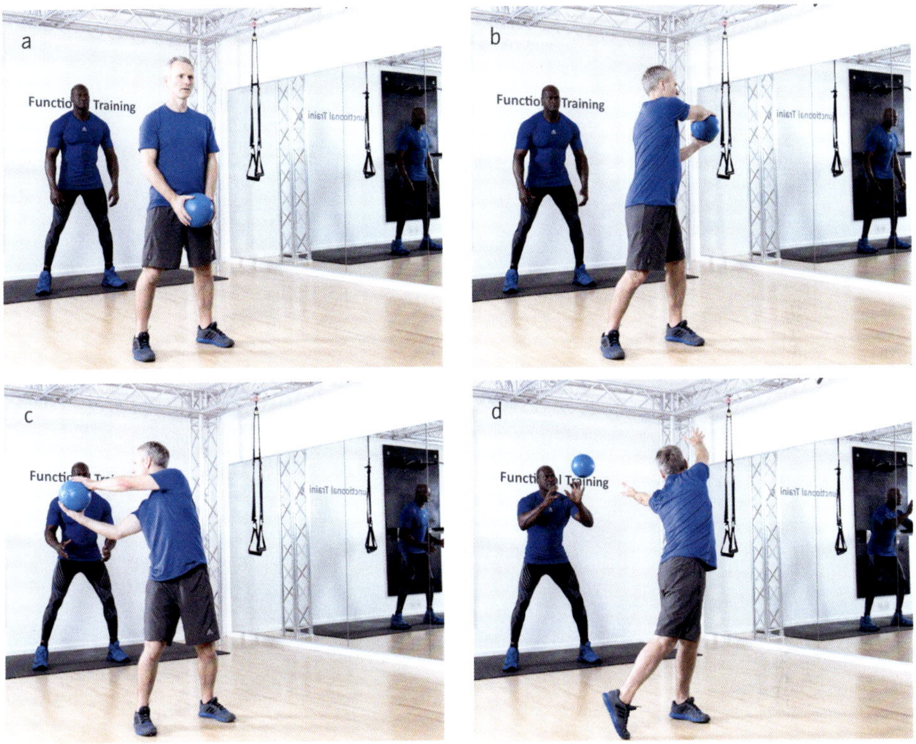

Ausgangs- und Endstellung:

a) Gerader, aufrechter Stand. Der Ball wird auf Hüfthöhe vor dem Köper gehalten.

Bewegung:

b, c) Schwunghafte Rumpfrotationsbewegungen nach links und nach rechts.

d) Beim dritten Mal wird der Ball nach hinten zum Partner geworfen.

7.5 KLASSISCHE UND FASZIALE ÜBUNGEN MIT CLX- UND POWER BANDS

7.5.1 HOLZHACKER

A) Klassisch mit Lamar

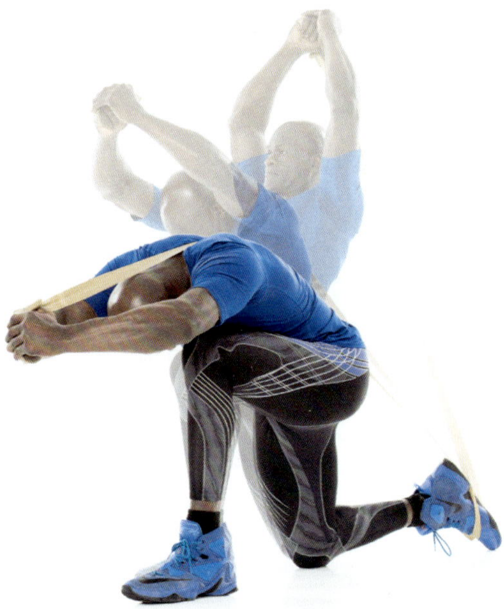

Ausgangs- und Endstellung: Kanutenstand mit Band am hinteren Fuß. Beide Hände greifen das andere Bandende über Kopf. Die Arme sind gestreckt. Der Blick geht nach vorne.

Bewegung: Den Oberkörper langsam nach vorne beugen. Die Arme bleiben nahezu gestreckt. Zurückkehren in die aufrechte Position.

B) Faszial mit Markus

a

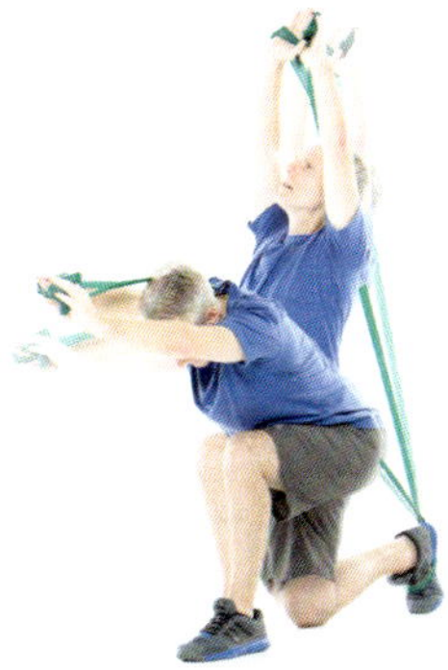

b

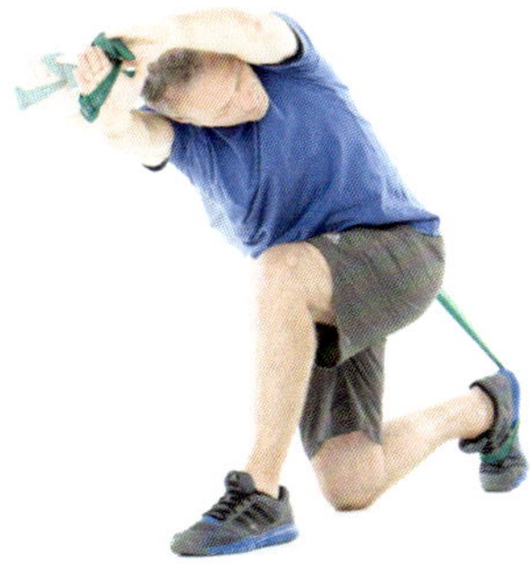

c

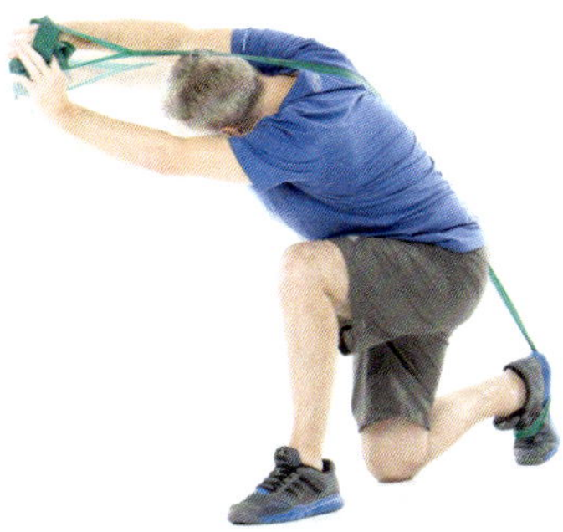

Ausgangs- und Endstellung: Kanutenstand mit Band am hinteren Fuß. Beide Hände greifen das andere Bandende über Kopf. Die Arme sind gestreckt. Der Blick geht nach oben.

Bewegung: Federungen nach oben hinten. Vorneigen und dort federn – gerade, rechts, links. Zurück in die Ausgangsposition.

7.5.2 LATERAL-FLEX

A) Klassisch mit Lamar

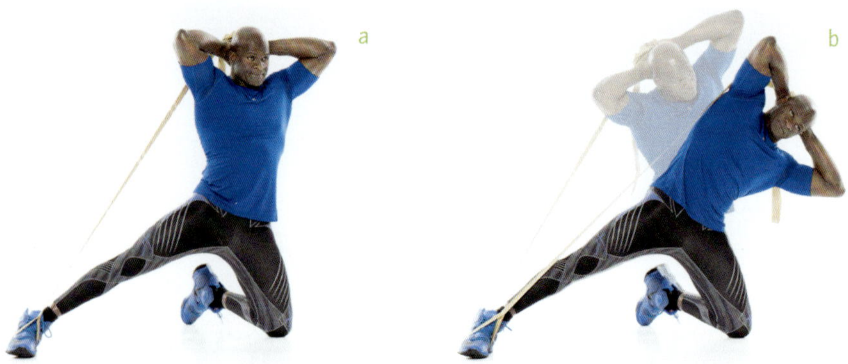

Ausgangs- und Endstellung: Kniestand mit seitlich ausgestrecktem Bein. Das Band ist am seitlichen Fuß. Beide Hände greifen das andere Bandende hinter dem Kopf.

Bewegung: Kurzes Nachgeben (rechts) und dann Seitbeugen links gegen den Bandzug. Zurück. Beinwechsel.

B) Faszial mit Markus

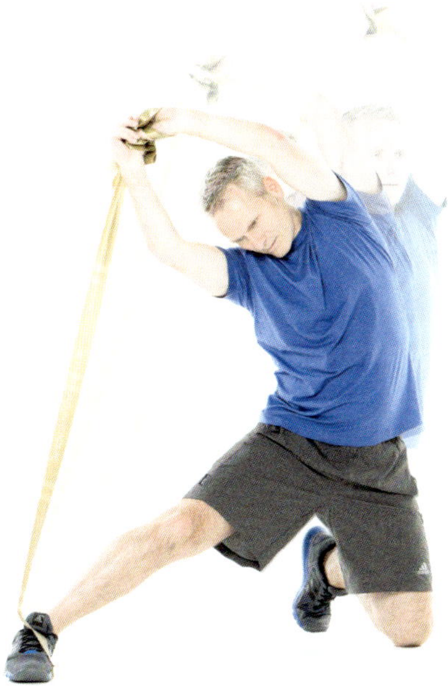

Ausgangs- und Endstellung: Kniestand mit seitlich ausgestrecktem Bein. Das Band ist am seitlichen Fuß. Beide Hände greifen das andere Bandende (das Band kurz halten, damit viel Zug entsteht) über Kopf.

Bewegung: Nachgeben nach rechts mit federnden Bewegungen in verschiedene Richtungen und sich zwischendurch immer wieder aufrichten.

Die folgenden Übungen der Kap. 7.5 und 7.6 wurden in einem funktionellen Trainingsraum (PT Room) durchgeführt, der die Möglichkeit von unterschiedlichen Fixierungen und Aufhängungen der genutzten Kleingeräte bietet.

7.5.3 BUTTERFLY

A) Klassisch mit Lamar

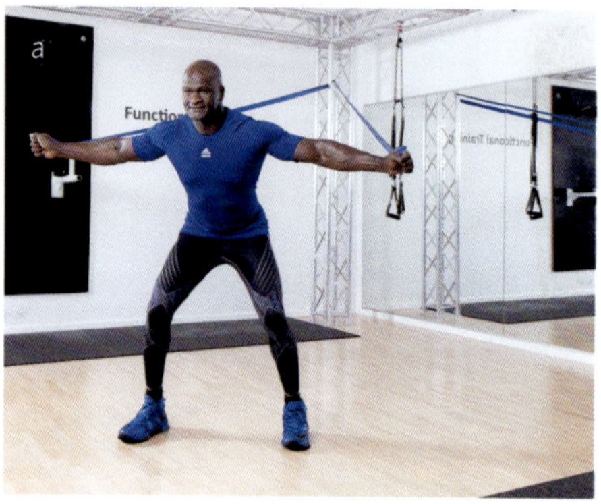

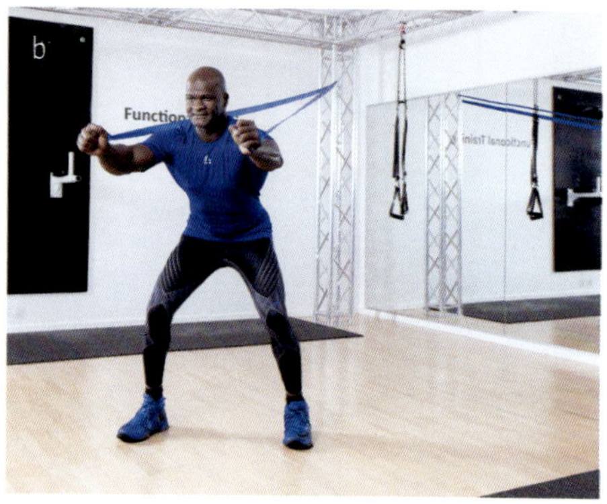

Ausgangs- und Endstellung: Stand rücklings zur Bandfixierung. Die Bandenden seitlich auf Schulterhöhe greifen. Die Arme sind gestreckt.

Bewegung: Die Arme gegen den Widerstand vorne zusammenführen und sie wieder öffnen.

B) Faszial mit Markus

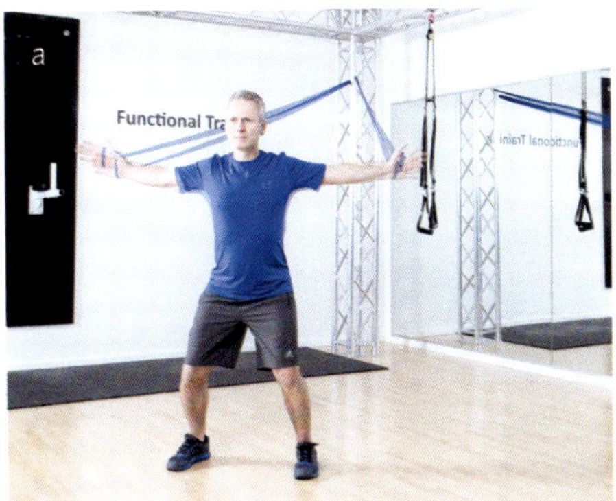

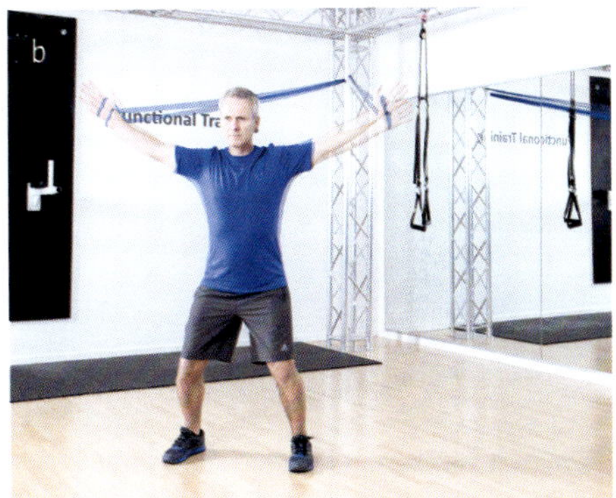

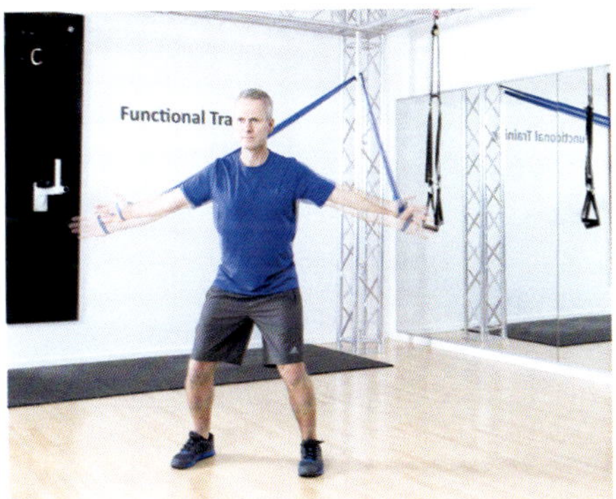

Ausgangs- und Endstellung: Stand rücklings zur Bandfixierung. Die Bandenden seitlich auf Schulterhöhe greifen. Die Arme sind gestreckt.

Bewegung: Sich vom Zug des Bandes nach hinten ziehen lassen. In der endgradigen Position wippende-federnde Bewegungen in unterschiedlichen Positionen ausführen.

7.5.4 LUNGE-PRESS

A) Klassisch mit Lamar

Lunge-Press mit Armüberkreuzen

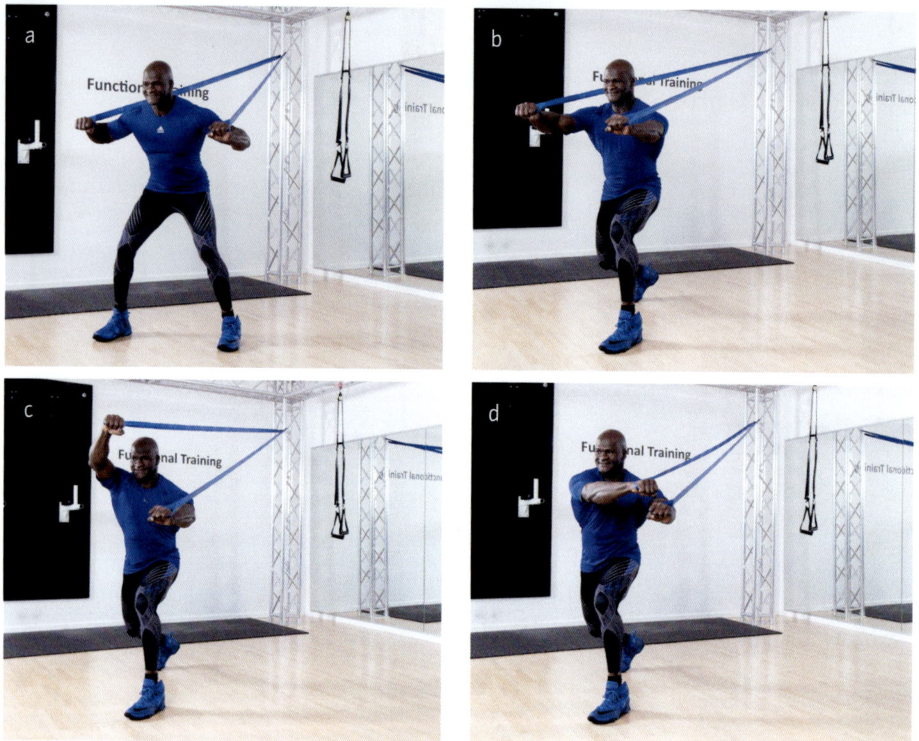

Ausgangs- und Endstellung: Stand rücklings zur Bandfixierung. Die Bandenden seitlich auf Schulterhöhe greifen. Die Ellbogen sind gebeugt.

Bewegung: Lunge vorwärts und dabei die Arme gegen den Widerstand nach vorne strecken (Zwischenposition). Den rechten Arm über Kopf führen und von dort diagonal zur linken Hand absenken. Zurück bis zur Zwischenposition und dieselbe Bewegung mit dem linken Arm ausführen. Zurück in die Ausgangsposition.

B) Faszial mit Markus

Lunge-Press mit Arm-Stretch rücklings

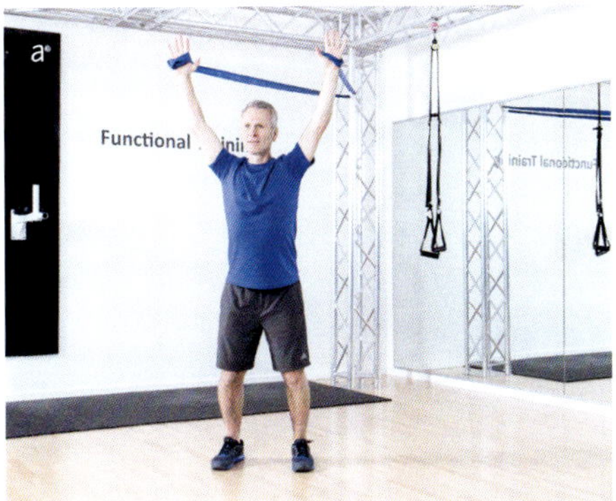

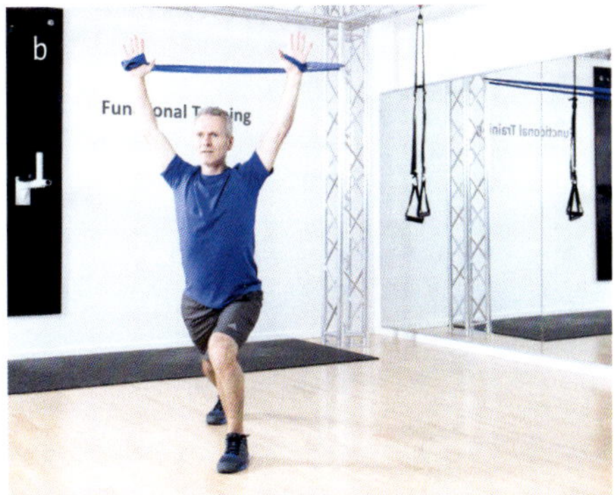

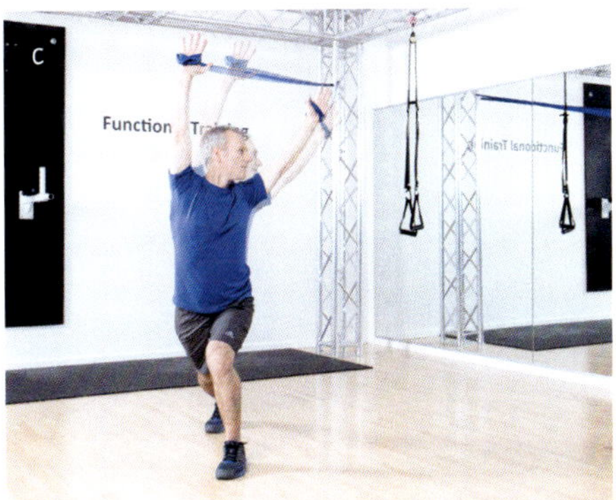

Ausgangs- und Endstellung: Gerader, aufrechter Stand rücklings zur Bandfixierung. Die Arme sind über dem Kopf gestreckt.

Bewegung:

a) Ausfallschritt, der Zug auf die Arme nimmt zu.

b) Rumpfrotation über das vorne stehende Bein nach hinten und federnde Bewegungen in der endgradigen Position.

c) Seitenwechsel.

7.5.5 RUNNINGS

A) Klassisch mit Lamar

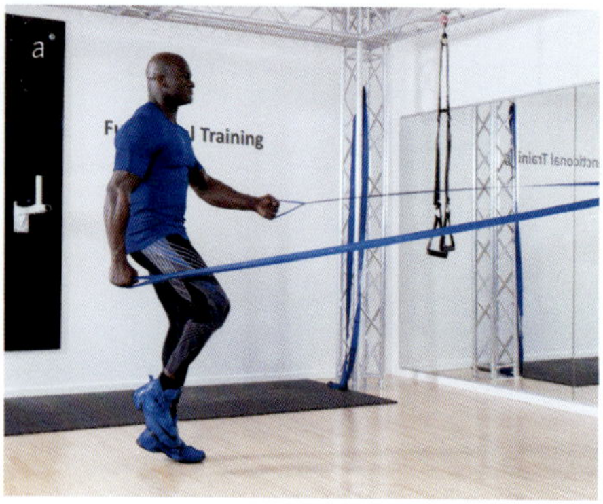

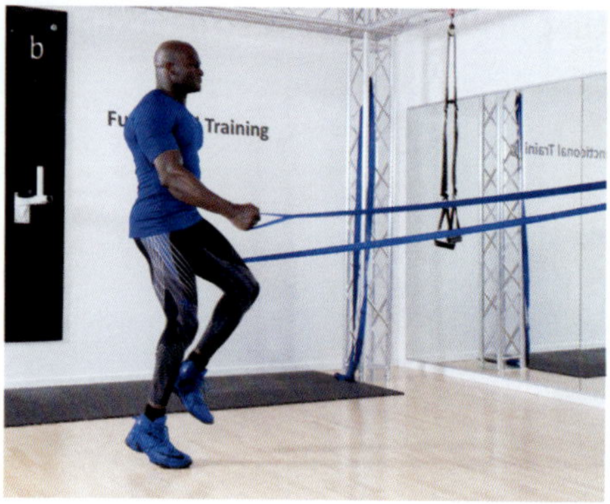

Ausgangs- und Endstellung: Stand frontal zur Bandfixierung. Die Bandenden seitlich auf Hüfthöhe greifen.

Bewegung: Auf der Stelle laufen mit kontralateralen Arm-Bein-Bewegungen. Die Arme arbeiten gegen den/mit dem Bandwiderstand.

B) Faszial mit Markus

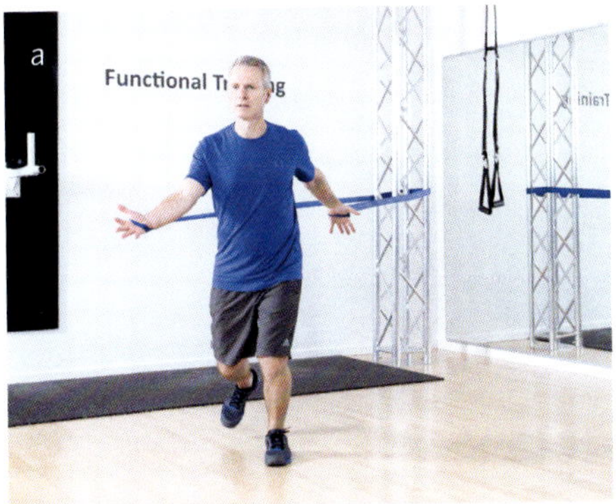

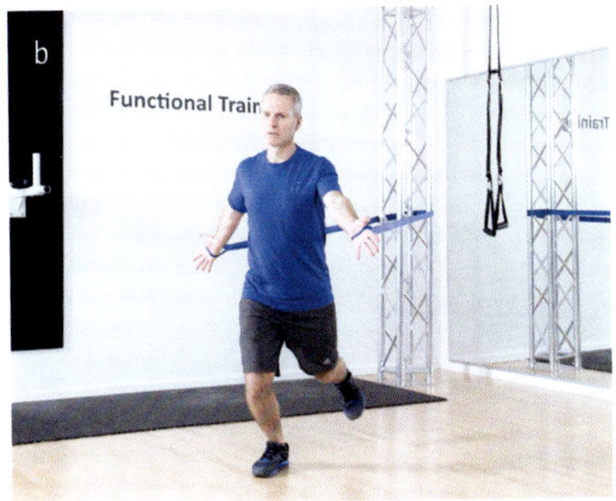

Ausgangs- und Endstellung: Gerader, aufrechter Stand rücklings zur Bandfixierung. Die Bandenden seitlich auf Hüfthöhe greifen.

Bewegung: Auf der Stelle laufen mit kontralateralen Arm-Bein-Bewegungen. Die Arme lassen sich passiv nach hinten in die Extension ziehen.

7.5.6 REVERSE BUTTERFLYS

A) Klassisch mit Lamar

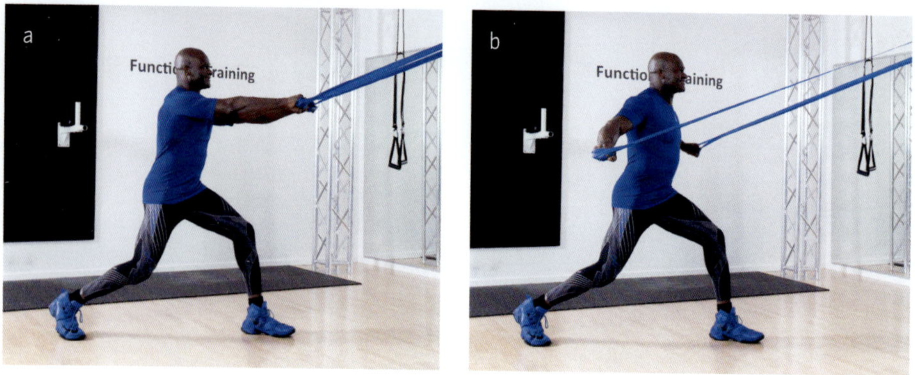

Ausgangs- und Endstellung: Ausfallschritt frontal zur Bandfixierung. Die Bandenden auf Schulterhöhe vor dem Körper greifen. Die Arme sind lang.

Bewegung: Die Arme gegen den Widerstand nahezu gestreckt zur Seite ziehen und wieder vor dem Körper schließen.

B) Faszial mit Markus

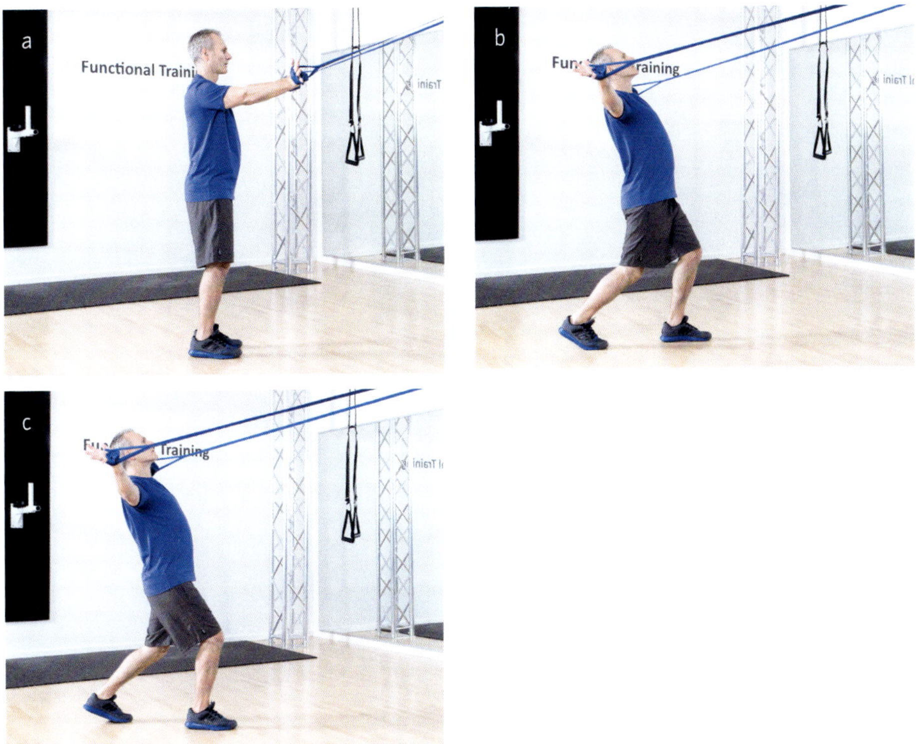

Ausgangs- und Endstellung:

a) Gerader, aufrechter Stand frontal zur Bandfixierung, die leicht von oben kommt. Die Arme sind nach vorn auf Brusthöhe gestreckt und auf Zug durch das Band.

Bewegung:

b) Ausfallschritt nach hinten und gleichzeitig die Arme zur Seite strecken und den Rumpf biegen (in die Extension bringen).

c) Wippende-federnde Bewegungen in der endgradigen Position.

7.5.7 SEITNEIGUNG

A) Klassisch mit Lamar

Lateraler Pull

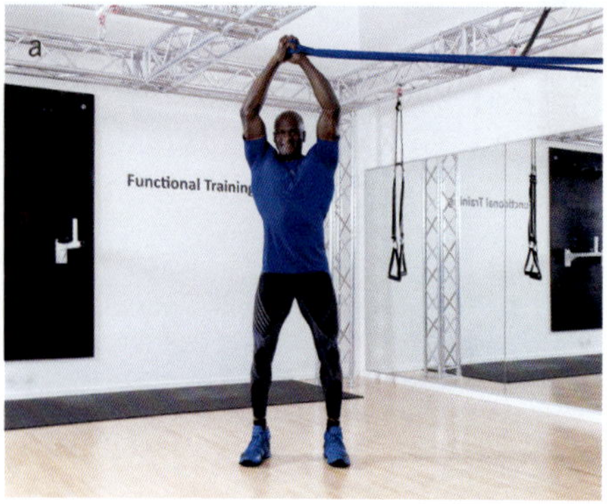

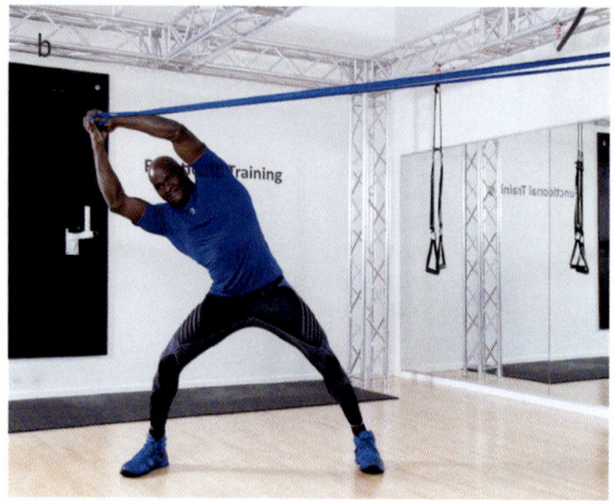

Ausgangs- und Endstellung: Stand seitlich zur Bandfixierung. Die Bandenden mit beiden Händen über dem Kopf greifen. Die Arme sind lang.

Bewegung: Seitschritt und gleichzeitige Oberkörperseitneigung mit langen Armen gegen den Widerstand.

B) Faszial mit Markus

Lateraler Stretch

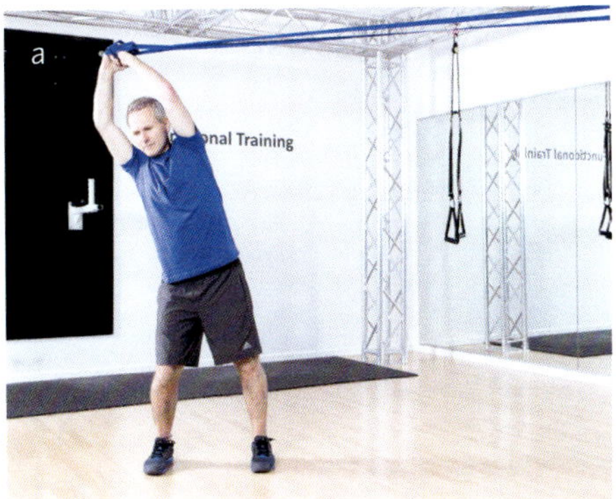

a

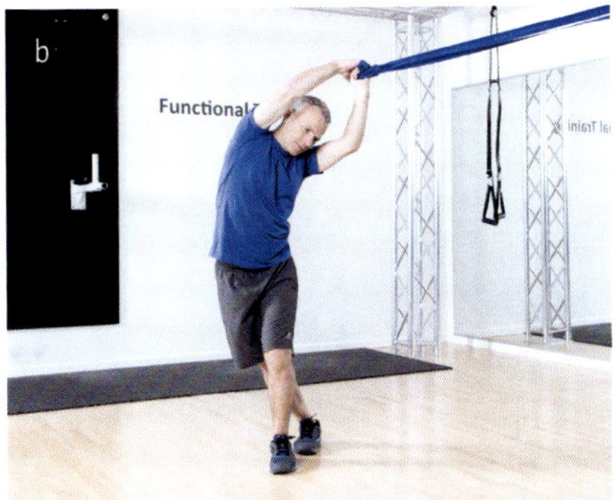

b

Ausgangs- und Endstellung:

a) Stand seitlich zur Bandfixierung. Die Bandenden mit beiden Händen über dem Kopf greifen. Die Arme sind lang und das Band durch leichte Seitneigung auf Zug bringen.

Bewegung:

b) Über-Kreuz-Schritt des bandentfernten Beins und Seitbeugung des Rumpfs (nicht knicken, sondern biegen).

Zugspannung in endgradiger Position nutzen: sich katapultartig wieder aufrichten und das Bein zurück in die Ausgangsstellung bringen.

7.5.8 FULL-BODY-SPIRAL

A) Klassisch mit Lamar

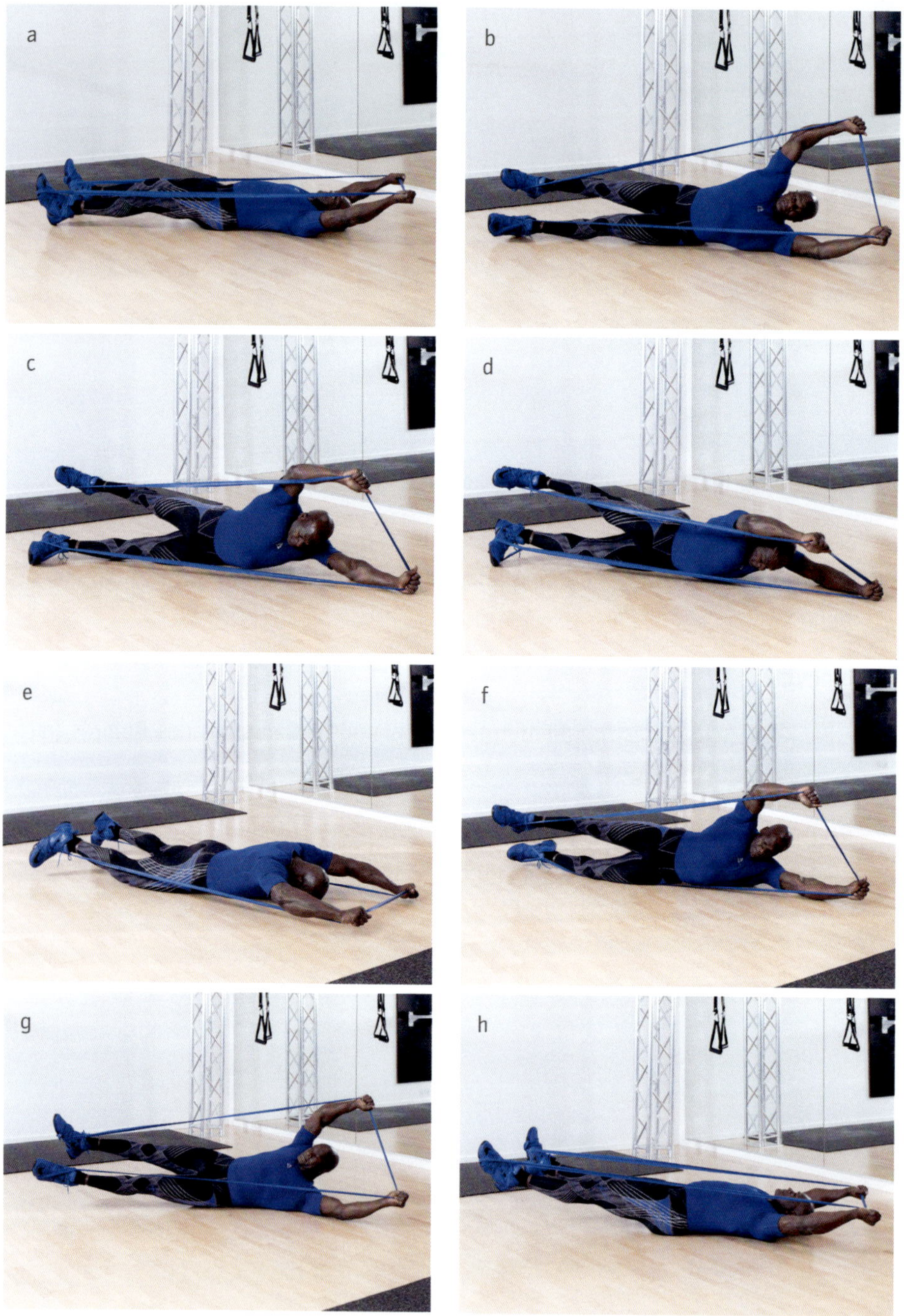

Ausgangs- und Endstellung: Rückenlage. Füße in den Endschlaufen und die Bandmitte mit den Händen etwa schulterbreit greifen.

Bewegung: Die Arme und Beine leicht vom Boden abheben. Rumpfspannung aufbauen und sich über die Seite in Bauchlage rollen und von dort über die andere Seite wieder in die Rückenlage drehen. Die Arme und Beine bleiben gestreckt und berühren nicht den Boden.

B) Faszial mit Markus

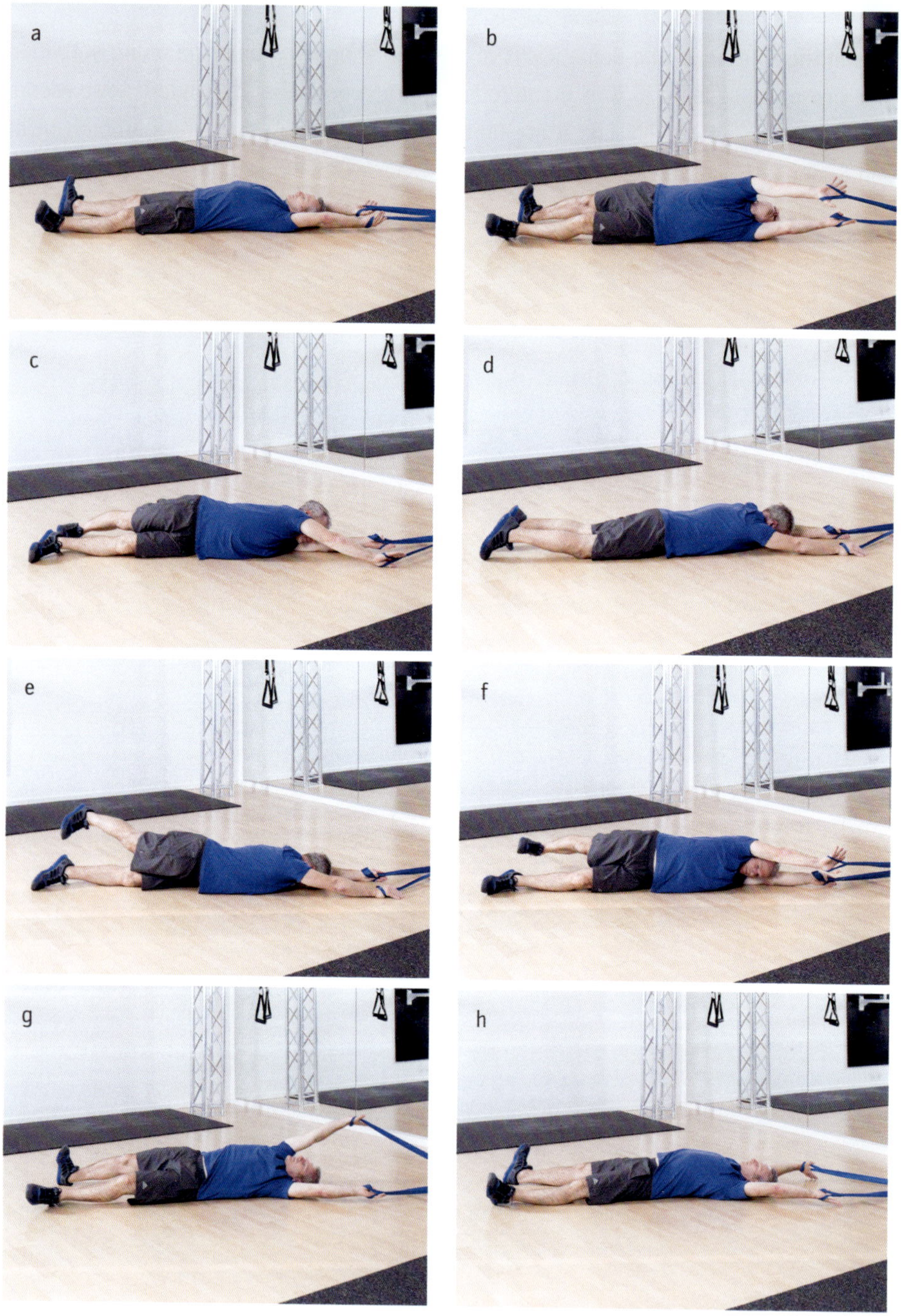

Ausgangs- und Endstellung:

a) Rückenlage. Die Arme sind über dem Kopf gestreckt. Das Band ist an den Armen so befestigt, dass die Hände offen bleiben können. Das Band bringt die Arme auf Zug.

Bewegung:

b) Der linke Arm wird diagonal mit maximaler Streckung über den Oberkörper geführt – das linke Bein bleibt lang, die Ferse wird in den Boden gedrückt = Beginn einer Rumpfrotation.

c, d) Die Bewegung wird fortgeführt, bis man automatisch auf den Bauch dreht. Achtung: Immer auf die maximale Streckung in Armen und Beinen achten.

e) Das linke Bein wird gestreckt über das rechte Bein geführt.

f-h) Die Bewegung wird fortgeführt, bis der Körper automatisch in die Rückenlage zurückkehrt.

7.5.9 POWER LEGS

A) Klassisch mit Lamar

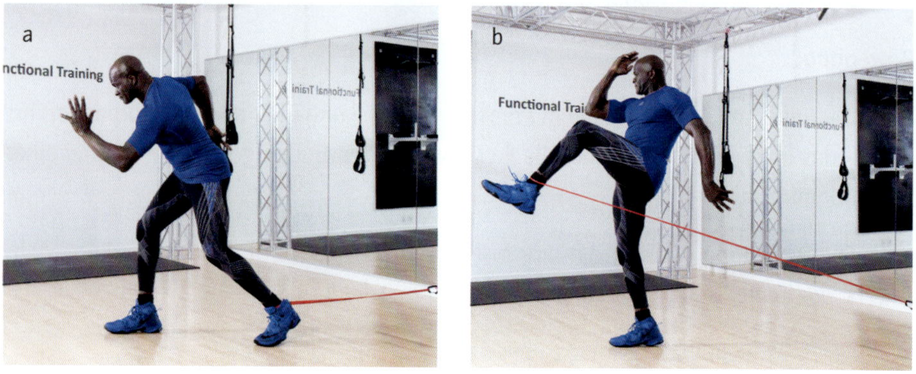

Ausgangs- und Endstellung: Schrittstellung rücklings zur Bandfixierung. Band um das hintere Fußgelenk. Arme gegengleich zur Beinposition (Läuferarme).

Bewegung: Kraftvoller Kniehub nach vorne oben gegen den Bandwiderstand mit gegengleicher Armbewegung.

B) Faszial mit Markus

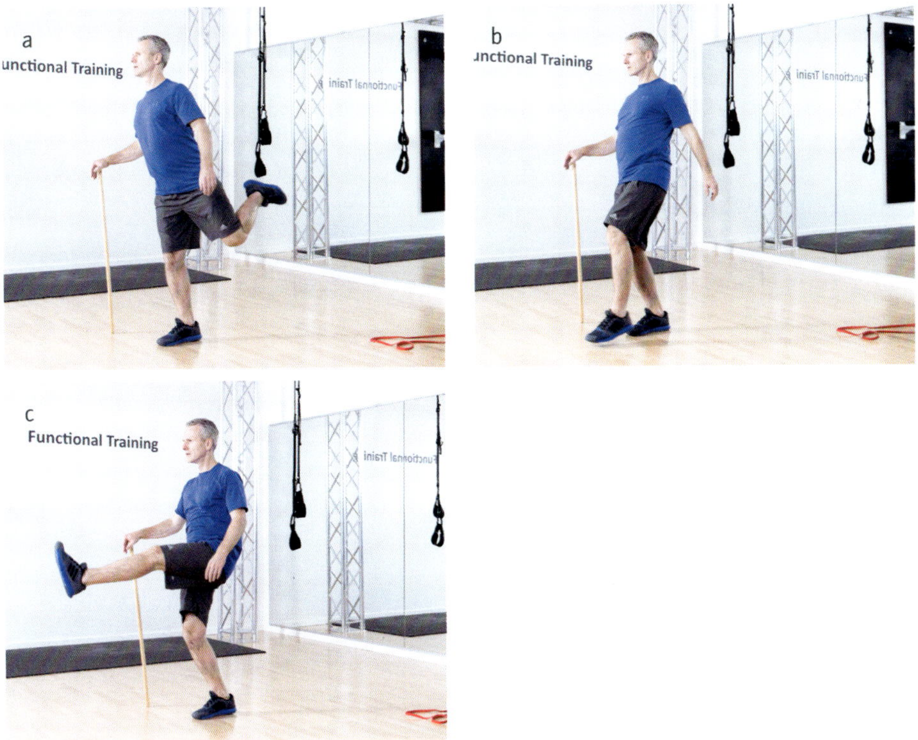

Ausgangs- und Endstellung: Ohne Band: Einbeinstand. Eine Hand stützt sich an Stab oder Wand ab.

Bewegung:

a) Lockeres Schwungholen des freien Beins nach hinten – der Unterschenkel ist gebeugt.

b) Katapultartige Beschleunigung nach vorne durch Beinpeitschenbewegung (der Rumpf beginnt – das Bein folgt – der Unterschenkel wird gestreckt).

c) Schwingende Bewegungsumkehr.

d) Beinwechsel.

7.5.10 LUNGEVARIATIONEN

A) Klassisch mit Lamar

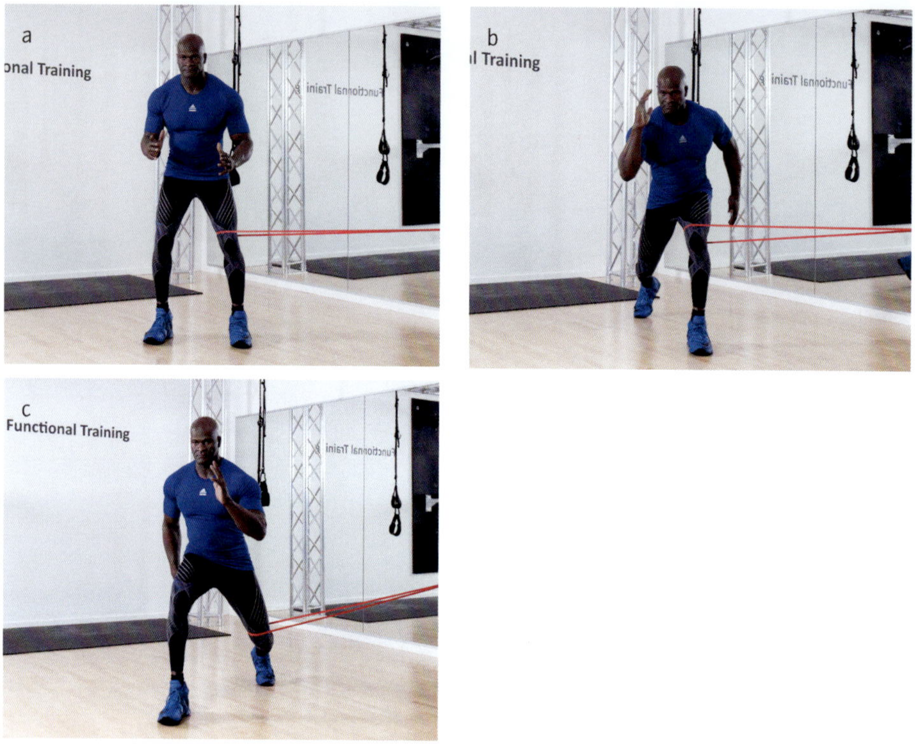

Ausgangs- und Endstellung: Seitstand zur Bandfixierung. Bandzug von der Seite am bandnahen Oberschenkel. Lateraler Zug oberhalb des Kniegelenks.

Bewegung: Weite Lungebewegungen des Spielbeins zurück und vor. Das Knie des Standbeins bleibt dabei möglichst gerade ausgerichtet.

B) Faszial mit Markus

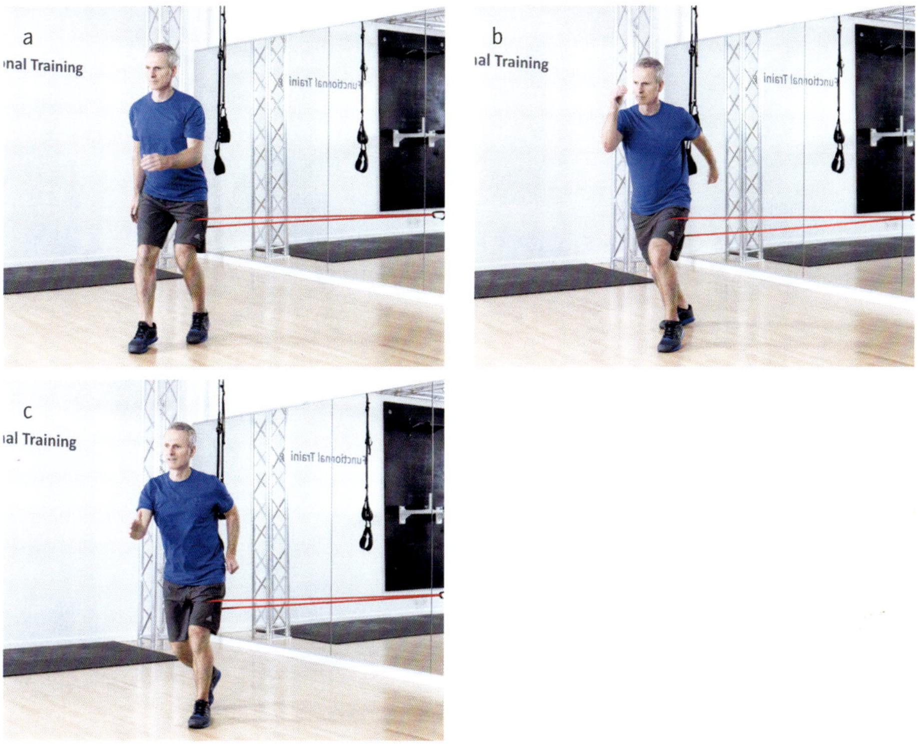

Ausgangs- und Endstellung: Gerade, aufrechte Stellung. Bandzug von der Seite am bandnahen Oberschenkel.

Bewegung:

a-c) Schwunghafte, katapultartige Schritte nach vorne und nach hinten mit dem Bein ohne Bandzug. Die Arme werden dabei schwunghaft und kontralateral eingesetzt.

7.5.11 SIDE-JUMPS

A) Klassisch mit Lamar

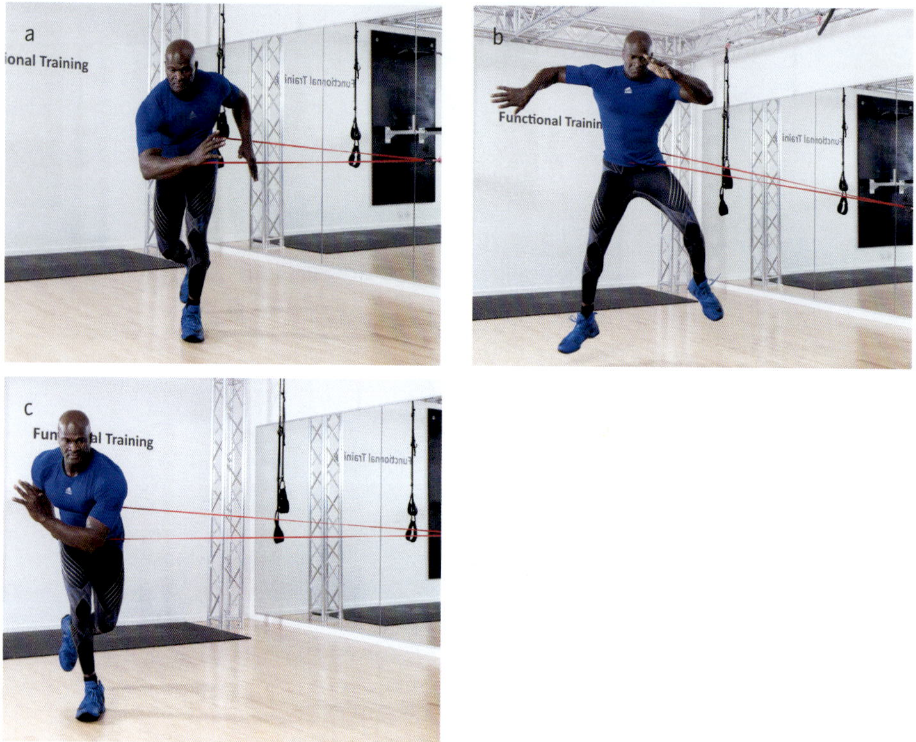

Ausgangs- und Endstellung: Seitliche „Sprintposition" mit Bandzug von der Seite um die Taille.

Bewegung: Kraftvoller, seitlicher Sprung gegen den Bandwiderstand. Stabile Landung. Die Position kurz halten und zurück in die Ausgangsposition. Die Arme bewegen sich gegengleich.

B) Faszial mit Markus

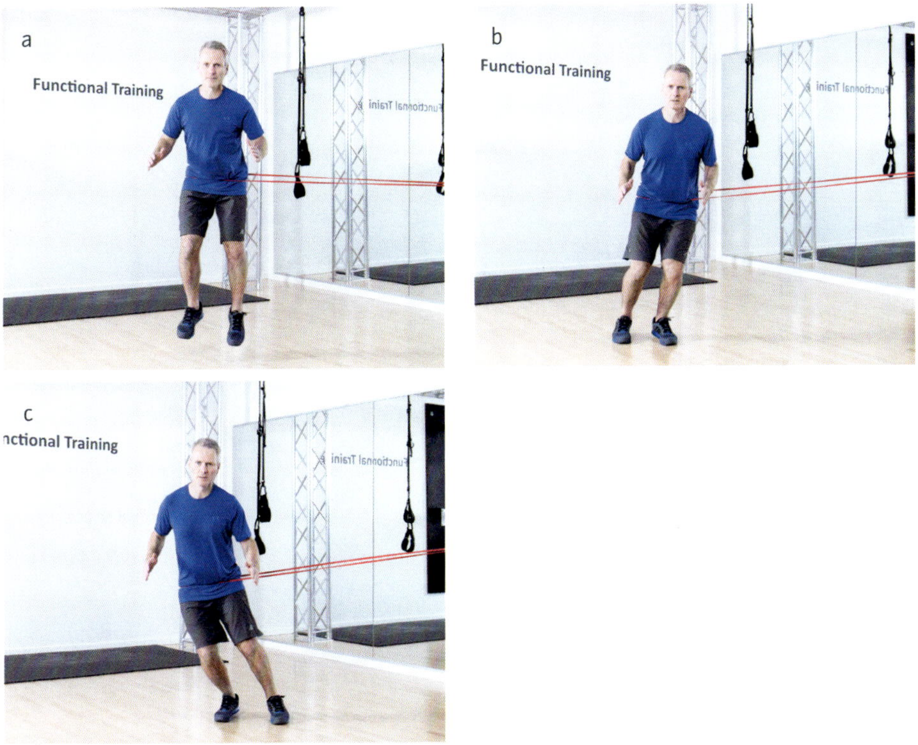

Ausgangs- und Endstellung: Gerade, aufrechte Stellung. Bandzug von der Seite um die Taille.

Bewegung: Katapultartige Sprünge mit kurzer Kontaktzeit am Boden vom Band weg und zurück.

7.6 KLASSISCHE UND FASZIALE ÜBUNGEN MIT DEM AEROSLING®

7.6.1 PFEIL UND BOGEN

A) Klassisch mit Lamar

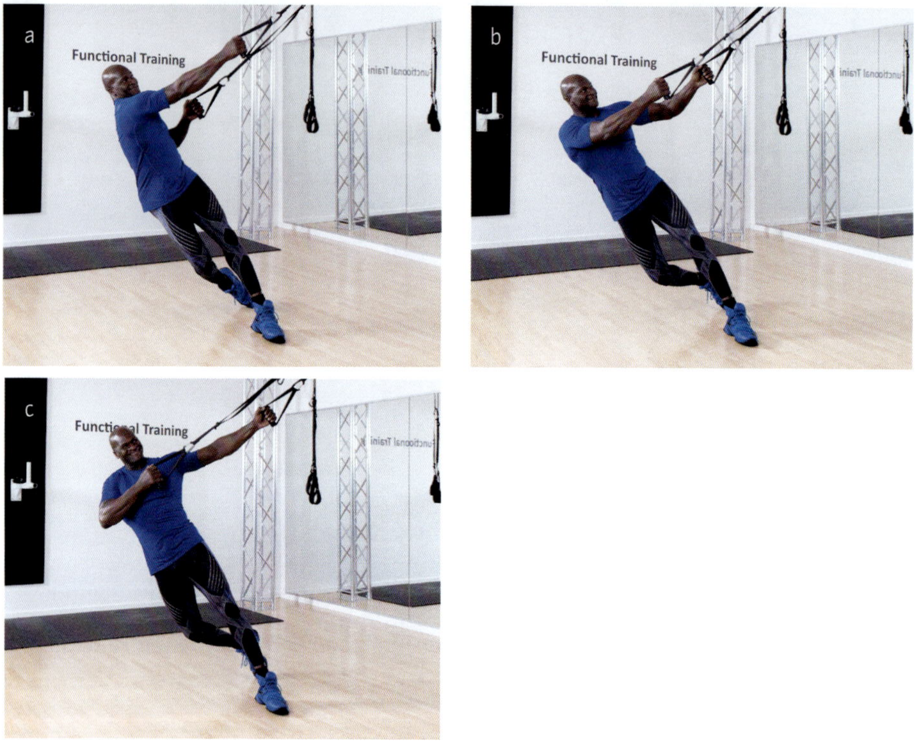

Ausgangs- und Endstellung: Schrittstellung seitlich, mit Blickrichtung zum aeroSling®. Die Füße stehen hintereinander. Die Arme sind gestreckt (in die Schlingen hängen).

Bewegung: Abwechselnd den rechten und linken Arm beugen und wieder strecken.

B) Faszial mit Markus

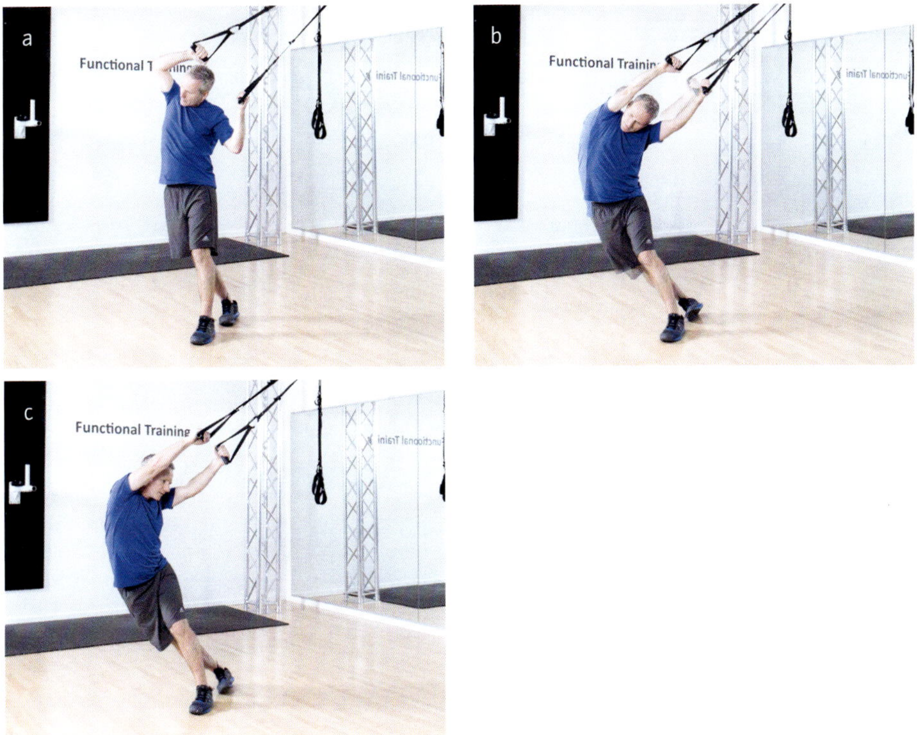

Ausgangs- und Endstellung: Schrittstellung seitlich, mit Blickrichtung weg vom aeroSling®. Die Füße stehen hintereinander. Die Arme sind gebeugt.

Bewegung:

a) In die Seite fallen lassen und wippen.

b) In die Seite fallen lassen, nach innen drehen und wippen.

c) In die Seite fallen lassen, nach außen drehen und wippen.

7.6.2 LUNGE MIT ARMEXTENSION

A) Klassisch mit Lamar

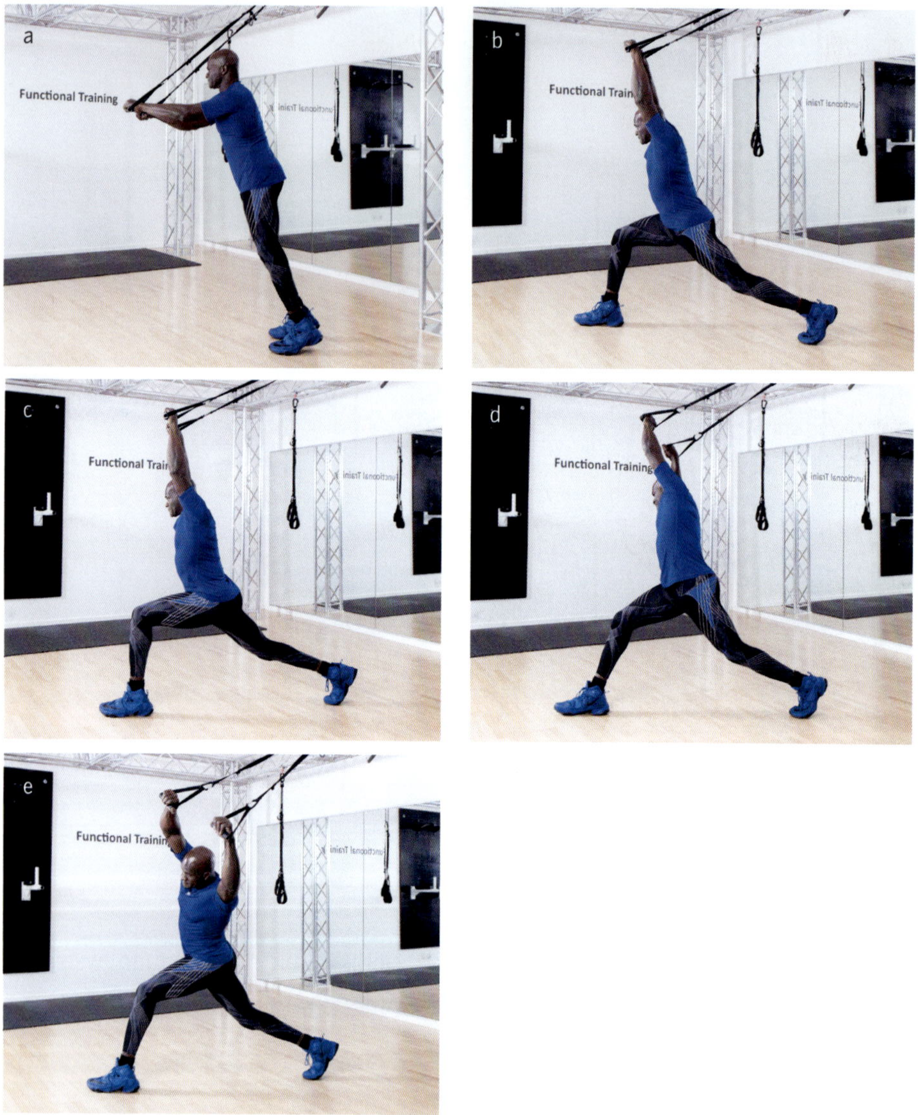

Ausgangs- und Endstellung: Stand rücklings zum aeroSling® mit gestreckten Armen vor dem Körper auf Brusthöhe.

Bewegung: Lunge vorwärts mit Armstreckung über Kopf. Halten und Oberkörperseitneigung nach rechts und links.

B) Faszial mit Markus

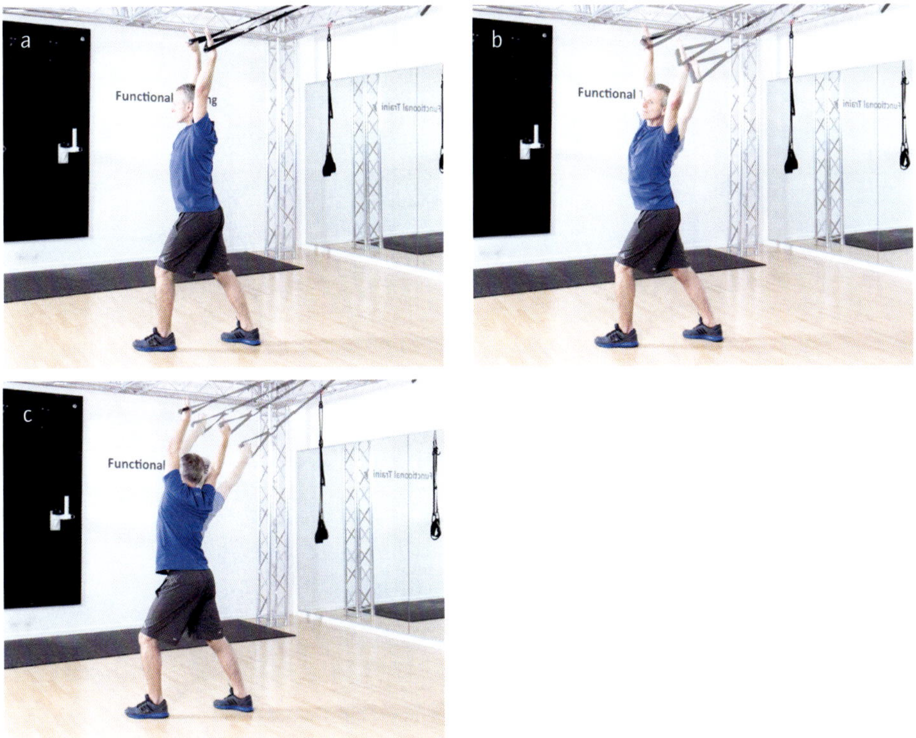

Ausgangs- und Endstellung: Gerader, aufrechter Stand in Schrittstellung, rücklings zum aeroSling®. Die Arme sind über dem Kopf gestreckt. Der aeroSling® kommt schräg von oben.

Bewegung:

b) Die Brust wippt nach vorne. Die Arme kommen auf Zug.

c) Die Brust wippt nach vorne und zur Seite. Die Arme kommen auf Zug.

Beinwechsel.

7.6.3 UP AND DOWN RÜCKLINGS

A) Klassisch mit Lamar

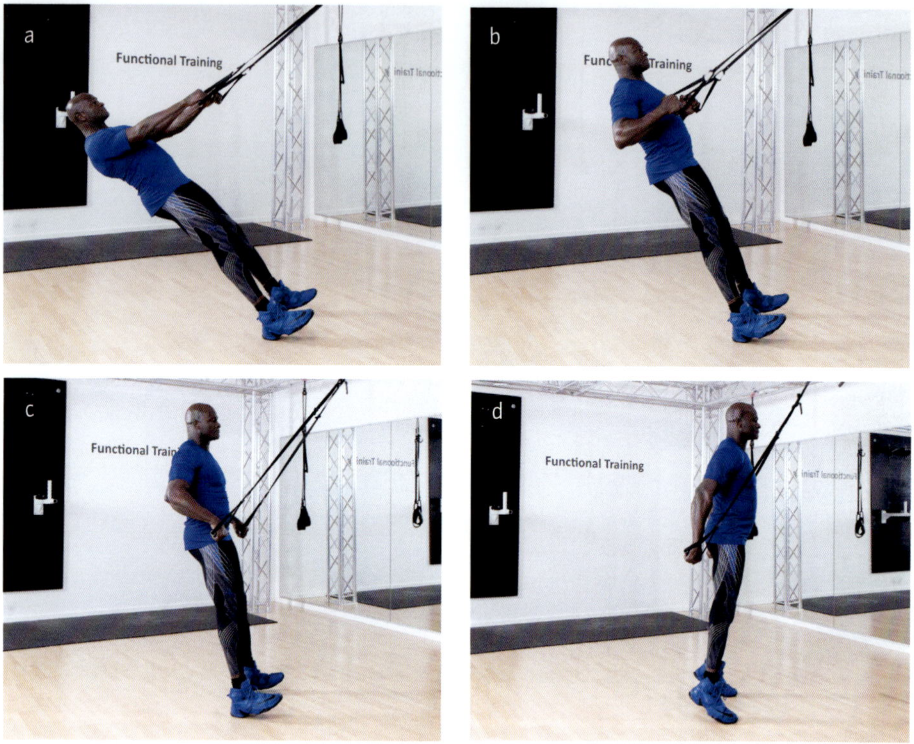

Ausgangs- und Endstellung: Hang in der „Brett"-Position mit Blick zum aeroSling®. Die Arme sind lang.

Bewegung: Durch Pull- und Pushbewegung der Arme den Körper aufrichten bis in die totale Streckung (Zehenstand). Zurück in den Hang.

B) Faszial mit Markus

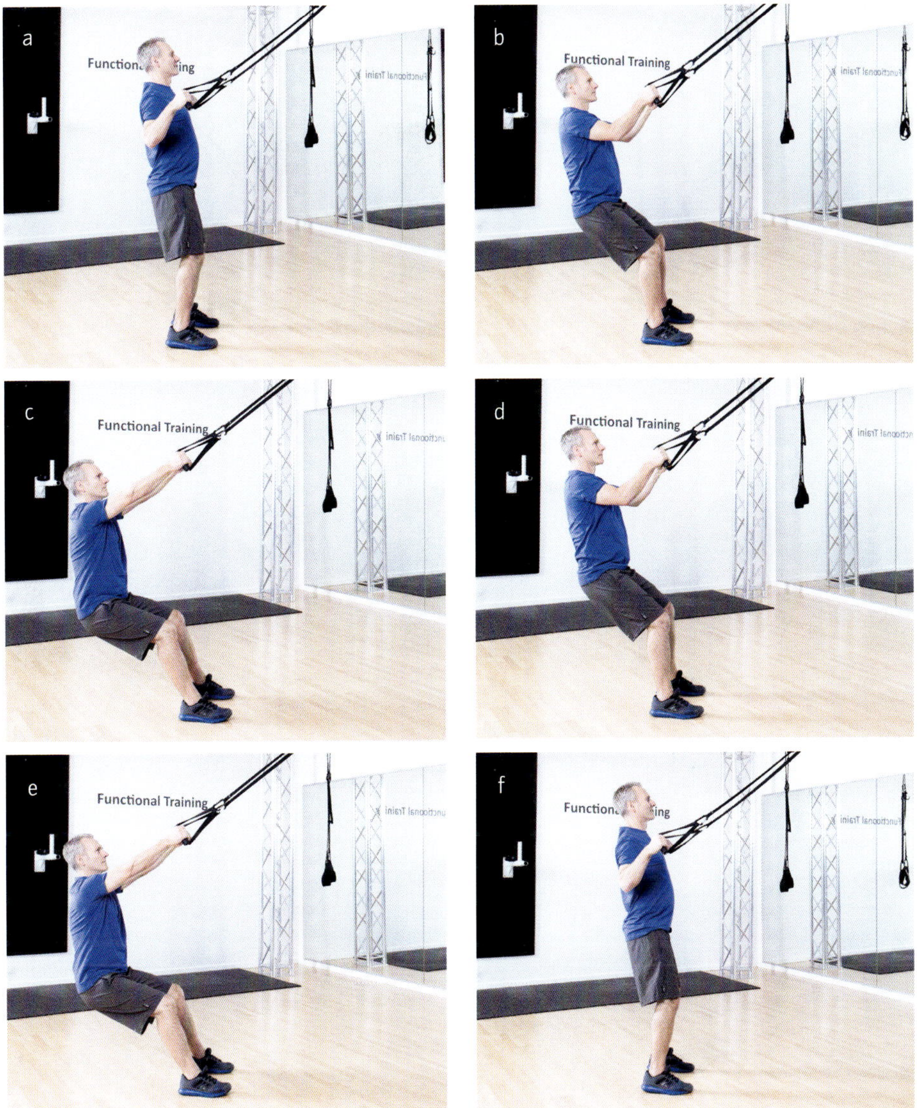

Ausgangs- und Endstellung:

a) Gerader, aufrechter Stand frontal zum aeroSling®. Die Arme sind maximal gebeugt und die Griffe auf Brusthöhe halten.

Bewegung:

b, c) Schwunghaftes Strecken der Arme und der Körper geht in die Sitzposition.

d-f) Katapultartiges Wiederaufrichten des Körpers.

7.6.4 FALL IN – PUSH AND SWING

A) Klassisch mit Lamar

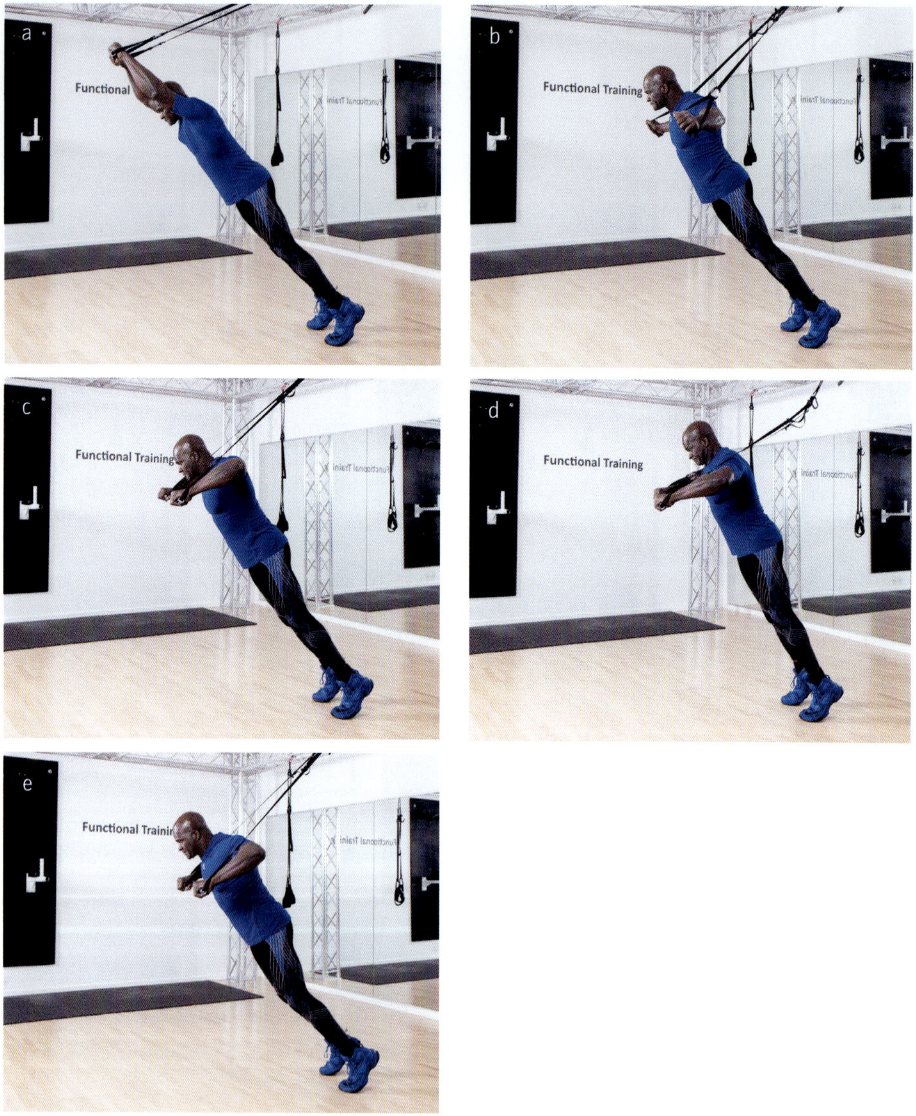

Ausgangs- und Endstellung: Langhang mit Blick zum Boden. Die Arme sind lang über dem Kopf.

Bewegung: Die Arme nahezu gestreckt zur Seite führen, die Ellbogen beugen und sich mit Körperspannung in die Schlingen hängen (die Schulterblätter zusammenziehen). Sich aktiv mit Schub der Unterarme nach vorne rausdrücken und erneut nachgeben. Zurück in die Ausgangsposition.

B) Faszial mit Markus

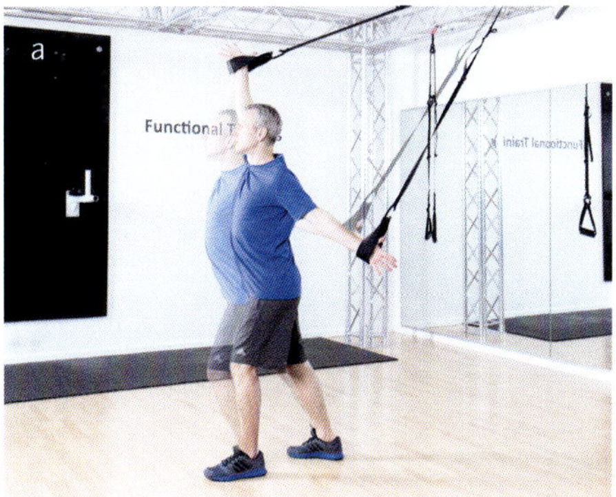

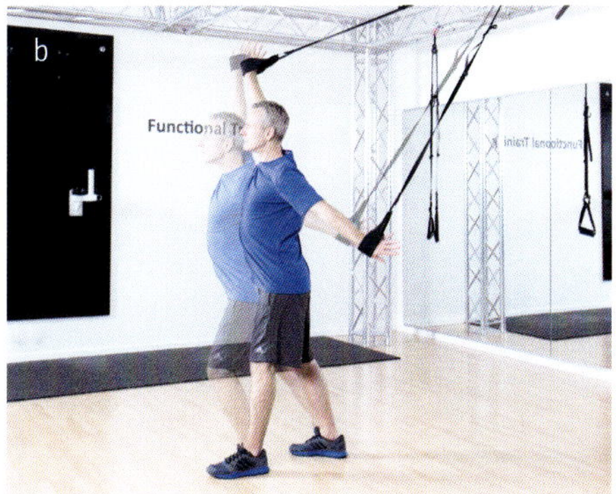

Ausgangs- und Endstellung: Gerader, aufrechter Stand rücklings zum aeroSling®. Schrittstellung. Der Arm des vorderen Beins ist nach hinten gestreckt. Der andere Arm ist nach oben gestreckt. Der aeroSling® sorgt für Vorspannung.

Bewegung:

a) Der Brustkorb wippt nach vorne.

b) Der Brustkorb wippt nach vorne und die Arme werden komplett nach außen gedreht.

Der Brustkorb wippt nach vorne und die Arme werden komplett nach innen gedreht.

7.6.5 SQUAT

A) Klassisch mit Lamar

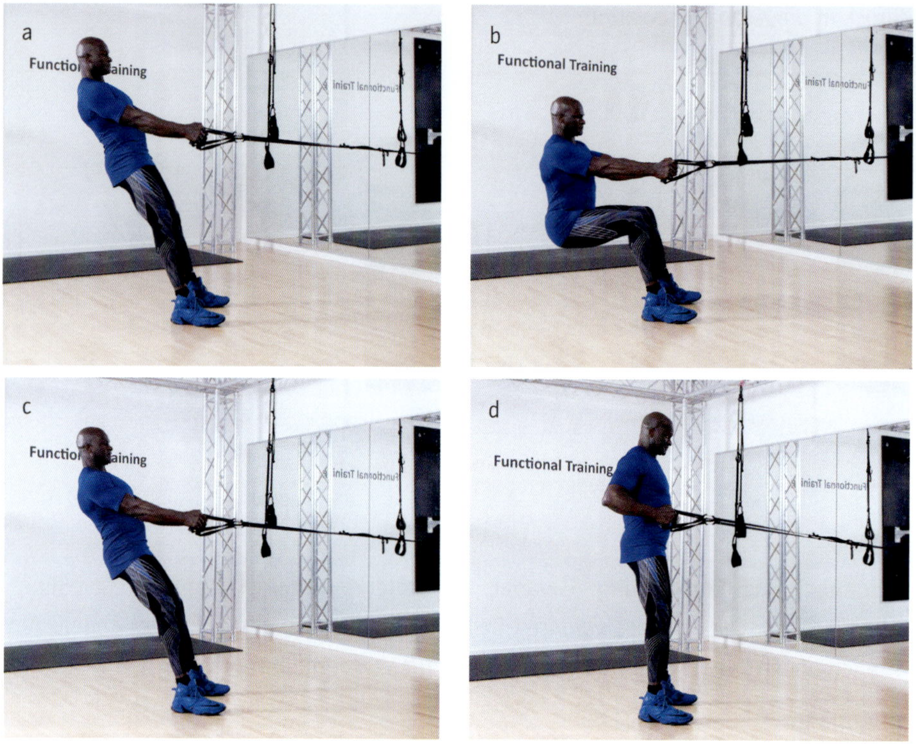

Ausgangs- und Endstellung: Stand (leichte Rücklage) mit Blick zum aeroSling®. Die Arme sind lang.

Bewegung: Die Knie beugen und wieder strecken (Squat).

B) Faszial mit Markus

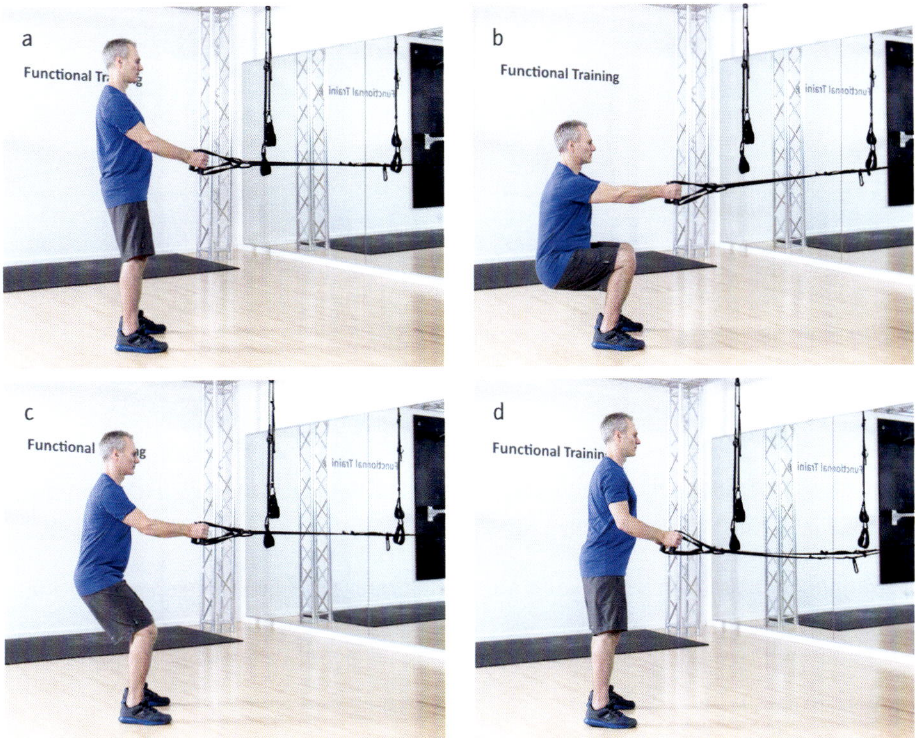

Ausgangs- und Endstellung:

a) Gerade, aufrechte Stellung frontal zum aeroSling®. Die Hände halten die Griffe auf Hüfthöhe. Die Arme sind gebeugt.

Bewegung:

b) Schwunghaftes Absenken des Oberkörpers in die Sitzstellung und gleichzeitiges Strecken der Arme.

c, d) Katapultartiges Wiederaufrichten des Oberkörpers unter Ausnutzung der aufgebauten Spannung.

7.6.6 BIZEPS-CURL & STRETCH

A) Klassisch mit Lamar

Bizeps Curl sitzend

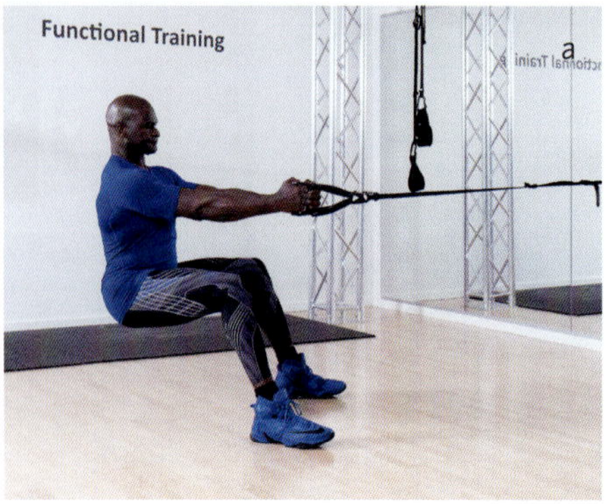

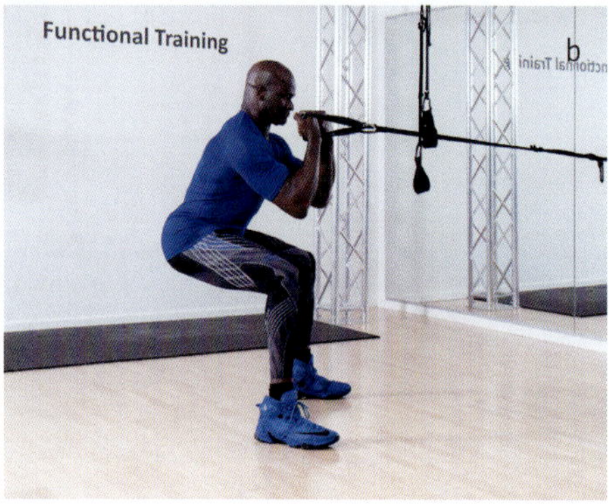

Ausgangs- und Endstellung: Squatposition in leichter Rücklage mit Blick zum aero-Sling®. Die Arme sind lang vor dem Körper.

Bewegung: Die Ellbogen beugen und wieder strecken. Dabei den Oberkörper aufrichten.

B) Faszial mit Markus

Bizeps-Stretch rücklings

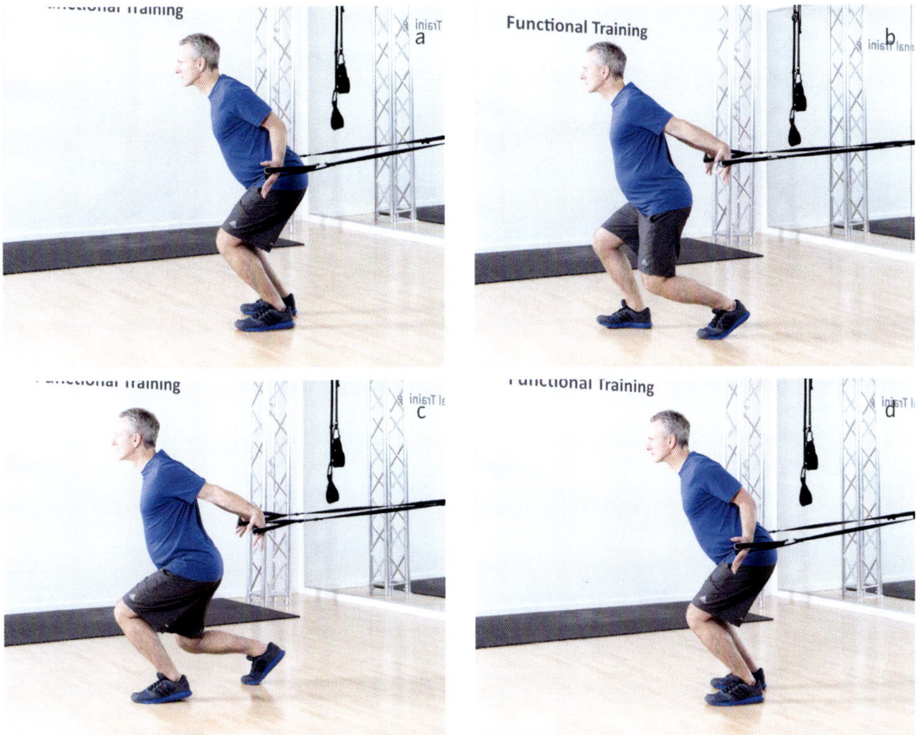

Ausgangs- und Endstellung: In gebeugter Hüftstellung rücklings zum aeroSling®. Die Arme sind gebeugt. Der aeroSling® ist auf Zug.

Bewegung:

a) Leichter Ausfallschritt nach vorne und gleichzeitig die Arme nach hinten strecken und gleichzeitig das Brustbein nach vorne heben.

b) Katpultartiges Zurückfedern in die Ausgangsposition.

7.6.7 LIEGESTÜTZ

A) Klassisch mit Lamar

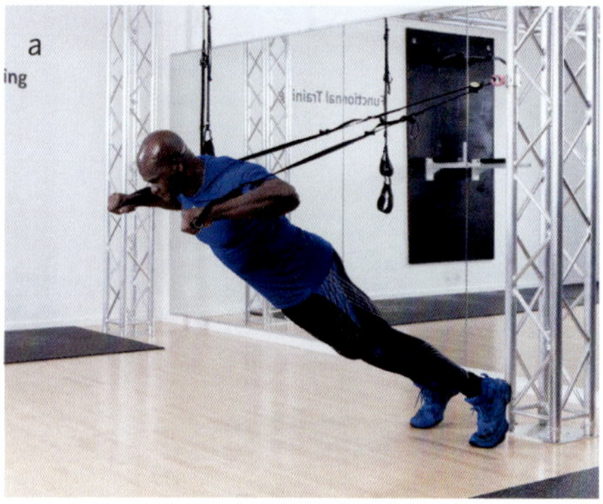

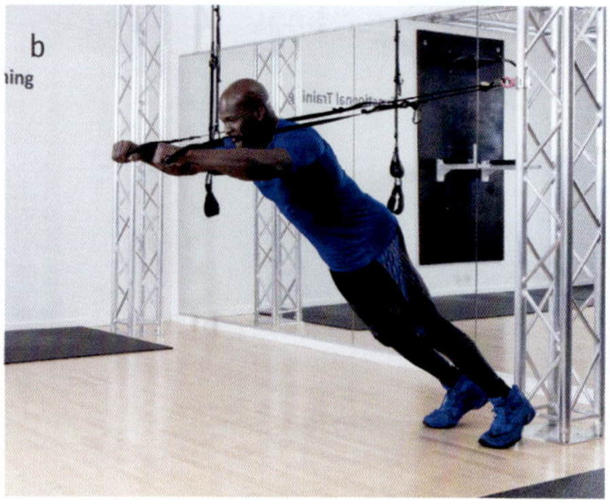

Ausgangs- und Endstellung: Hang („Brett"-Position) mit Blick zum Boden. Die Arme sind gebeugt.

Bewegung: Die Arme strecken und wieder beugen.

B) Faszial mit Markus

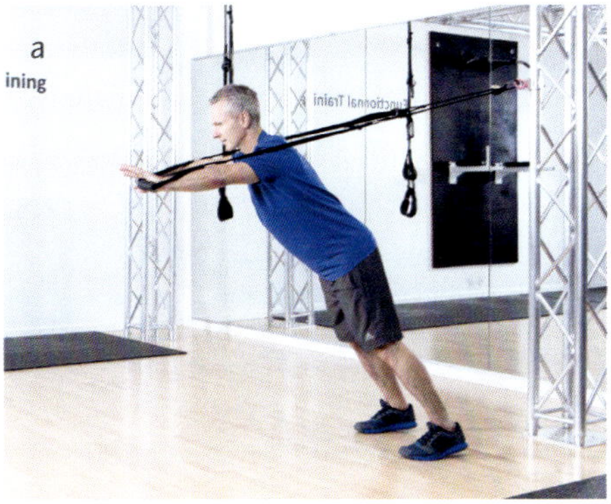

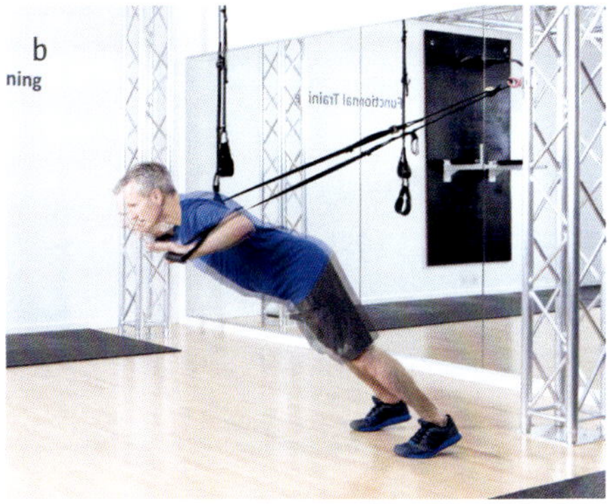

Ausgangs- und Endstellung: Körper in Vorlage rücklings zum aeroSling®. Die Arme sind gestreckt.

Bewegung:

a) Die Arme schwunghaft beugen. Der Körper ist fast waagerecht.

b) In endgradiger Position kleine, wippende, federnde Bewegungen.

c) Schwunghaftes Zurückkehren in die Ausgangsposition unter Ausnutzung der Vorspannung.

8 KOMPLETTE TRAININGSEINHEITEN

8 KOMPLETTE TRAININGS-EINHEITEN

8.1 FUNKTIONELLE TRAININGSEINHEIT MIT INTEGRIERTEN FASZIALEN ÜBUNGEN

Die folgende Trainingseinheit ist für Freizeitsportler konzipiert!
Jede Einheit beginnt mit einem Roll-in und endet mit einem Roll-out.

1. **Roll-in**

Beim Roll-in geht es nicht darum, Faszien zu lösen, sondern das Wasser im Körper in Bewegung zu bringen, den Stoffwechsel anzuregen und die Propriozeption zu verbessern. Deswegen soll schnell gerollt werden und über jede Struktur nur 6-8 x.

2. **Übungen**

Beachte, dass hier nicht immer die vorne im Buch dargestellte direkte fasziale Variante gewählt wurde.

Bitte führen Sie das Training folgendermaßen durch:

Funktionelle Übung Lamar:
Sätze: 3
Wiederholungen 10-15

Danach die fasziale Übung Markus:
Sätze: 1
Wiederholungen: 10-12 (ca. 30 s)

3. **Roll-out**

Spüre in deinen Körper rein und rolle die Regionen, auf die du Lust hast! Übungen hierzu siehe Seiten S. 66-72.

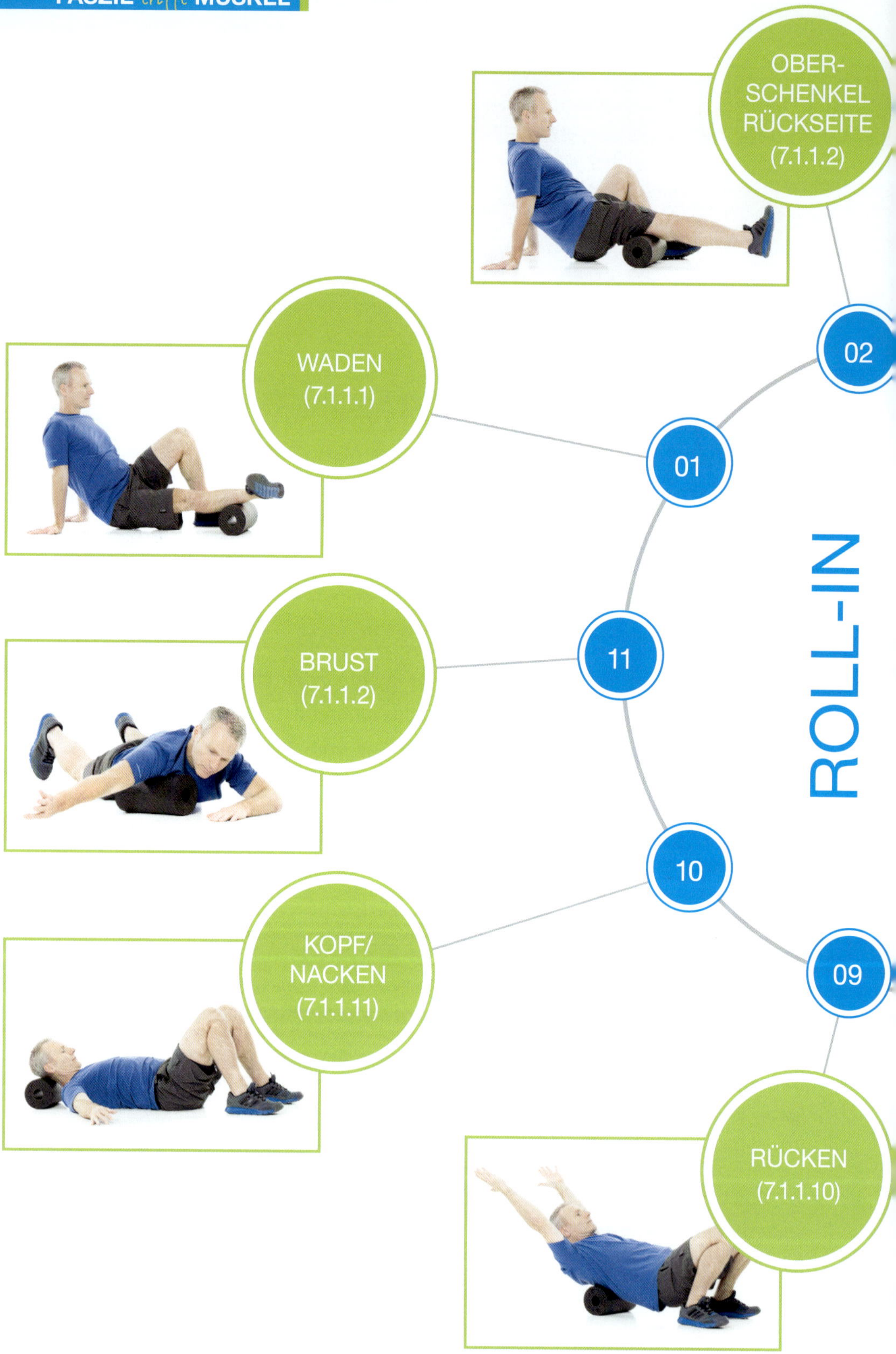
OBER-
SCHENKEL
RÜCKSEITE
(7.1.1.2)
02
WADEN
(7.1.1.1)
01
ROLL-IN
BRUST
(7.1.1.2)
11
10
KOPF/
NACKEN
(7.1.1.11)
09
RÜCKEN
(7.1.1.10)

03

OBER-SCHENKEL AUSSEN (7.1.1.3)

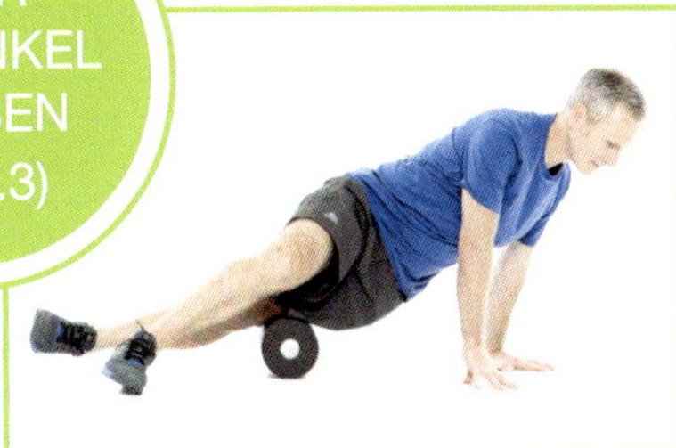

04

OBER-SCHENKEL INNEN (7.1.1.4)

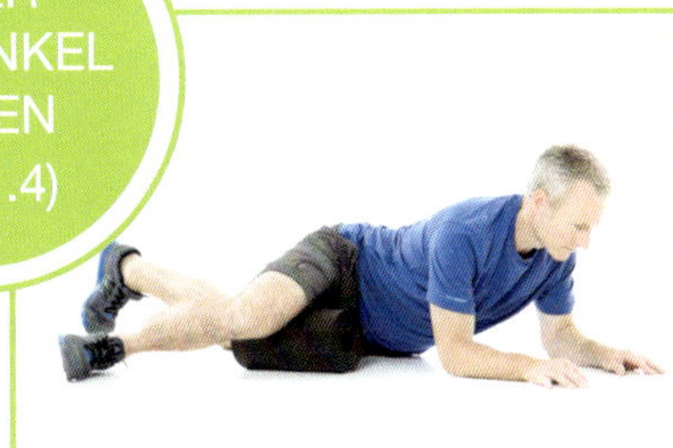

05

SCHIENBEIN (7.1.1.5)

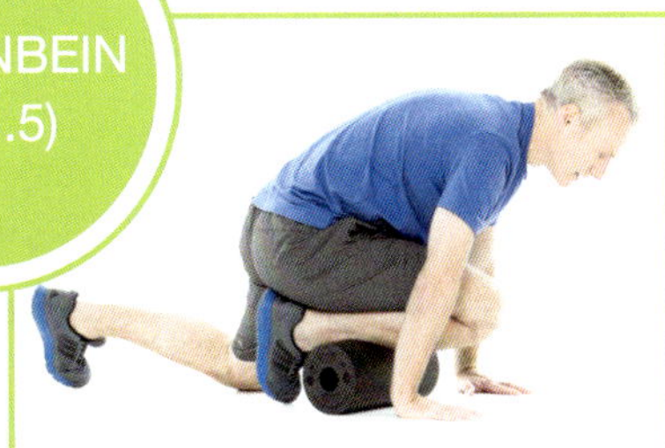

06

OBER-SCHENKEL VORNE (7.1.1.6)

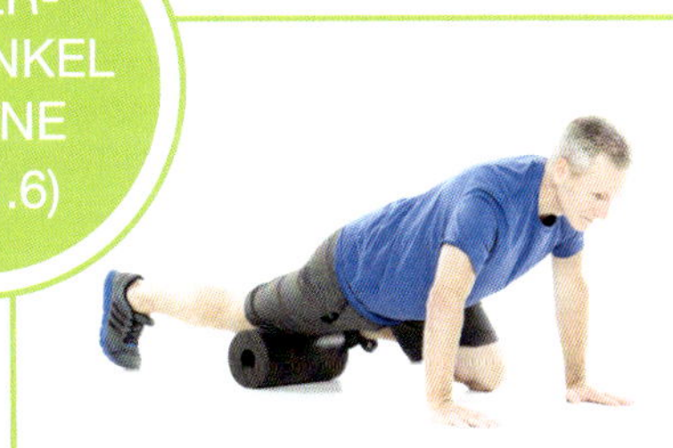

07

GESÄSS (7.1.1.7)

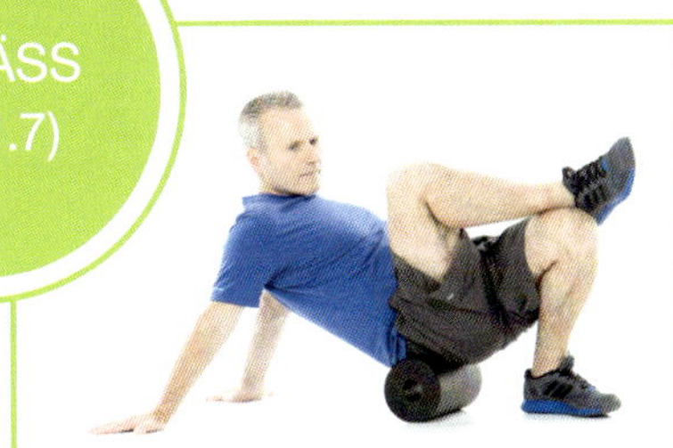

08

UNTERER RÜCKEN IM ARMSTÜTZ (7.1.1.8)

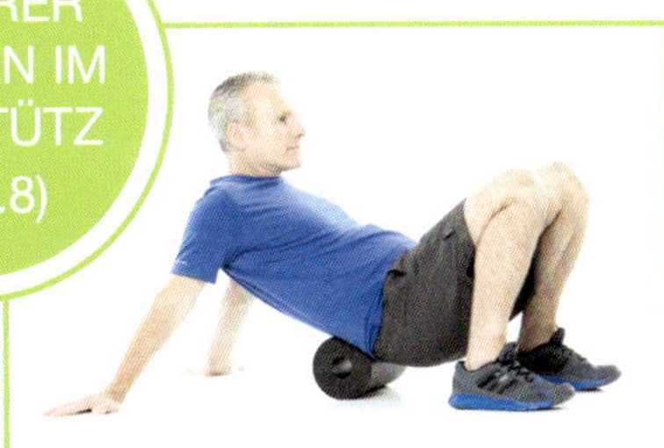

ÜBUNGEN

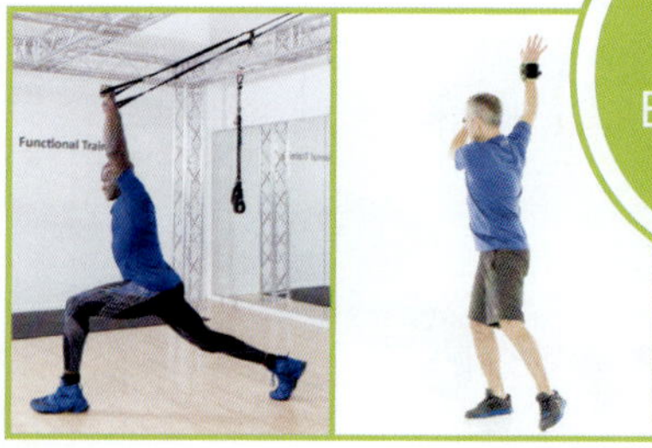

LUNGE MIT ARM-EXTENSION (7.6.2)

02

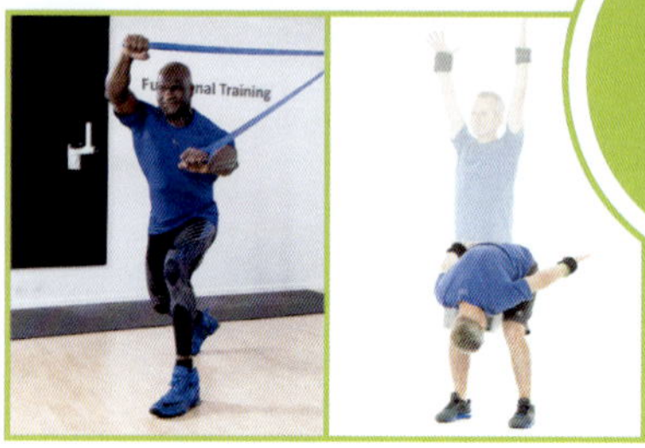

LUNGE-PRESS (7.5.4)

01

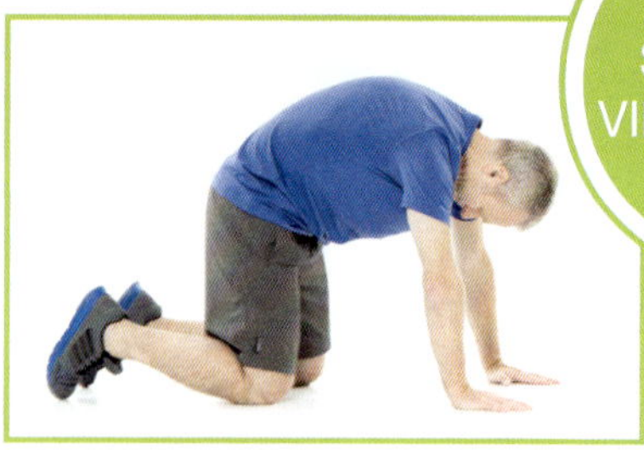

BACK-STRETCH-VIERFÜSSLER (7.1.2.13)

11

Führe diese Übung ca. zwei Minuten durch!

10

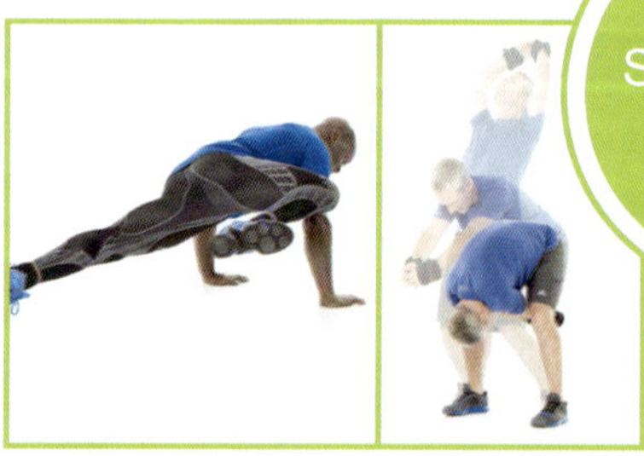

SPIDERMAN (7.2.8)

09

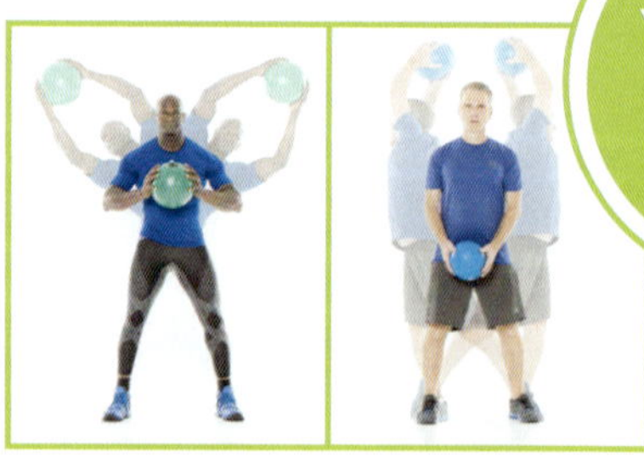

Y-PRESS & SWING (7.4.4)

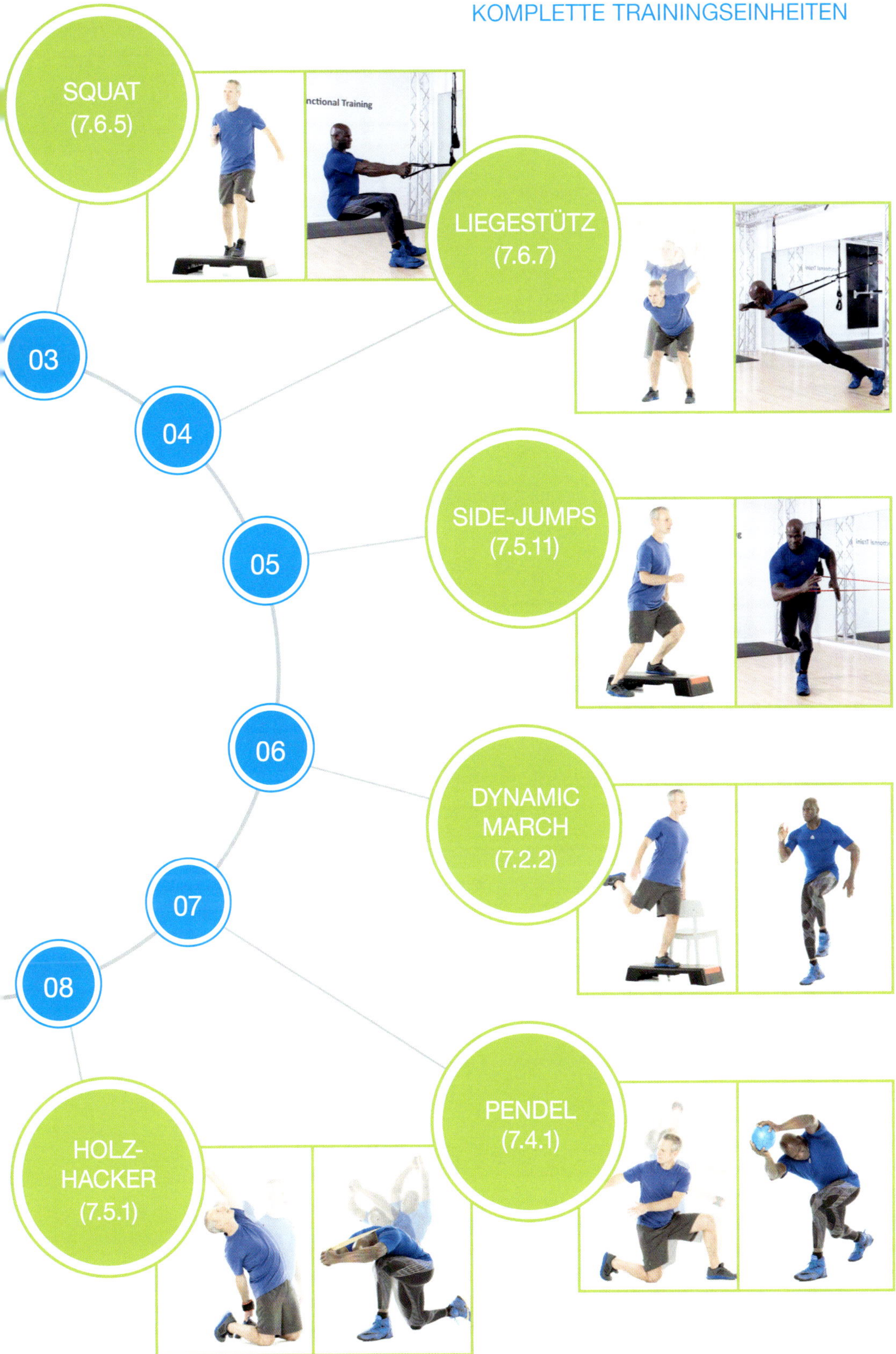
SQUAT
(7.6.5)
03
04
LIEGESTÜTZ
(7.6.7)
05
SIDE-JUMPS
(7.5.11)
06
DYNAMIC
MARCH
(7.2.2)
07
08
PENDEL
(7.4.1)
HOLZ-
HACKER
(7.5.1)

8.2 KOMPLETTE FASZIAL-FUNKTIONELLE TRAININGSEINHEIT

1. **Roll-in**

Siehe Roll-in Kap. 8.1.

2. **Fasziale Dehnung**

Jede Übung 1-2 x ca. 30-45 Sekunden.

3. **Katapulttraining**

Als Zirkel absolvieren. Den Zirkel 1-2 x wiederholen.

Jede Übung 10-12 Wiederholungen (ca. 30 Sekunden).

09 10 Nach den Katapultübungen ist es empfehlenswert, 1-2 Kräftigungsübungen einzubauen, um nach den Schwungelementen wieder mehr Stabilität in den Körper zu bringen. Jede Übung 1 x ca. 30 Sekunden.

Körperwahrnehmung – Ausklang

11 Mache folgende Übung mit voller Konzentration und Wahrnehmung der Bewegung deiner Wirbelsäule. Bleibe in Gedanken in deinem Körper und spüre der Bewegung nach. Führe diese Übung 2-3 Minuten lang durch.

4. **Roll-out**

Rolle langsam die Regionen aus, auf die du gerade Lust hast.

FASZIALE

01

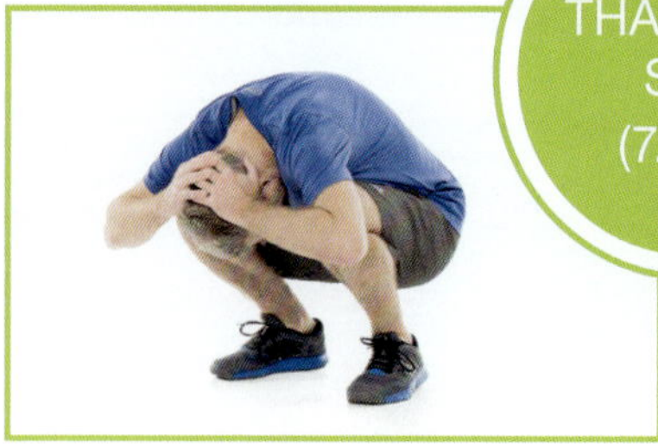

THAILAND-SITZ (7.1.2.1)

06

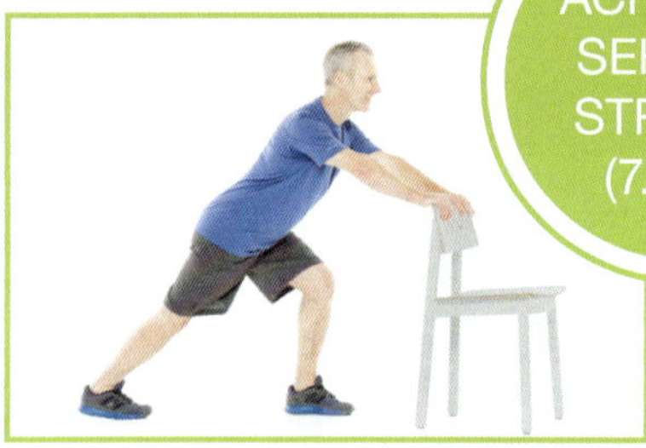

ACHILLES-SEHNEN-STRETCH (7.1.2.6)

05

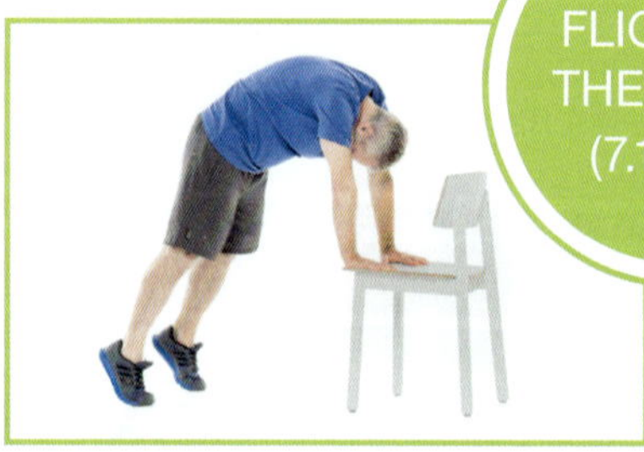

FLIGHT OF THE EAGLE (7.1.2.20)

DEHNUNG

02

RÜCKENEXTENSION (7.1.2.12)

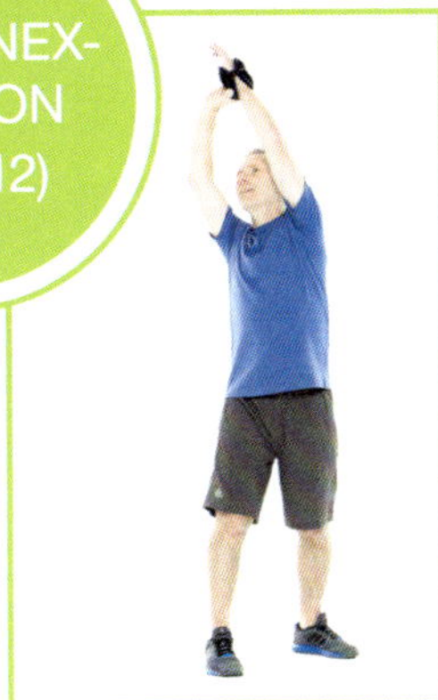

03

SIDE-STRETCH (7.1.2.10)

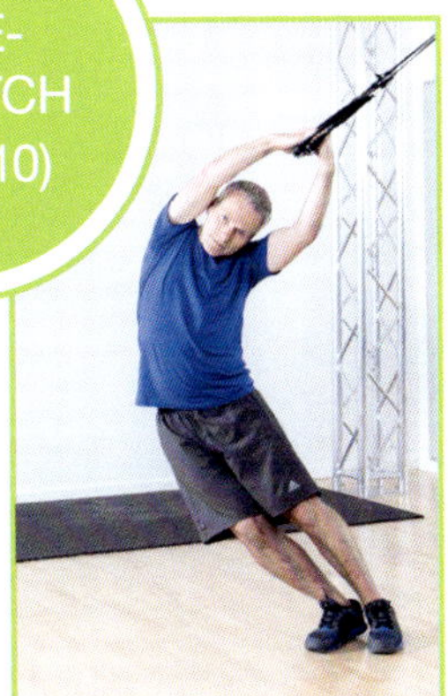

04

HÜFT-BEIN-STRETCH (7.1.2.2)

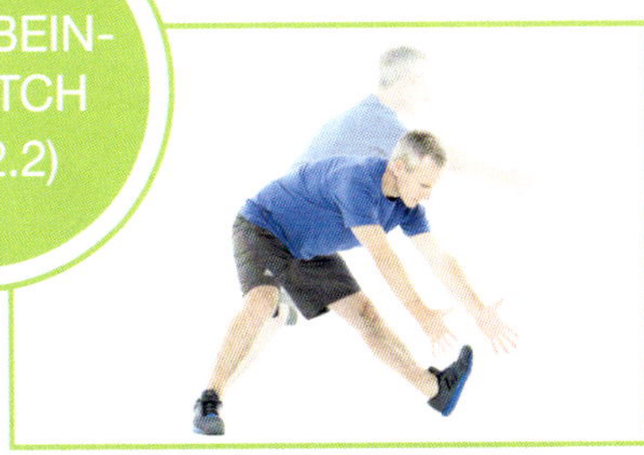

KATAPULT-

01

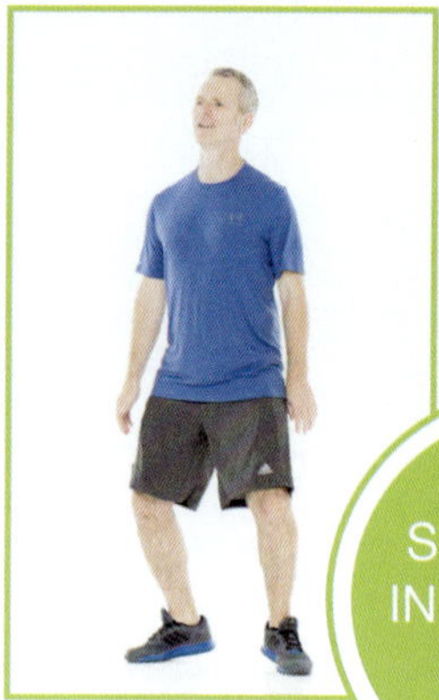

SPRINGEN IN AND OUT (7.1.3.16)

02

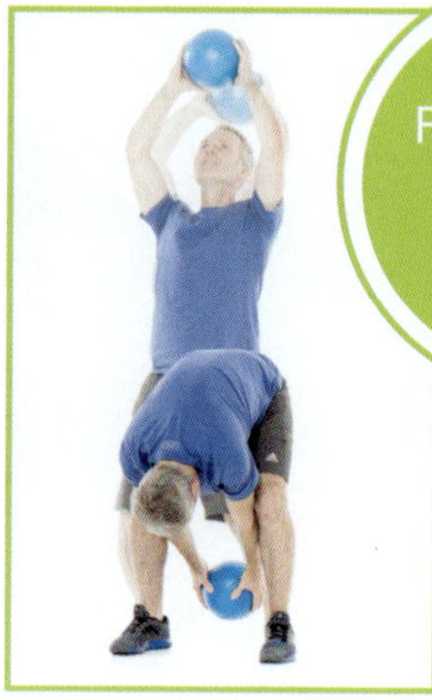

FUSSBALL-EINWURF (7.1.3.3)

09

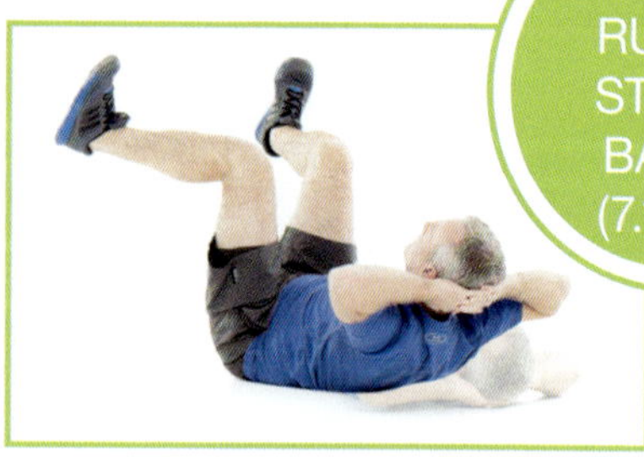

FASZIALE RUMPF-STABI-1-BAUCH (7.1.3.12)

10

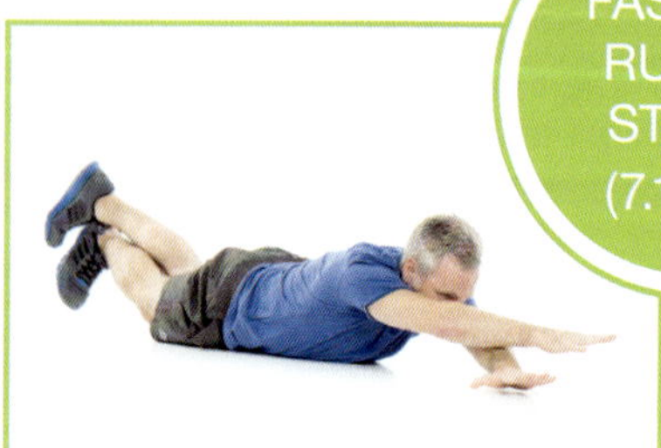

FASZIALE RUMPF-STABI-2 (7.1.3.13)

11

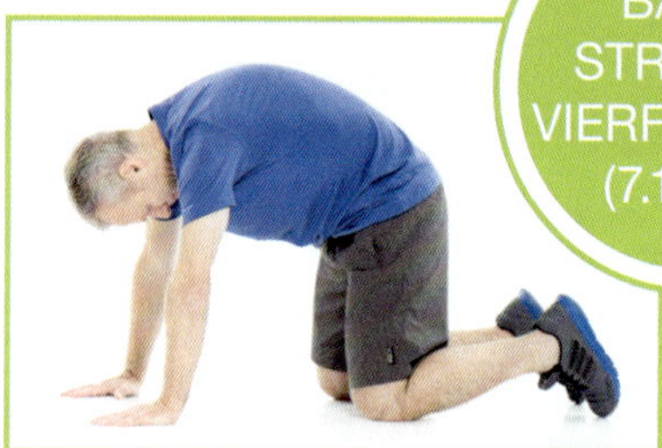

BACK-STRETCH-VIERFÜSSLER (7.1.2.13)

TRAINING

03

GOLF-SCHWUNG BEIDARMIG (7.1.3.7)

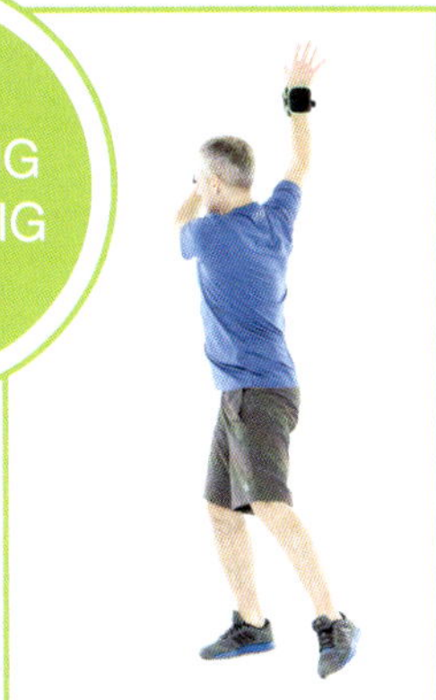

04

RÜCKEN-MUSKEL-FASZIEN-ÜBUNG (7.1.3.5)

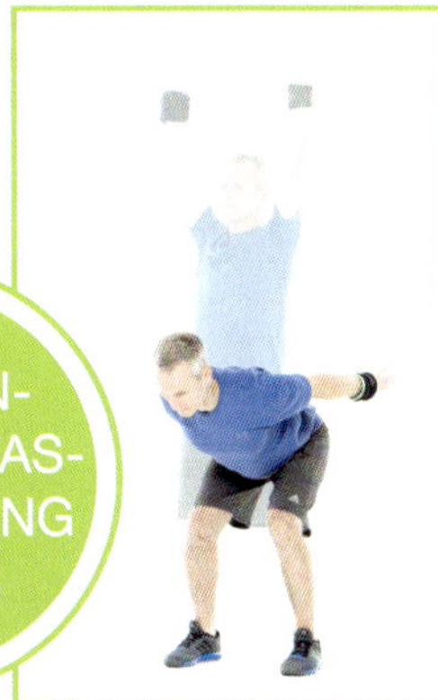

05

BEIN-SCHWUNG (7.1.3.14)

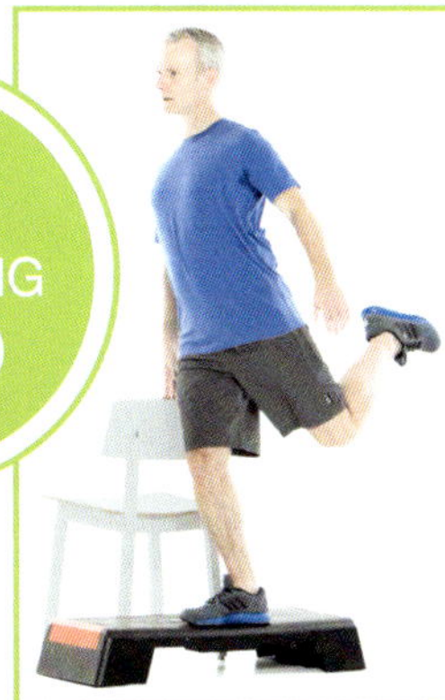

06

SHUFFLE GERADE MIT KASTEN (7.1.3.17)

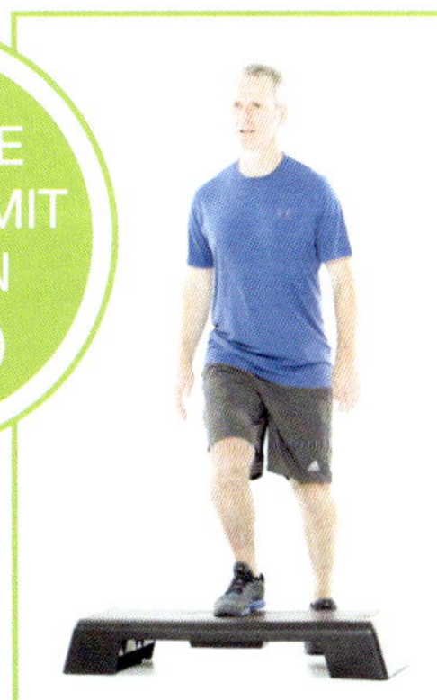

07

SHUFFLE QUER MIT KASTEN (7.1.3.18)

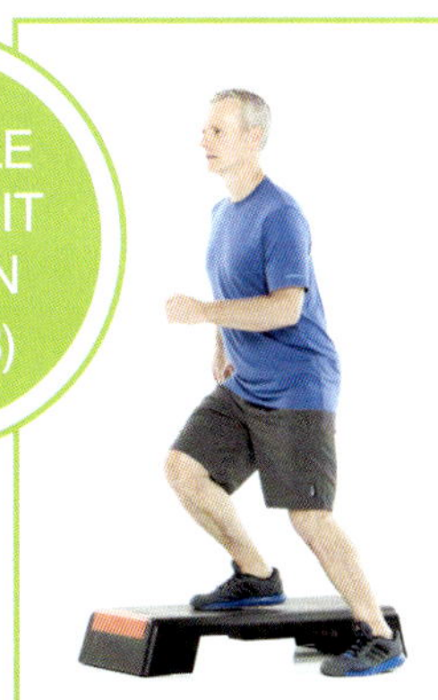

08

HARDROCK-PARCOURS (7.1.3.20)

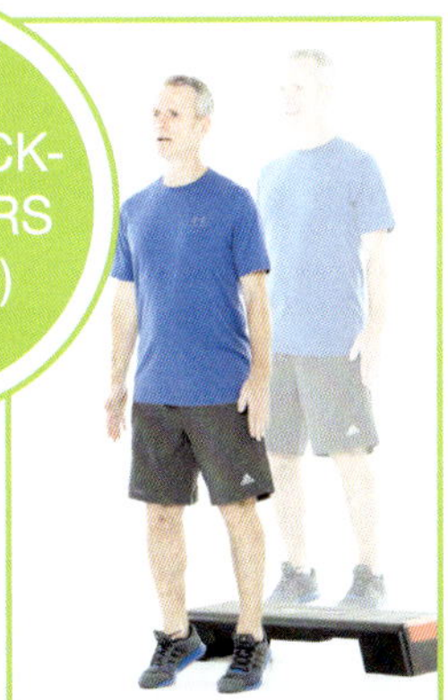

ANHANG

ANHANG

1 LITERATUR

- Corey, S., Vizzard, M., Bouffard, N., Badger, G. & Langevin, H. (2012). Stretching of the back improves gait, mechanical sensitivity and connective tissue inflammation in a rodent model. *PLoS One, 7(1)*: e29831.
- Fouré, A, Nordez,, A, McNair P. & Cornu C. (2011). Effects of plyometric training on both active and passive parts of the plantarflexors series elasticcomponent stiffness of muscle-tendon complex. *Eur J Appl Physiol, Mar; 111(3)*: 539-48.
- Gordon Ch. (2015). *Myofascial self-help therapy with a mini foot roller: A plantar fascia study with a 4 week folow up*, Fascia Congress Washington, D.C.
- Kopper, B., Csende, Z., Trzaskoma, L. & Tihanyi, J. (2014). Stretch-shortening cycles characteristics during vertical jumps carried out with small and large range of motion. *J Electromyogr Kinesiol, Apr; 24 (2)*: 233-9.
- Leinonen, V., Kankaanpaa, M., Luukkonen, M., et al (2003). Lumbar paraspinal muscle function, perception of lumbar position, and postural control in disc herniation-related back pain. *Spine, 28 (8)*: 842-848.
- Lowery, L. (2015). *Functional Fitness* (1. Auflage). Aachen: Meyer & Meyer.
- Masi, A. T., Nair, K., Evans, T. & Ghandour, Y. (2010). Clinical, biomechanical, and physiological translational interpretations of human resting myofascial tone or tension. *Int J Therapie Massage Bodywork 3 (4):* 16-28.
- Mass, H. & Sandercock, T. (2010). Force Transmission Tissue Linkages. *J Biom Biotechnoll.* 1-9.
- Schleip, R. & Baker, A. (2016). *Faszien in Sport und Alltag* (1. Auflage). München: riva.
- Schleip, R. & Bayer, J. (2014). *Faszien Fitness* (1. Auflage). München: riva
- Schleip, R., Findley, T., Chaitow, L. & Huijing, P. (Hrsg). (2012). *Lehrbuch Faszien. Grundlagen – Forschung – Behandlung* (1. Auflage). München: Urban & Fischer.
- Slomka G. (2016). *Faszien kompakt – Training für das Bindegewebe* (2. Auflage). Aachen: Meyer & Meyer.
- Slomka, G. (2015). *Faszien in Bewegung. Bedeutung der Faszien in Training und Alltag.* (4. Auflage). Aachen: Meyer & Meyer.

2 INTERESSANTE LINKS

- Markus Roßmann: www.concept-rossmann.com
- Lamar Lowery: www.lamar-functional-training.de
- Kleingeräte: www.artzt.eu
- Forschung: www.fasciaresearch.de

- Shop: www.fascialnet.com
- Wissenschaft FoamRolling: https://www.strengthandconditioningresearch.com/foam-rolling-self-myo-fascial-release/tables/#3

3 DANKSAGUNG

Wie schon im Buch erwähnt, bedanke ich mich bei Lamar Lowery, Astrid Buscher sowie dem ganzen Team der Ludwig Artzt GmbH, die an der Realisierung maßgeblich beteiligt waren. Auch möchte ich der Fotografin Mira Hampel einen besonderen Dank für die tollen Fotos und die super Zusammenarbeit aussprechen. Danke auch an den Meyer & Meyer Verlag, der mir sein Vertrauen geschenkt hat und speziell an Alexa Deutz, Riccardo Rip und Manuel Morschel, die unglaublich entspannt alle Änderungen umgesetzt haben.

Dank auch an meine Familie Sylke, Lisa und Marvin, die viel Geduld und Verständnis für mich aufgebracht haben. Und letztendlich Danke an meine Wurzeln, die dafür verantwortlich sind, was ich weiß, was ich kann und was ich bin. Meine Frau Sylke, meine Eltern Sybille und Hans, meine Geschwister Martina und Martin, meine besten Freunde Roland, Torsten, Ernst, Peter, Armin, Günter, Marko und Florian sowie Herbert Battisti, Hubert Godard und Christoph Sommer. Und zu guter Letzt ein besonderer Dank an Robert Schleip, der mich jetzt schon viele Jahre in meinen „faszialen Gedanken" begleitet und gefördert hat.

Alles, was man macht, hat seinen Sinn!

4 BILDNACHWEIS

Cover- und Umschlaggestaltung: Katerina Georgieva

Layout und Satz:: Katerina Georgieva

Coverfotos: Mira Hampel, Hintergrund: © Thinkstock

Fotos Innenteil: Mira Hampel, www.mirahampel.de
S. 23: Abdruck genehmigt durch EndovivoProductions
und J. C. GUIMBERTEAU M.D
S. 25: links: fascialnet.com/rechts: aus Slomka, G. 2015, S. 48
S. 26: links: Adobe Stock/rechts: aus Slomka, G. 2015, S. 48
S. 35: Rolfers United 2004
S. 41: Thinkstock
S. 65: Ludwig Artzt GmbH

Lektorat: Dr. Irmgard Jaeger